U0269270

中国民族医药学会
图书出版规划项目

古代名医脉诊秘诀

GUDAI MINGYI MAIZHEN MIJUE

孙志波　翟志光　于波　主编

河南科学技术出版社

·郑州·

内容提要

本书辑录 12 种古代脉学名著，详细阐述中医经典脉学理论、脉诊原理、脉诊指法、脉象特征、脉象主病辨析及脉诊临证实践等古代名医脉诊秘诀，书中脉案结合，触类旁通，脉学歌诀朗朗上口，展现千年脉学精髓，浓缩名家脉诊精华，为读者学习脉诊答疑解惑，指点迷津。本书是历代脉学名著集大成之作，是一部研究学习脉诊、提高临证诊病技能不可多得的著作，对促进中医脉诊学术发展亦将起到重要作用。

图书在版编目（CIP）数据

古代名医脉诊秘诀/孙志波，翟志光，于波主编. —郑州：河南科学技术出版社，2023.2

ISBN 978-7-5725-1050-2

Ⅰ.①古…　Ⅱ.①孙…②翟…③于…　Ⅲ.①脉诊－研究－中国－古代　Ⅳ.①R241.2

中国版本图书馆 CIP 数据核字（2023）第 000744 号

出版发行：河南科学技术出版社
　　　　　北京名医世纪文化传媒有限公司
　　　　　地址：北京市丰台区万丰路 316 号万开基地 B 座 115 室　　邮编：100161
　　　　　电话：010-63863186　010-63863168
策划编辑：赵东升
文字编辑：王明惠
责任审读：周晓洲
责任校对：龚利霞
封面设计：中通世奥
版式设计：崔刚工作室
责任印制：程晋荣
印　　刷：河南省环发印务有限公司
经　　销：全国新华书店、医学书店、网店
开　　本：720 mm×1020 mm　1/16　　印张：19.5　　　字数：350 千字
版　　次：2023 年 2 月第 1 版　　2023 年 2 月第 1 次印刷
定　　价：79.00 元

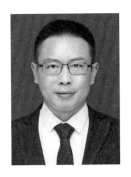

孙志波 男,1974年生,湖北天门人,中共党员,副编审,医学博士,毕业于中国中医科学院。历任中医古籍出版社总编室主任、编辑部主任,现为中国中医科学院中医基础理论研究所中医药技术装备研究中心主任、世界中医药联合会知识产权分会理事。长期从事中医古籍整理出版、中医药关键技术装备研究。主持国家级项目6项,获第二届中国出版政府奖图书奖提名奖1项,获省部级奖7项。

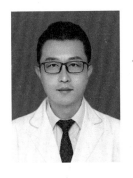

翟志光 男,1978年生,山西阳泉人,中共党员,副研究员,医学博士,毕业于北京中医药大学。从事中医药防治病毒性疾病、中医药抗炎与免疫、中医基础理论研究。兼任中国民族医药学会疑难病分会常务理事、中国中医药信息学会干支象数医学分会常务理事、中国民间中医医药研究开发协会生命健康专委会常务委员、北京中医药"薪火传承3＋3工程"项目孔伯华名家研究室成员。

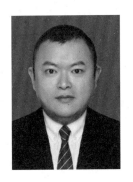

于 波 男,1982年生,江苏沭阳人,中共党员,中国科学院微电子研究所工程师,医学博士。硕士毕业于北京中医药大学,从事中医药治疗糖尿病及中医药外治法对代谢性疾病治疗相关研究。兼任中国针灸学会穴位贴敷产学研创新联盟副秘书长、中国针灸学会青年委员会常委、中国药膳研究会认证标准专业委员会常委等。获得中国针灸学会科学技术二等奖1项。

前 言

脉诊是中国古代劳动人民与疾病做斗争的智慧结晶,其历史悠久,创始者已不可考。据司马迁《史记·扁鹊仓公列传》所记"至今天下言脉者,由扁鹊也",脉诊或滥觞于扁鹊时代。

中医理论奠基之作《黄帝内经》记载了"三部九候论"遍诊法;《难经》赋予"三部九候"以新的内容,创造性提出"独取寸口";张仲景《伤寒论》确立"平脉辨证"原则;王叔和《脉经》专详寸口而不涉其余,使寸口在脉学上完全独立,《脉经》集汉以前脉学之大成,成为脉学发展史上的里程碑。迨至后学李时珍、张璐和周学海等人都对脉学的研究做出了巨大贡献。

作为神圣工巧之一的诊断方法,脉诊的重要性不言而喻,但由于脉诊本身具有"脉理精微,其体难辨,在心易了,指下难明"的特点,成为脉诊客观化研究的"瓶颈"。

中医脉诊现代化研究是在传统中医脉诊理论基础上,将现代先进科学技术、手段和仪器融入传统的脉诊方法中,对传统中医脉诊方法进行完善和改进。因此,中医脉诊学原有的传统理论是现代脉诊学研究的前提条件。本书辑录中医经典脉学名著十余种,详细阐述脉学理论、脉诊原理、脉诊指法、脉象特征等中医古代名医脉诊秘诀,悉心整理,以期对中医古代脉学精髓传承做出一定贡献。

本书得到国家中医药管理局购买服务项目"中医医疗器械科技创新能力提升研究(GHC-2020-ZFGM-014)"、中国民族医药学会科研项目"藏医医疗器械创新能力提升研究(2021M1152-270007)"、中国中医科学院中医基础理论研究所自主选题项目"中医药技术装备理论分析与展望研究(YZ-202004)"等项目资助,编写过程中得到中医古籍出版社伊广谦教授、郝恩恩教授、张磊教授的鼎力支持、悉心指导和无私帮助,在此谨表诚挚谢意。

总 目 录

崔 氏 脉 诀

[宋]崔嘉彦　撰

概　要

　　《崔氏脉诀》一卷，又称《崔真人脉诀》《紫虚脉诀》《四言脉诀》，旧题宋·崔嘉彦撰。嘉彦字子虚，南宋时成纪(今甘肃天水)人，医学家，约生活于政和元年(1111)至绍熙二年(1191)。作者鉴于脉理难明，"非言可传，非图可状"，遂以通俗易晓的文笔，以四言歌诀的形式阐述脉学义理，便于习诵。据张同君①先生考察，《崔氏脉诀》实为元代张道中所撰。按崔嘉彦撰有《脉诀秘旨》，主张以浮、沉、迟、数四脉为诸脉纲领，即"四脉为纲"。该书并非四言歌诀体。张道中，号玄白子，淮南人，为崔嘉彦三传弟子(嘉彦一传刘开，再传朱宗阳，三传张道中)。撰有《西原脉诀》(1330)，主要以四言歌诀形式，将崔氏脉学思想融入书中。《西原脉诀》的四言歌诀部分先后被托名刘开(三点)《方脉举要》、崔嘉彦《崔真人脉诀》、李杲《东垣脉诀》等，而以《崔真人脉诀》影响广大，广行于世。

　　全书 682 句，内容包括脉与阴阳气血营卫的关系、诊脉部位、诊脉方法、六部配脏腑、七表、八里、九道，及中风、伤寒、暑湿、温病、各种杂病、六经病、妇人、小儿、四时、五脏、肥瘦长短人脉。共述脉象 27 种，分别为浮、芤、滑、实、弦、紧、洪、沉、微、缓、涩、迟、伏、濡、弱、长、短、虚、促、结、代、牢、动、细、革、散、数脉。以浮、沉、迟、数四脉为纲，以风、气、冷、热四者主病，可谓提纲挈领，言简意赅。以四言韵语编写，既简明扼要，又方便记诵，深为后代医家推重。明代李时珍之父李言闻曾予补订，易名《四言举要》，李时珍辑入《濒湖脉学》，广为流传。

　　本书现存最早传本，系《东垣十书》"李东垣批注本"。后又收入胡文焕《寿养丛书》、王肯堂《古今医统正脉全书》等。此次整理，乃以《医统正脉》本为底本，参考《寿养丛书》《东垣十书》而成。

---

①张同君.《崔真人脉诀》辨伪[J].中医杂志,1990,623(10):47-49.

人身之脉,本乎荣卫。荣者阴血,卫者阳气。
荣行脉中,卫行脉外。脉不自行,随气而至。
气动脉应,阴阳之义。气如橐籥①,血如波澜。
血脉气息,上下循环。十二经中,皆有动脉。
手太阴经,可得而息。此经属肺,上系吭嗌②。
脉之大会,息之出入。初持脉时,令仰其掌。
掌后高骨,是谓关上。关前为阳,关后为阴。
阳寸阴尺,先后推寻。寸关与尺,两手各有。
揣得高骨,上下左右。男女脉同,惟尺则异。
阳弱阴盛,反此病至。调停自气,呼吸定息。
四至五至,平和之则。三至名迟,迟则为冷。
六至为数,数即热证。转迟转冷,转数转热。
在人消息,在人差别。迟数既得,即辨浮沉。
浮表沉里,深浅酌斟。浮数表热,沉数里热。
浮迟表虚,沉迟冷结。察其六部,的在何处?
一部两经,一脏一腑。左寸属心,合于小肠。
关为肝胆,尺肾膀胱。右寸主肺,大肠同条。
关则脾胃,尺命三焦。不特脏腑,身亦主之。
上下中央,三部分齐。寸候胸上,关候膈下。
尺候于脐,直至跟踝。左脉候左,右脉候右。
病随所在,不病者否。浮沉迟数,有内外因。
外因于天,内缘于人。天则阴阳,风雨晦明。
人喜怒忧,思悲恐惊。外因之浮,则为表证。
沉里迟寒,数则热盛。内因浮脉,虚风所为。
沉气迟冷,数躁何疑?表里寒热,风气冷燥。
辨内外因,脉证参考。浮沉之脉,亦有当然。
浮为心肺,沉属肾肝。脾者中州,浮沉之间。
肺重三菽,皮毛相得。六菽为心,得之血脉。
脾九菽重,得于肌肉。肝与筋平,重十二菽。
惟有肾脉,独沉之极。按之至骨,举指来疾。
脉理浩繁,总括于四。六难七难,专衍其义。

---

①橐籥:音 tuó yuè。橐,排橐;籥,乐籥。古代鼓风机械,一般为皮制成口袋状,中间空洞无物,即古代风箱。
②吭嗌:音 háng yì,咽喉。

析而言之，七表八里。又有九道，其名乃备。

浮而无力，是名芤脉。有力为洪，形状可识。

沉而有力，其脉为实。无力微弱，伏则沉极。

脉迟有力，滑而流利。无力缓涩，慢同一例。

数而有力，脉名为紧。小紧为弦，疑似宜审。

合则为四，离为七八。天机之秘，神授之诀。

举之有余，按之不足。泛泛浮浮，如水漂木。

芤脉何似？绝类慈葱。指下成窟，有边无中。

滑脉如珠，往来转旋。举按皆盛，实脉则然。

弦如张弦，紧如细线。洪较之浮，大而力健。

隐隐约约，微渺难寻。举无按有，便指为沉。

似迟不迟，是谓之缓。如雨沾沙，涩难而短。

迟则极缓，伏按至骨。濡则软软，弱则忽忽。

既知七表，又知八里。九道之形，不可不记。

诸家九道，互有去取。不可相无，可以相有。

过于本位，相引曰长。短则不及，来去乖张。

形大力薄，其虚可知。促结俱止，促数结迟。

代止不然，止难回之。三脉皆止，当审毫厘。

牢比弦紧，转坚转劲。动则动摇，厥厥不定。

细如一线，小而有力。弦大虚芤，脉曰改革。

涣漫不收，其脉为散。急疾曰数，脉最易见。

即脉求病，病无不明。病参之脉，可决死生。

然有应病，有不相应。此最宜详，不可执定。

人安脉病，是曰行尸。人病脉和，可保无危。

中风脉浮，滑兼痰气。其或沉滑，勿以风治。

或浮或沉，而微而虚。扶危降痰，风未可疏。

寒中太阳，浮紧而涩。及传而变，名状难悉。

阳明则长，少阳则弦。太阴入里，迟沉必兼。

及入少阴，其脉遂紧。厥阴热深，脉伏厥冷。

在阳当汗，次利小便。表解里病，其脉实坚。

此其大略，治法之正。至于大法，自有仲景。

伤寒有五，脉非一端。阴阳俱盛，紧涩者寒。

阳浮而滑，阴濡而弱。此名中风，勿用寒药。

阳濡而弱，阴小而急。此非风寒，乃湿温病。

阴阳俱盛，病热之极。浮之而滑，沉之散涩。

惟有温病,脉散诸经。各随所在,不可指名。

暑伤于气,所以脉虚。弦细芤迟,体状无余。

或涩或细,或濡或缓,是皆中湿,可得而断。

疟脉自弦,弦迟多寒。弦数多热,随时变迁。

风寒湿气,合而为痹。浮涩而紧,三脉乃备。

脚气之脉,其状有四。浮弦为风,濡弱湿气。

迟涩因寒,洪数热郁。风汗湿温,热下寒熨。

腰痛之脉,皆沉而弦。兼浮者风,兼紧者寒。

濡细则湿,实则闪朒。指下既明,治斯不忒。

尺脉虚弱,缓涩而紧。病为足痛,或是痿病。

涩则无血,厥寒为甚。尺微无阴,下痢逆冷。

热厥脉伏,时或而数。便秘必难,治不可错。

疝脉弦急,积聚在里。牢急者生,弱急者死。

沉迟浮涩,疝瘕寒痛。痛甚则伏,或细或动。

风寒暑湿,气郁生涎。下虚上实,皆晕而眩。

风浮寒紧,湿细暑虚。涎弦而滑,虚脉则无。

治眩晕法,尤当审谛。先理痰气,次随证治。

滑数为呕,代者霍乱。微滑者生,涩数凶断。

偏弦为饮,或沉弦滑。或结或伏,痰饮中节。

咳嗽所因,浮风紧寒。数热细湿,房劳涩难。

右关濡者,饮食伤脾。左关弦短,疲极肝衰。

浮短肺伤,法当咳嗽。五脏之嗽,各视本部。

浮紧虚寒,沉数实热。洪滑多痰,弦涩少血。

形盛脉细,不足以息。沉少伏匿,皆是死脉。

惟有浮大,而嗽者生。外证内脉,参考秤停。

下手脉沉,便知是气。沉极则伏,涩弱难治。

其或沉滑,气兼痰饮。沉弦细动,皆气痛证。

心痛在寸,腹痛在关。下部在尺,脉象显然。

心中惊悸,脉必代结。饮食之悸,沉伏动滑。

癫痫之脉,浮洪大长。滑大坚疾,痰蓄心狂。

乍大乍小,乍长乍短。此皆邪脉,神志昏乱。

汗脉浮虚,或涩或濡。软散洪大,渴饮无余。

遗精白浊,当验于尺。结芤动紧,二证之的。

鼻头色黄,小便必难。脉浮弦涩,为不名便。

便血则芤,数则赤黄。实脉癃闭,热在膀胱。

诸证失血，皆见芤脉。随其上下，以验所出。
大凡失血，脉贵沉细。设见浮大，后必难治。
水肿之症，有阴有阳。察脉观色，问证须详。
阴脉沉迟，其色青白。不渴而泻，小便清涩。
脉或沉数，色赤而黄。燥屎赤尿，兼渴为阳。
胀满脉弦，脾制于肝。洪数热胀，迟弱阴寒。
浮为虚满，紧则中实。浮则可治，虚则危急。
胸痞脉滑，为有痰结。弦伏亦痞，涩则气劣。
肝积肥气，弦细青色。心为伏梁，沉芤色赤。
脾积痞气，浮大而长。其色脾土，中央之黄。
肺积息贲，浮毛色白。奔豚属肾，沉急面黑。
五脏为积，六腑为聚。积在本位，聚无定处。
驶紧浮牢，小而沉实。或结或伏，为聚为积。
实强者生，沉小者死。生死之别，病同脉异。
气口紧盛，为伤于食。食不消化，浮滑而疾。
滑而不匀，必是吐泻。霍乱之候，脉代勿讶。
夏月泄泻，脉应暑湿。洪而数溲，脉必虚极。
治暑湿泻，分其小便。虚脱固肠，罔或不痊。
无积不痢，脉宜滑大。浮弦急死，沉细无害。
五疸实热，脉必洪数。如或微涩，证其虚弱。
骨蒸劳热，脉数而虚。热而涩小，必殒其躯。
如汗加咳，非药可除。头痛阳弦，浮风紧寒。
风热洪数，湿细而坚。气虚头痛，虽弦必涩。
痰厥则滑，肾厥坚实。痈疽浮数，恶寒发热。
若有痛处，痈疽所发。脉数发热，而疼者阳。
不数不热，不疼阴疮。发痈之脉，弦洪相搏。
细沉而滑，肺肝俱数。寸数而实，肺痈已成。
寸数虚涩，肺痿之形。肺痈色白，脉宜短涩。
死者浮大，不白而赤。肠痈难知，滑数可推。
数而不热，肠痈何疑。迟紧未脓，下以平之。
洪数脓成，不下为宜。阴搏于下，阳别于上。
血气和调，有子之象。手之少阴，其脉动甚。
尺按不绝，此为有孕。少阴属心，心主血脉。
肾为胞门，脉应于尺。或寸脉微，关滑尺数。
往来流利，如雀之啄。或诊三部，浮沉一止。

或平而虚，当问月水。男女之别，以左右取。
左疾为男，右疾为女。沉实在左，浮大在右。
右女左男，可以预剖。离经六至，沉细而滑。
阵痛连腰，胎即时脱。血瘕弦急，而大者生。
虚小弱者，即是死形。半产漏下，革脉主之。
弱即血耗，立见倾危。诊小儿脉，浮沉为先。
浮表沉里，便知其源。大小滑涩，虚实迟驶。
各依脉形，以审证治。大凡妇人，及夫婴稚。
病同丈夫，脉即同例。惟有妇人，胎产血气。
小儿惊疳，变蒸等类。各有方法，与丈夫异。
要知妇孺，贵识证形。问始之详，脉难尽凭。
望闻问切，神圣工巧。愚者昧昧，明者了了。
病脉诊法，大略如斯。若乃持脉，犹所当知。
谓如春弦，夏名钩脉。秋则为毛，冬则为石。
实强太过，病见于外。虚微不及，病决在内。
四脉各异，四时各论。皆以胃气，而为之本。
胃气者何？脉之中和。过与不及，皆是偏颇。
春主肝木，夏主心火。脾土乘旺，则在长夏。
秋主肺金，冬主肾水。五脏脉象，与五运配。
肝脉弦长，厌厌聂聂。指下寻之，如循榆叶。
益坚而滑，如循长竿。是谓太过，受病于肝。
急如张弦，又如循刃。如按琴瑟，肝死之应。
浮大如散，心和且安。累累如环，如循琅玕。
病则益数，如鸡举足。死操带钩，后踞前曲。
浮涩而短，蔼蔼如盖。此肺之平，按之益大。
病如循羽，不下不上。死则消索，吹毛飓飓。
沉濡而滑，肾平则若。上大下锐，滑如雀啄。
肾之病脉，啄啄连属。连属之中，然而微曲。
来如解索，去如弹石。已死之肾，在人审识。
脾者中州，平和不见。然亦可察，中缓而短。
来如雀啄，如滴漏水。脾脏之衰，脉乃见此。
人有肥瘦，修长侏儒。肥沉瘦浮，短促长疏。
各分诊法，不可一途。难尽者意，难穷者理。
得之于心，应之于指。勉旃小子，日诵琅琅。
造道之玄，筌蹄可忘。

诊家枢要

[元]滑　寿　撰

概　要

《诊家枢要》一卷,元末明初著名医家滑寿撰,约成书于元至正十九年(1359)。滑寿(1304—1386),字伯仁,晚号撄宁生。祖籍襄城(今属河南),祖父时迁居仪征(今属江苏)。先从名医王居中学,后随高洞阳学针法,粹然有成,乃至其时"江浙间无不知撄宁生者"。著作甚丰,如《读素问钞》《难经本义》《十四经发挥》等,皆为名著。

本书为脉学专著,共十二篇,分述脉象大旨、左右手配脏腑部位、五脏平脉、四时平脉、呼吸浮沉定五脏脉、因指下轻重以定五脏、三部所主、诊脉之道、脉阴阳类成、妇人脉法、小儿脉、诊家宗法(诊脉纲领),而尤详于脉之阴阳类成。所谓脉之阴阳类成,是采用两种相反脉象,如浮与沉,迟与数,虚与实,滑与涩,长与短等,采用对照比较的方法,论述其形象、主病,可谓提纲挈领,要言不烦。其描述脉象生动准确,述其主病则严谨周详,允为佳构。此书成书后,传本甚罕,世所稀觏。现存最早者为明弘治十七年古绛韩重刻本。清·周学海于光绪二十四年将本书刊入其所编《周氏医学丛书》二集中,校刊均属精良,取为底本。清·余显廷将其收入《脉理存真》,于光绪二年刊行,是为慎德堂本,今取为校本。

《诊家枢要》篇幅短小,贴近临床实用,其诊脉方法标准规范,其中关于诊脉时调息、布指、举、按、寻等方面的描述已成为《中医诊断学》"诊脉方法"的经典论述。

天下之事,统之有宗,会之有元,言简而尽,事核而当,斯为至矣。百家者流莫大于医,医莫先于脉,浮沉之不同,迟数之反类,曰阴曰阳,曰表曰里,抑亦以对待而为名象焉,有名象而有统会矣。高阳生之七表、八里、九道,盖凿凿也,求脉之明,为脉之晦。或者曰:脉之道大矣,古人之言亦伙矣,犹惧弗及,而欲以此统会该之,不既太简乎?呜呼!至微者脉之理,而名象著焉,统会寓焉。观其会通,以知其典礼,君子之能事也。

由是而推之,则溯流穷源,因此识彼,诸家之全,亦无遗珠之憾矣。

目　录

脉象大旨

脉者气血之先也,气血盛则脉盛,气血衰则脉衰,气血热则脉数,气血寒则脉迟,气血微则脉弱,气血平则脉治。又长人脉长,短人脉短,性急人脉急,性缓人脉缓。左大顺男,右大顺女。男子尺脉常弱,女子尺脉常盛。此皆其常也,反之者逆。

左右手配脏腑部位

左手寸口,心、小肠脉所出。

左关,肝、胆脉所出。

左尺,肾、膀胱脉所出。命门与肾脉通。

右手寸口,肺、大肠脉所出。

右关,脾、胃脉所出。

右尺,命门心包络手心主、三焦脉所出。

五脏平脉

心脉浮大而散,肺脉浮涩而短,肝脉弦而长,脾脉缓而大,肾脉沉而软滑。《素问》:心平脉,累累如连珠,如循琅玕。此长滑之象也。心为肝子,脉不离弦。故仲景谓心脉洪大而长。肺脉涩短,是动力不盛,而形体铺宽也。

心合血脉,心脉循血脉而行;持脉指法,如六菽之重,按至血脉而得者为浮;稍稍加力,脉道粗者为大;又稍加力,脉道阔软者为散。肺合皮毛,肺脉循皮毛而行。持脉指法,如三菽之重,按至皮毛而得者为浮;稍稍加力,脉道不利为涩;又稍加力,不及本位曰短。涩只是来势不勇,短只是宽软不挺。

肝合筋,肝脉循筋而行。持脉指法如十二菽之重,按至筋而脉道如筝弦相似为弦;次稍加力,脉道迢迢者为长。

脾合肌肉,脾脉循肌肉而行。持脉指法,如九菽之重,按至肌肉如微风轻飐柳梢之状为缓;次稍加力,脉道敦实者为大。

肾合骨,肾脉循骨而行。持脉指法,按至骨上而得者为沉;次重而按之,脉道无力为濡;举指[①]来疾流利者为滑。濡是脉体之柔润,非脉应指无力也。

凡此五脏平脉,要须察之久久成熟,一遇病脉,自然可晓。经曰:先识经脉,而后识病脉。此之谓也。五脏平脉、病脉、死脉,《素问》"玉机真藏""平人气象"两篇,言之至详且密。此文所叙,乃从《难经》录出,其义未全。

---

① 指:慎德堂本作"止"。

四时平脉

春弦,夏洪,秋毛,冬石,长夏四季脉迟缓。

呼吸沉浮定五脏脉

呼出心与肺,吸入肾与肝。呼吸之间,脾受谷味,其脉在中。心肺俱浮,浮而大散者心,浮而短涩者肺。肾肝俱沉,牢而长者肝,濡而来实者肾。脾为中州,其脉在中。

因指下轻重以定五脏

即前所谓三菽六①菽之重也。

三部所主 九候附

寸为阳,为上部,主头项以下至心胸之分也;关为阴阳之中,为中部,主脐腹胁之分也;尺为阴,为下部,主腰足胫股之分也。凡此三部之中,每部各有浮、中、沉三候,三而三之,为九候也。浮主皮肤,候表及腑;中主肌肉,以候胃气;沉主筋骨,候里及脏也。

诊脉之道

凡诊脉之道,先须调平自己气息,男左女右,先以中指定得关位,却齐下前后二指,初轻按以消息之,次中按消息之,再重按消息之②,然后自寸关至尺,逐部寻究。一呼一吸之间,要以脉行四至为率,闰以太息,脉五至,为平脉也。其有太过不及则为病脉,看在何部,各以其部断之。

凡诊脉须要先识时脉、胃脉与腑脏平脉,然后及于病脉。时脉谓春三月,六部中俱带弦;夏三月,俱带洪;秋三月,俱带浮;冬三月,俱带沉。胃脉谓中按得之,脉和缓。腑脏平脉已见前章。凡人腑脏脉既平,胃脉和,又应时脉,乃无病者也,反此为病。

诊脉之际,人臂长则疏下指,臂短则密下指。三部之内,大、小、浮、沉、迟、数同等,尺、寸、阴、阳、高、下相符,男、女、左、右、强、弱相应,四时之脉不相戾,命曰平人。其或一部之内,独大独小,偏迟偏疾,左右强弱之相反,四时男女之相背,皆病脉也。凡病脉之见,在上曰上病,在下曰下病,左曰左病,右曰右病。左脉不和,为病在表,为阳,在③四肢;右脉不和,为病在里,为阴,主腹脏,以次推之。

①六:慎德堂本作"五"。
②再重按消息之:慎德堂本无。
③在:慎德堂本作"主"。

凡取脉之道，理各不同，脉之形状，又各非一。凡脉之来，必不单至，必曰浮而弦、浮而数、沉而紧、沉而细之类，将何以别之？大抵提纲之要，不出浮、沉、迟、数、滑、涩之六脉也。浮、沉之脉，轻手、重手得①之也。迟、数之脉，以己之呼吸而取之也②。

滑、涩之脉，则察夫往来之形也。浮为阳，轻手而得之也，而芤、洪、散、大、长、濡、弦，皆轻手而得之之类也；沉为阴，重手而得之也，而伏、石、短、细、牢、实，皆重手而得之之类也。迟者一息脉三③至，而缓、结④、微、弱，皆迟之类也。数者一息脉六至，而疾、促皆数之类也。或曰滑类乎数，涩类乎迟，何也？然脉虽是而理则殊也。彼迟数之脉，以呼吸察其至数之疏数，此滑涩之脉，则以往来察其形状也。数为热，迟为寒，滑为血多气少，涩为气多血少。

所谓脉之提纲，不出乎六字者，盖以其足以统夫表、里、阴、阳、冷、热、虚、实、风、寒、燥、湿、脏、腑、血、气也。浮为阳、为表，诊为风、为虚；沉为阴、为里，诊为湿、为实；迟为在脏、为寒、为冷；数为在腑、为热、为燥；滑为血有余；涩为气独滞也。人一身之变，不越乎此。能于是六脉之中以求之，则疾病之在人者，莫能逃焉。《内经》以滑为血少气多，涩为气少血多者，盖气盛而血不能壅之则滑，血壅而气不能行之则涩也。

持脉之要有三：曰举，曰按，曰寻。轻手循之曰举，重手取之曰按，不轻不重，委曲求之曰寻。初持脉轻手候之，脉见皮肤之间者，阳也，腑也，亦心肺之应也；重手得之，脉附于肉下者，阴也，脏也，亦肝肾之应也；不轻不重，中而取之，其脉应于血肉之间者，阴阳相适，中和之应，脾胃之候也。若浮中沉之不见，则委曲而求之，若隐若见，则阴阳伏匿之脉也，三部皆然。

察脉须识上、下、来、去、至、止六字，不明此六字，则阴阳虚实不别也。上者为阳，来者为阳，至者为阳；下者为阴，去者为阴，止者为阴也。上者，自尺部上于寸口，阳生于阴也；下者，自寸口下于尺部，阴生于阳也；来者，自骨肉之分，而出于皮肤之际，气之升也；去者，自皮肤之际而还于骨肉之分，气之降也；应曰至，息曰止也。

明脉须辨表、里、虚、实四字。表，阳也，腑也，凡六淫之邪，袭于经络，而未入胃腑及脏者，皆属于表也；里，阴也，脏也，凡七情之气郁于心腹之内，不能越散，饮食五味之伤，留于腑脏之间，不能通泄，皆属于里也；虚者，元气之自虚，精神耗散，气力衰竭也；实者，邪气之实，由正气之本虚，邪得乘之，非元气之自实也。故虚者补其正气，实者泻其邪气，经所谓"邪气盛则实，精气夺则虚"，此大法也。

凡脉之至，在肌肉之上，出于皮肤之间者，阳也，腑也；行于肌肉之下者，阴也，

---

①得：慎德堂本作"取"。

②之也：原脱，据慎德堂本补。

③三：慎德堂本作"二"。

④结：原脱，据慎德堂本补。

脏也。若短小而见于皮肤之间者,阴乘阳也;洪大而见于肌肉之下者,阳乘阴也。寸尺皆然。

脉贵有神[①]。东垣云:不病之脉,不求其神,而神无不在也。有病之脉,则当求其神之有无。谓如六数七极,热也,脉中 此中字,浮中沉之中 有力言有胃气即有神矣,为泄其热;三迟二败,寒也,脉中有力 说并如上即有神矣,为去其寒。若数极迟败中不复有力,为无神也,将何所恃邪?苟不知此,而遽泄之、去之,人将何所依而主耶?故经曰:"脉者气血之先,气血者人之神也。"善夫。

脉阴阳类成

浮,不沉也。按之不足,轻举有余,满指浮上,曰浮,为风,虚动之候。为胀,为风,为痞,为满不食,为表热,为喘。浮大伤风鼻塞,浮滑疾为宿食,浮滑为饮。左寸浮,主伤风,发热,头疼,目眩及风痰;浮而虚迟,心气不足,心神不安;浮散,心气耗,虚烦;浮而洪数,心经热。关浮,腹胀;浮而数,风热入肝经;浮而促,怒气伤肝,心胸逆满。尺浮,膀胱风热,小便赤涩;浮而芤,男子小便血,妇人崩带;浮而迟,冷疝脐下痛。右寸浮,肺感风寒,咳喘清涕,自汗体倦;浮而洪,肺热而咳;浮而迟,肺寒喘嗽;关浮,脾虚,中满不食;浮大而涩,为宿食;浮而迟,脾胃虚。尺浮,风邪客下焦,大便秘;浮而虚,元气不足;浮而数,下焦风热,大便秘。诸脉指下真形与其主病,俱少所发明,读者当以意测之,推见其本,乃为有得。

沉,不浮也。轻手不见,重手乃得,为阴逆阳郁之候。为实,为寒,为气,为水,为停饮,为癥瘕,为胁胀,为厥逆,为洞泄。沉细为少气,沉迟为痼冷,沉滑为宿食,沉伏为霍乱。沉而数内热,沉而迟内寒,沉而弦心腹冷痛。左寸沉,心内寒邪为痛,胸中寒饮胁疼。关沉,伏寒在经,两胁刺痛;沉弦,癖内痛。尺沉,肾脏感寒,腰臂[②]冷痛,小便浊而频,男为精冷,女为血结;沉而细,胫酸阴痒,溺有余沥。右寸沉,肺冷,寒痰停蓄,虚喘少气;沉而紧滑,咳嗽;沉细而滑,骨蒸寒热,皮毛焦干。关沉,胃中寒积,中满吞酸;沉紧悬饮。尺沉,病水,腰脚疼;沉细下利,又为小便滑,脐下冷痛。

迟,不及也。以至数言之,呼吸之间,脉仅三至,减于平脉一至也,为阴胜[③]阳亏之候。为寒,为不足。浮而迟,表有寒;沉而迟,里有寒。居寸,为气不足;居尺,为血不足。气寒则缩,血寒则凝也。左寸迟,心上寒,精神多惨。关迟,筋寒急,手足冷,胁下痛。尺迟,肾虚便浊,女人不月。右寸迟,肺感寒,冷痰气短。关迟,中焦寒,及脾胃伤冷物不化[④];沉迟为积。尺迟,为脏寒泄泻,小腹冷痛,腰脚重。

---

① 脉贵有神:原脱,据慎德堂本补。
② 臂:慎德堂本作"背"。《脉经》卷二·平三关病候并治宜:"尺脉沉,腰背痛。"
③ 胜:慎德堂本作"盛"。
④ 化:原作"食",据慎德堂本改。

数，太过也。一息六至，过平脉两至也。为烦满，上为头疼上热，中为脾热口臭，胃烦呕逆。左为肝热目赤，右下为小便黄赤，大便秘涩。浮数表有热，沉数里有热也。

虚，不实也。散大而软，举按豁然，不能自固，气血俱虚之诊也。为暑，为虚烦多汗，为恍惚多惊，为小儿惊风。

实，不虚也。按举不绝，迢迢而长，动而有力，不疾不迟，为三焦气满之候。为呕，为痛，为气寒①，为气聚，为食积，为利，为伏阳在内。左寸实，心中积热，口舌疮，咽疼痛；实大，头面热风烦躁，体痛面赤。关实，腹胁痛满；实而浮大，肝盛，目暗赤痛。尺实，小腹痛，小便涩；实而滑，淋沥茎痛，溺赤；实大，膀胱热，溺难；实而紧，腰痛。右寸实，胸中热，痰嗽烦满；实而浮，肺热，咽燥痛，喘咳气壅。关实，伏阳蒸内，脾虚食少，胃气滞；实而浮，脾热，消中善饥，口干劳倦。尺实，脐下痛，便难，或时下痢。

洪，大而实也。举按有余，来至大而去且长，腾上满指，为荣络大热、血气燔灼之候。为表里皆热，为烦，为咽干，为大小便不通。左寸洪，心经积热，眼赤，口疮，头痛，内烦。关洪，肝热及身痛，四肢浮热。尺洪，膀胱热，小便赤涩。右寸洪，肺热毛焦，唾黏咽干；洪而紧，喘急。关洪，胃热反胃呕吐，口干；洪而紧为胀。尺洪，腹满，大便难，或下血。微，不显也。依稀轻细，若有若无，为气血俱虚之候。为虚弱，为泄，为虚汗，为崩漏败血不止，为少气。浮而微者阳不足，必身恶寒；沉而微者阴不足，主脏寒下利。左寸微，心虚，忧惕，荣血不足，头痛胸痞，虚劳盗汗。关微，胸满气乏，四肢恶寒拘急。尺微，败血不止，男为伤精尿血，女为血崩带下。右寸微，上焦寒痞，冷痰不化，中寒少气。关微，胃寒气胀，食不化，脾虚噫气，心腹冷痛。尺微，脏寒泄泻，脐下冷痛。

弦，按之不移，举之应手，端直如弓弦。为血气收敛，为阳中伏阴，或经络间为寒所滞，为痛，为疟，为拘急，为寒热，为血虚，为盗汗，为寒凝气结，为冷痹，为疝，为饮，为劳倦。弦数为劳疟，双弦胁急痛，弦长为积。左寸弦，头疼心惕，劳伤盗汗，乏力。关弦，胁肋痛，痃癖；弦紧，为疝瘕，为瘀血；弦小，寒癖。尺弦，少腹痛；弦滑，脚②痛。右寸弦，肺受寒，咳嗽，胸中有寒痰。关弦，脾胃伤冷，宿食不化，心腹冷痛；又为饮。尺弦，脐下急痛不安，下焦停水。

缓，不紧也。往来纤缓，呼吸徐徐，以气血两③衰，故脉体为之徐缓尔。为风，为虚，为痹，为弱，为疼，在上为项强，在下为脚弱。浮缓、沉缓，血气俱弱。左寸缓，心气不足，怔忡多忘，亦主项背急痛。关缓，风虚眩晕，腹胁气结。尺缓，肾虚冷，小便数，女人月事多。右寸缓，肺气浮，言语短气。关缓，胃气虚弱，浮缓，脾气虚弱；

---

① 寒：慎德堂本作"塞"。

② 脚：慎德堂本作"腰脚"。

③ 两：原作"向"，据慎德堂本改。

不沉不浮,从容和缓,乃脾家本脉也。尺缓,下寒脚弱,风气秘滞;浮缓,肠风泄泻;沉缓,小腹感冷。

滑,不涩也。往来流利,如盘走珠,不进不退,为血实气壅之候,盖气不胜于血也。为呕吐,为痰逆,为宿食,为经闭。滑而不断绝,经不闭,有断绝者,经闭。上为吐逆,下为气结。滑数为结热。左寸滑,心热;滑而实大,心惊舌强。关滑,肝热,头目为患。尺滑,小便淋涩,尿赤,茎中痛。右寸滑,痰饮呕逆;滑而实,肺热,毛发焦,隔壅,咽干,痰晕,目昏,涕唾黏。关滑,脾热,口臭,及宿食不化,吐逆;滑实,胃热。尺滑,因相火炎而引饮多,脐冷腹鸣或时下利;妇人主血实气壅,月事不通,若和滑,为孕。

涩,不滑也。虚细而迟,往来难,三五不调,如雨沾沙,如轻刀刮竹然,为气多血少之候。为少血,为无汗,为血痹痛,为伤精,女人有孕为胎痛,无孕为败血病。左寸涩,心神虚耗不安及冷气心痛。关涩,肝虚血散,肋胀胁满,身痛。尺涩,男子伤精及疝,女人月事虚败,若有孕,主胎漏不安。右关①涩,脾弱不食,胃冷而呕。尺涩,大便涩,津液不足,小腹寒,足胫逆冷。经云:滑者伤热,涩者中雾露。

长,不短也。指下有余,而过于本位,气血皆有余也。为阳毒内蕴,三焦烦郁,为壮热。

短,不长也。两头无,中间有,不及本位,气不足以前导其血也。为阴中伏阳,为三焦气壅,为宿食不消。

大,不小也。浮取之若浮而洪,沉取之大而无力,为血虚气不能相入也。经曰:大为病进。

小,不大也。浮沉取之,悉皆损小,在阳为阳不足,在阴为阴不足。前大后小,则头疼目眩;前小后大,则胸满气短。

紧,有力而不缓也。其来劲急,按之长,举之若牵绳转索之状。为邪风激搏,伏于荣卫之间,为痛,为寒。浮紧为伤寒身痛,沉紧为腹中有寒,为风痫。左寸紧,头热目痛②,舌强;紧而沉,心中气逆冷痛。关紧,心腹满痛,胁痛肋急;紧而盛,伤寒浑身痛;紧而实,疝癖。尺紧,腰脚脐下痛,小便难。右寸紧,鼻塞膈壅;紧而沉滑,肺实咳嗽。关紧,脾寒腹痛吐逆;紧盛,腹胀伤食。尺紧,下焦筑痛。

弱,不盛也。极沉细而软,快快不前,按之欲绝未绝,举之即无,由精气不足,故脉萎弱而不振也。为元气虚耗,为萎弱不前,为痼冷,为关热,为泄精,为虚汗。老得之顺,壮得之逆。左寸弱,阳虚,心悸自汗。关弱,筋痿无力,妇人主产后客风面肿。尺弱,小便数,肾虚耳聋,骨内酸痛。右寸弱,身冷多寒,胸中短气。关弱,脾胃虚,食不化。尺弱,下焦冷痛,大便滑。

动,其状如大豆,厥厥摇动,寻之有,举桩无,不往来,不离其处,多于关部见

---

① 关:原作"寸",据慎德堂本改。上缺右寸主病,疑有脱文。
② 痛:慎德堂本作"眩"。

之。当云只各见本关之上。动为痛,为惊,为虚劳体痛,为崩脱,为泄利。阳动则汗出,阴动则发热。

伏,不见也。轻手取之,绝不可见,重取之,附着于骨,为阴阳潜伏、关鬲闭塞之候。为积聚,为瘕疝,为食不消,为霍乱,为水气,为荣卫气闭而厥逆。关前得之为阳伏,关后得之为阴伏。左寸伏,心气不足,神不守常,沉忧抑郁。关伏,血冷,腰脚痛及胁下有寒气。尺伏,肾寒精虚,疝瘕寒痛。右寸伏,胸中气滞,寒痰冷积。关伏,中脘积块作痛,及脾胃停滞。尺伏,脐下冷痛,下焦虚寒,腹中痼冷。

促,阳脉之极也。脉来数,时一止复来者,曰促。阳独盛而阴不能相和也。或怒气逆上,亦令脉促。为气粗,为狂闷,为瘀血发狂。又为气,为血,为饮,为食,为痰。盖先以气热脉数,而五者或一有①留滞乎其间,则因之而为促,非恶脉也。虽然,加即死,退则生,亦可畏哉。

结,阴脉之极也。脉来缓,时一止复来者,曰结,阴独盛而阳不能相入也。为癥结,为七情所郁。浮结为寒邪滞经,沉结为积气在内。又为气,为血,为饮,为食,为痰。盖先以气寒脉缓,而五者或有②一留滞于其间,则因而为结。故张长沙谓结促皆病脉。

芤,浮大而软。寻之中空傍实,傍有中无,诊在浮举重按之间,为失血之候。大抵气有余,血不足,血不能统气,故虚而大,若芤之状也。左寸芤,主心血妄行,为吐,为衄。关芤,主胁间血气痛,或腹中瘀血,亦为吐血目暗。尺芤,小便血,女人月事为病。右寸芤,胸中积血,为衄,为呕。关芤,肠痈,瘀血,及呕血不食。尺芤,大便血。又云,前大后细脱血也,非芤而何?

革,与牢脉互换。沉伏实大③如鼓皮曰革④,气血虚寒,革易常度也。妇人则半产漏下,男子则亡血失精。又为中风寒湿之诊也。

濡,无力也。虚软无力,应手散细,如绵絮之浮水中,轻手乍来,重手即去,为血气俱不足之候。为少血,为无血,为疲损,为自汗,为下冷,为痹。左寸濡,心虚易惊,盗汗,短气。关濡,荣卫不和,精神离散,体虚少力。尺濡,男为伤精,女为脱血,小便数,自汗,多痹。右寸濡,关热憎寒,气乏体虚。关濡,脾软不化饮食。尺濡,下元冷惫,肠虚泄泻。

牢,坚牢也。沉而有力,动而不移。为里实表虚,胸中气促,为劳伤。大抵其脉近乎无胃气者,故诸家皆以为危殆之脉云。亦主骨间疼痛,气居于表。

疾,盛也。快于数而疾,呼吸之间脉七至,热极之脉也。在阳犹可,在阴为逆。
按:疾言其至止之躁也,不必七至,病主津虚气悍,非热也。

---

① 一有:据文义当作"有一"。
② 有:据慎德堂本补。
③ 沉伏实大:此下慎德堂本有注文,"廷按:此是革脉之象,似宜作牢脉看。原注与牢脉互换,疑未妥"。
④ 革:此下余本有注文,"廷按:浮大有力,中沉不可得见"。

细,微眇也。指下寻之,往来如线,盖血冷气虚,不足以充故也。为元气不足,乏力无精,内外俱冷,痿弱洞泄,为忧劳过度,为伤寒,为积,为痛在内及在下。

代,更代也。动而中止,不能自还,因而复动,由是复止,寻之良久,乃复强起为代。主形容羸瘦,口不能言。若不因病,而人羸瘦,其脉代止,是一脏无气,他藏代之,真危亡之兆也。若因病而气血骤损,以致元气不续,或风家痛家,脉见止代,只为病脉。故伤寒家亦有心悸而脉代者,心[①]痛亦有结涩止代不匀者。盖凡痛之脉不可准也。又妊娠亦有脉代者,此必二月余之胎也。

散,不聚也。有阳无阴,按之满指,散而不聚,来去不明,漫无根柢,为气血耗散,府藏气绝。在病脉,主阴[②]阳不敛。又主心气不足,大抵非佳脉也。

妇人脉法

妇人女子,尺脉常盛,而右手大,皆其常也。若肾脉微涩,或左手关后尺内脉浮,或肝脉沉而急,或尺脉滑而断绝不匀,皆经闭不调之候也。妇人脉,三部浮沉正等,无他病而不月者,妊也。又尺数而旺者亦然。又左手尺脉洪大为男,右手沉实为女。又经云:阴搏阳别,谓之有子。尺内阴脉搏手,而其中别有阳脉也,阴阳相平,故能有子也。

凡女人天癸未行之时属少阴,既行属厥阴,已绝属太阴。胎产之病从厥阴。凡妇人室女病寒,及诸寒热气滞,须问经事若何。凡产后,须问恶露有无多少。

小 儿 脉

小儿三岁以下,看虎口三关纹色:紫热红,伤寒;青惊风,白疳病;惟黄色隐隐,或淡红隐隐,为常候也;至见黑色,则危矣。其他纹色,在风关为轻,气关渐重,命关尤重也。及三岁以上,乃以一指按三关;寸关尺为三关,常以六七至为率,添则为热,减则为寒。若脉浮数,为乳痫风热或五脏壅,虚濡为惊风,紧实为风痫,紧弦为腹痛,弦急为气不和,牢实为便秘,沉细为冷,大小不匀崇脉,或小或缓,或沉或细,皆为宿食不消。脉乱身热,汗出不食,食即吐,为变蒸也。浮为风,伏结为物聚,单细为疳劳。小儿但见憎寒壮热,即须问曾发斑疹否,此大法也。

诊家宗法

按:此篇所列六条,即予位、数、形、势之义也。

浮、沉。以举按轻重言,浮甚为散,沉甚为伏。

迟、数。以息至多少言,数甚为疾,数止为促。

虚、实、洪、微。以亏盈言,虚以统芤濡,实以该牢革,微以括弱。

①心:慎德堂本此上有"腹"字。
②阴:慎德堂本作"虚"。

弦、紧、滑、涩。以体性言，弦甚为紧，缓止为结，结甚为代，滑以统动。

长、短。以部位之过不及言。

大、小。以形状言。

诸脉亦统之有宗欤！盖以相为对待者，以见曰阴曰阳，为表为里，不必断断然七表八里九道，如昔人云云也。观《素问》、仲景书中论脉处，尤可见取象之义。今之为脉者，能以是观之，思过半矣。於呼！脉之道大矣，而欲以是该之，不几于举一而废百欤?! 殊不知至微者理也，至著者象也，体用一源，显微无间，得其理，则象可得而推矣。是脉也，求之于阴阳对待统系之间，则启源而达流，因此而识彼，无遗策矣。

濒湖脉学

[明]李时珍　撰

概　要

　　《濒湖脉学》一卷,明·李时珍撰,成书于嘉靖四十三年(1564)。李时珍(1518—1593),字东璧,晚号濒湖山人,湖广黄州府蕲州(今湖北省蕲春县)人,明代著名医药学家,所撰《本草纲目》举世闻名,与"医圣"万密斋齐名,古有"万密斋的方,李时珍的药"之说。李时珍在脉学方面亦有重要贡献,主要体现于《濒湖脉学》。《濒湖脉学》以其晚号名书。全书字数不多,以七言歌诀形式论述浮、沉、迟、数、滑、涩、虚、实、长、短、洪、微、紧、缓、芤、弦、革、牢、濡、弱、散、细、伏、动、促、结、代共27种脉象。每种脉象皆追本溯源,引述《素问》《脉经》《诸病源候论》,乃至《脉诀》(崔嘉彦)、《脉诀刊误》(戴同父)、黎氏、吴氏、柳氏诸家之说,论述脉象之形态、特征。对《脉诀》持批判态度,指出《脉诀》"错纰缪误甚多",订正其审脉辨证谬误达30处之多。各脉依次编有体状诗、相类诗、主病诗,扼要阐明脉象之体状、鉴别及主病。将脉分为阴阳两大类,即阳脉8种,阴脉15种,阳中之阴脉3种,阴中之阳脉1种。诸脉之中,以浮沉迟数四脉为纲。

　　本书以其提纲挈领、简明扼要、论述严谨而又通俗易学,逐渐取代当时流行的《脉诀》而成为脉学基本教材。正如《四库全书提要》所言,《濒湖脉学》问世,"《脉诀》遂废"。随后数百年间,《濒湖脉学》更是赢得历代初学者的喜爱和推崇,成为中医入门的必读书。尽管篇幅简短,但不愧为我国医学史上刻印最多、影响最大的脉学著作之一。此次整理,据明万历三十一年(1603)刊本标点出版。

李时珍曰：宋有俗子，杜撰《脉诀》，鄙陋纰缪，医学习诵，以为权舆；逮臻颁白，脉理竟昧。戴同父常刊其误。先考月池翁著《四诊发明》八卷，皆精诣奥室，浅学未能窥造。珍因撮粹撷华，僭撰此书，以便习读，为脉指南。世之医病两家，咸以脉为首务，不知脉乃四诊之末，谓之巧者尔。上士欲会其全，非备四诊不可。

明嘉靖甲子上元日谨书于濒湖薖所

目　录

浮（阳）

浮脉，举之有余，按之不足。（《脉经》）如微风吹鸟背上毛，厌厌聂聂轻泛貌，如循榆荚。（《素问》）如水漂木。（崔氏）如捻葱叶。（黎氏）

浮脉法天，有轻清在上之象，在卦为乾，在时为秋，在人为肺。又谓之毛，太过则中坚旁虚，如循鸡羽，病在外也。不及则气来毛微，病在中也。

《脉诀》言，寻之如太过，乃浮兼洪紧之象，非浮脉也。

〔体状诗〕 浮脉惟从肉上行，如循榆荚似毛轻。三秋得令知无恙，久病逢之却可惊。

〔相类诗〕 浮如木在水中浮，浮大中空乃是芤。拍拍而浮是洪脉，来时虽盛去悠悠。

浮脉轻平似捻葱，虚来迟大豁然空。浮而柔细方为濡，散似杨花无定踪。

浮而有力为洪，浮而迟大为虚，虚甚为散，浮而无力为芤，浮而柔细为濡。

〔主病诗〕 浮脉为阳表病居，迟风数热紧寒拘。浮而有力多风热，无力而浮是血虚。

寸浮头痛眩生风，或有风痰聚在胸。关上土衰兼木旺，尺中溲便不流通。

浮脉主表，有力表实，无力表虚，浮迟中风，浮数风热，浮紧风寒，浮缓风湿，浮虚伤暑，浮芤失血，浮洪虚热，浮散劳极。

沉（阴）

沉脉，重手按至筋骨乃得。（《脉经》）如绵裹砂，内刚外柔。（杨氏）如石投水，必极其底。

沉脉法地，有渊泉在下之象，在卦为坎，在时为冬，在人为肾。又谓之石，亦曰营。太过则如弹石，按之益坚，病在外也。不及则气来虚微，去如数者，病在中也。《脉诀》言，缓度三关，状如烂绵者非也。沉有缓数及各部之沉，烂绵乃弱脉，非沉也。

〔体状诗〕 水行润下脉来沉，筋骨之间软滑匀。女子寸兮男子尺，四时如此号为平。

〔相类诗〕 沉帮①筋骨自调匀，伏则推筋着骨寻。沉细如绵真弱脉，弦长实大是牢形。沉行筋间，伏行骨上，牢大有力，弱细无力。

〔主病诗〕 沉潜水蓄阴经病，数热迟寒滑有痰。无力而沉虚与气，沉而有力积

---

①帮：物体周边的部分。引申为贴近、靠近。

并寒。

寸沉痰郁水停胸,关主中寒痛不通。尺部浊遗并泄痢,肾虚腰及下元痌①。

沉脉主里,有力里实,无力里虚。沉则为气,又主水蓄。沉迟痼冷,沉数内热,沉滑痰食,沉涩气郁,沉弱寒热,沉缓寒湿,沉紧冷痛,沉牢冷积。

迟(阴)

迟脉,一息三至,去来极慢。(《脉经》)

迟为阳不胜阴,故脉来不及。《脉诀》言重手乃得,是有沉无浮,一息三至,甚为易见。而曰隐隐,曰状且难,是涩脉矣,其谬可知。

〔体状诗〕 迟来一息至惟三,阳不胜阴气血寒。但把浮沉分表里,消阴须益火之原。

〔相类诗〕 脉来三至号为迟,小快于迟作缓持。迟细而难知是涩,浮而迟大以虚推。

三至为迟,有力为缓,无力为涩,有止为结,迟甚为败,浮大而软为虚。黎氏曰:迟小而实,缓大而慢;迟为阴盛阳衰,缓为卫盛营弱,宜别之。

〔主病诗〕 迟司脏病或多痰,沉痼癥瘕仔细看。有力而迟为冷痛,迟而无力定虚寒。

寸迟必是上焦寒,关主中寒痛不堪。尺是肾虚腰脚重,溲便不禁疝牵丸。

迟脉主脏,有力冷痛,无力虚寒,浮迟表寒,沉迟里寒。

数(阳)

数脉,一息六至。(《脉经》)脉流薄疾。(《素问》)

数为阴不胜阳,故脉来太过。

浮、沉、迟、数,脉之纲领,《素问》《脉经》,皆为正脉。《脉诀》立七表八里,而遗数脉,止歌于心脏,其妄甚矣。

〔体状诗〕 数脉息间常六至,阴微阳盛必狂烦。浮沉表里分虚实,惟有儿童作吉看。

〔相类诗〕 数比平人多一至,紧来如数似弹绳。数而时止名为促,数见关中动脉形。

数而弦急为紧,流利为滑,数而有止为促,数甚为疾,数见关中为动。

〔主病诗〕 数脉为阳热可知,只将君相火来医。实宜凉泻虚温补,肺病秋深却畏之。

寸数咽喉口舌疮,吐红咳嗽肺生疡。当关胃火并肝火,尺属滋阴降火汤。

---

①痌:音 tòng,同"痛"。

数脉主腑,有力实火,无力虚火,浮数表热,沉数里热,气口数实肺痈,数虚肺痿。

滑(阳中阴)

滑脉,往来前却,流利展转,替替然如珠之应指。(《脉经》)漉漉如欲脱。

滑为阴气有余,故脉来流利如水。脉者,血之府也,血盛则脉滑,故肾脉宜之,气盛则脉涩,故肺脉宜之。

《脉诀》云,按之即伏,三关如珠,不进不退。是不分浮滑、沉滑、尺寸之滑也,今正之。

〔体状相类诗〕 滑脉如珠替替然,往来流利却还前。莫将滑数为同类,数脉惟看至数间。滑则如珠,数则六至。

〔主病诗〕 滑脉为阳元气衰,痰生百病食生灾。上为吐逆下蓄血,女脉调时定有胎。

寸滑膈痰生呕吐,吞酸舌强或咳嗽。当关宿食肝脾热,渴痢癫淋看尺部。

滑主痰饮,浮滑风痰,沉滑食痰,滑数痰火,滑短宿食,《脉诀》言,关滑胃寒,尺滑脐似冰,与《脉经》言关滑胃热,尺滑血蓄、妇人经病之旨相反,其谬如此。

涩(阴)

涩脉,细而迟,往来难,短且散,或一止复来。(《脉经》)参伍不调。(《素问》)如轻刀刮竹。(《脉诀》)如雨沾沙。(通真子)如病蚕食叶。

涩为阳气有余,气盛则血少,故脉来蹇滞,而肺宜之。《脉诀》言,指下寻之似有,举之全无,与《脉经》所云,绝不相干。

〔体状诗〕 细迟短涩往来难,散止依稀应指间。如雨沾沙容易散,病蚕食叶慢而艰。

〔相类诗〕 参伍不调名曰涩,轻刀刮竹短而难。微似秒芒微软甚,浮沉不别有无间。

细迟短散,时一止曰涩。极细而软,重按若绝曰微。浮而柔细曰濡。沉而柔细曰弱。

〔主病诗〕 涩缘血少或伤精,反胃亡阳汗雨淋。寒湿入营为血痹,女人非孕即无经。

寸涩心虚痛对胸,胃虚胁胀察关中。尺为精血俱伤候,肠结溲淋或下红。

涩主血少精伤之病,女子有孕为胎病,无孕为败血。杜光庭云:涩脉独见尺中,形散同代,为死脉。

虚(阴)

虚脉,迟大而软,按之无力,隐指豁豁然空。(《脉经》)

崔紫虚云:形大力薄,其虚可知。《脉诀》言,寻之不足,举之有余。止言浮脉,不见虚状。杨仁斋言:状似柳絮,散漫而迟。滑氏言,散大而软,皆是散脉,非虚也。

〔体状相类诗〕 举之迟大按之松,脉状无涯类谷空。莫把芤虚为一例,芤来浮大似慈葱。

虚脉浮大而迟,按之无力。芤脉浮大,按之中空,芤为脱血。虚为血虚。浮散二脉见浮脉。

〔主病诗〕 脉虚身热为伤暑,自汗怔忡惊悸多。发热阴虚须早治,养营益气莫蹉跎。

血不荣心寸口虚,关中腹胀食难舒。骨蒸痿痹伤精血,却在神门两部居。

经曰:血虚脉虚。曰:气来虚微为不及,病在内。曰:久病脉虚者死。

实(阳)

实脉,浮沉皆得,脉大而长微弦,应指幅幅①然。(《脉经》)

幅幅,坚实貌。《脉诀》言,如绳应指来,乃紧脉,非实脉也。

〔体状诗〕 浮沉皆得大而长,应指无虚幅幅强。热蕴三焦成壮火,通肠发汗始安康。

〔相类诗〕 实脉浮沉有力强,紧如弹索转无常。须知牢脉帮筋骨,实大微弦更带长。

浮沉有力为实。弦急弹指为紧。沉而实大,微弦而长为牢。

〔主病诗〕 实脉为阳火郁成,发狂谵语吐频频。或为阳毒或伤食,大便不通或气疼。

寸实应知面热风,咽疼舌强气填胸。当关脾热中宫满,尺实腰肠痛不通。

经曰:血实脉实。曰:脉实者,水谷为病。曰:气来实强,是谓太过。《脉诀》言,尺实小便不禁,与《脉经》尺实小腹痛小便难之说相反。洁古不知其谬,诀为虚寒,药用姜附,愈误矣。

长(阳)

长脉,不大不小,迢迢自若。(朱氏)如揭长竿末梢,为平;如引绳,如循长竿,为病。(《素问》)

长有三部之长,一部之长,在时为春,在人为肝。心脉长神强气壮,肾脉长蒂固根深。经曰:长则气治,皆言平脉也。

〔体状相类诗〕 过于本位脉名长,弦则非然但满张。弦脉与长争较远,良工尺度自能量。实、牢、弦、紧,皆兼长脉。

---

①幅:音 bì。

〔主病诗〕　长脉迢迢大小匀，反常为病似牵绳。若非阳毒癫痫病，即是阳明热势深。长主有余之病。

短（阴）

短脉，不及本位。（《脉诀》）应指而回，不能满部。（《脉经》）

戴同父云：短脉只见尺寸，若关中见短，上不通寸，下不通尺，是阴阳绝脉，必死矣。故关不诊短。黎居士云：长短未有定体，诸脉举按之，过于本位者为长，不及本位者为短。长脉属肝，宜于春。短脉属肺，宜于秋。但诊肝肺，长短自见。短脉两头无，中间有，不及本位，乃气不足以前导其血也。

〔体状相类诗〕　两头缩缩名为短，涩短迟迟细且难。短涩而浮秋喜见，三春为贼有邪干。涩、微、动、结，皆兼短脉。

〔主病诗〕　短脉惟于尺寸寻，短而滑数酒伤神。浮为血涩沉为痞，寸主头疼尺腹疼。经曰：短则气病，短主不及之病。

洪（阳）

洪脉，指下极大。（《脉经》）来盛去衰。（《素问》）来大去长。（通真子）

洪脉在卦为离，在时为夏，在人为心。《素问》谓之大，亦曰钩。滑氏曰：来盛去衰，如钩之曲，上而复下。应血脉来去之象，象万物敷布下垂之状。詹炎举言如环珠者非。《脉诀》云，季夏宜之，秋季、冬季，发汗通阳。俱非洪脉所宜，盖谬也。

〔体状诗〕　脉来洪盛去还衰，满指滔滔应夏时。若在春秋冬月分，升阳散火莫狐疑。

〔相类诗〕　洪脉来时拍拍然，去衰来盛似波澜。欲知实脉参差处，举按弦长愊愊坚。洪而有力为实，实而无力为洪。

〔主病诗〕　脉洪阳盛血应虚，相火炎炎热病居。胀满胃翻须早治，阴虚泄痢可踌躇。

寸洪心火上焦炎，肺脉洪时金不堪。肝火胃虚关内察，肾虚阴火尺中看。

洪主阳盛阴虚之病，泄痢、失血、久嗽者忌之。经曰：形瘦脉大多气者死。曰：脉大则病进。

微（阴）

微脉，极细而软，按之如欲绝，若有若无。（《脉经》）细而稍长。（戴氏）

《素问》谓之小。又曰：气血微则脉微。

〔体状相类诗〕　微脉轻微瀲瀲①乎，按之欲绝有如无。微为阳弱细阴弱，细比

---

①瀲瀲：音 pi，鱼游动的样子，轻浮貌。

于微略较粗。

　　轻诊即见,重按如欲绝者,微也。往来如线而常有者,细也。仲景曰:脉潆潆如羹上肥者,阳气微;萦萦如蚕丝细者,阴气衰;长病得之死,卒病得之生。

　　〔主病诗〕　气血微兮脉亦微,恶寒发热汗淋漓。男为劳极诸虚候,女作崩中带下医。

　　寸微气促或心惊,关脉微时胀满形。尺部见之精血弱,恶寒消瘅痛呻吟。

　　微主久虚血弱之病,阳微恶寒,阴微发热。《脉诀》云,崩中日久肝阴竭,漏下多时骨髓枯。

紧(阳)

　　紧脉,来往有力,左右弹人手。(《素问》)如转索无常。(仲景)数如切绳。(《脉经》)如纫箄线。(丹溪)

　　紧乃热为寒束之脉,故急数如此,要有神气,《素问》谓之急。《脉诀》言,寥寥入尺来。《崔氏》言如线,皆非紧状。或以浮紧为弦,沉紧为牢,亦近似耳。

　　〔体状诗〕　举如转索切如绳,脉象因之得紧名。总是寒邪来作寇,内为腹痛外身疼。

　　〔相类诗〕　见弦、实。

　　〔主病诗〕　紧为诸痛主子寒,喘咳风痫吐冷痰。浮紧表寒须发越,紧沉温散自然安。

　　寸紧人迎气口分,当关心腹痛沉沉。尺中有紧为阴冷,定是奔豚与疝疼。

　　诸紧为寒为痛,人迎紧盛伤于寒,气口紧盛伤于食,尺紧痛居其腹。中恶浮紧,咳嗽沉紧,皆主死。

缓(阴)

　　缓脉,去来小快于迟。(《脉经》)一息四至。(戴氏)如丝在经,不卷其轴,应指和缓,往来甚匀。(张太素)初春杨柳舞风之象。(杨玄操)如微风轻飐柳梢。(滑伯仁)

　　缓脉在卦为坤,在时为四季,在人为脾。阳寸、阴尺,上下同等,浮大而软,无有偏胜者,平脉也。若非其时,即为有病。缓而和匀,不浮、不沉,不疾、不徐,不微、不弱者,即为胃气。故杜光庭云:欲知死期何以取,古贤推定五般土。阳土须知不遇阴,阴土遇阴当细数。详《玉函经》。

　　〔体状诗〕　缓脉阿阿四至通,柳梢袅袅飐轻风。欲从脉里求神气,只在从容和缓中。

　　〔相类诗〕　见迟脉。

　　〔主病诗〕　缓脉营衰卫有余,或风或湿或脾虚。上为项强下痿痹,分别浮沉大小区。

寸缓风邪项背拘,关为风眩胃家虚。神门濡泄或风秘,或是蹒跚足力迂。

浮缓为风,沉缓为湿,缓大风虚,缓细湿痹,缓涩脾薄,缓弱气虚。《脉诀》言,缓主脾热口臭、反胃、齿痛、梦鬼诸病。出自杜撰,与缓无关。

芤(阳中阴)

芤脉,浮大而软,按之中央空,两边实。(《脉经》)中空外实,状如慈葱。

芤,慈葱也。《素问》无芤名。刘三点云:芤脉何似,绝类慈葱,指下成窟,有边无中。戴同父云:营行脉中,脉以血为形,芤脉中空,脱血之象也。《脉经》云:三部脉芤,长病得之生,卒病得之死。《脉诀》言,两头有,中间无,是脉断截矣。又言主淋沥、气入小肠。与失血之候相反,误世不小。

〔体状诗〕　芤形浮大软如葱,边实须知内已空。火犯阳经血上溢,热侵阴络下流红。

〔相类诗〕　中空旁实乃为芤,浮大而迟虚脉呼。芤更带弦名曰革,芤为失血革血虚。

〔主病诗〕　寸芤积血在于胸,关里逢芤肠胃痈。尺部见之多下血,赤淋红痢漏崩中。

弦(阳中阴)

弦脉,端直以长。(《素问》)如张弓弦。(《脉经》)按之不移,绰绰如按琴瑟弦。(《巢氏》)状若筝弦。(《脉诀》)从中直过,挺然指下。(《刊误》)

弦脉在卦为震,在时为春,在人为肝。轻虚以滑者平,实滑如循长竿者病,劲急如新张弓弦者死。池氏曰:弦紧而数劲为太过,弦紧而细为不及。戴同父曰:弦而软,其病轻。弦而硬,其病重。《脉诀》言,时时带数,又言脉紧状绳牵,皆非弦象,今削之。

〔体状诗〕　弦脉迢迢端直长,肝经木王土应伤。怒气满胸常欲叫,翳蒙瞳子泪淋浪。

〔相类诗〕　弦来端直似丝弦,紧则如绳左右弹。紧言其力弦言象,牢脉弦长沉伏间。又见长脉。

〔主病诗〕　弦应东方肝胆经,饮痰寒热疟缠身。浮沉迟数须分别,大小单双有重轻。

寸弦头痛膈多痰,寒热癥瘕察左关。关右胃寒心腹痛,尺中阴疝脚拘挛。

弦为木盛之病,浮弦支饮外溢,沉弦悬饮内痛。疟脉自弦,弦数多热,弦迟多寒。弦大主虚,弦细拘急。阳弦头痛,阴弦腹痛。单弦饮癖,双弦寒痼。若不食者,木来克土,必难治。

革（阴）

革脉，弦而芤。（仲景）如按鼓皮。（丹溪）

仲景曰：弦则为寒，芤则为虚，虚寒相搏，此名曰革。男子亡血失精，妇人半产漏下。《脉经》曰：三部脉革，长病得之死，卒病得之生。

时珍曰：此即芤弦二脉相合，故均主失血之候。诸家脉书，皆以为牢脉，故或有革无牢，有牢无革，混淆不辨。不知革浮牢沉，革虚牢实，形证皆异也。又按《甲乙经》曰：浑浑革革，至如涌泉，病进而危，弊弊绰绰，其去如弦绝者死。谓脉来浑浊革变，急如涌泉，出而不反也。王贶以为溢脉，与此不同。

〔体状主病诗〕　革脉形如按鼓皮，芤弦相合脉寒虚。女人半产并崩漏，男子营虚或梦遗。

〔相类诗〕　见芤、牢。

牢（阴中阳）

牢脉，似沉似伏，实大而长，微弦。（《脉经》）

扁鹊曰：牢而长者，肝也。仲景曰：寒则牢坚。有牢固之象。沈氏曰：似沉似伏，牢之位也。实大弦长，牢之体也。《脉诀》不言形状，但云寻之则无，按之则有。云脉入皮肤辨息难，又以牢为死脉，皆孟浪谬误。

〔体状相类诗〕　弦长实大脉牢坚，牢位常居沉伏间。革脉芤弦自浮起，革虚牢实要详看。

〔主病诗〕　寒则牢坚里有余，腹心寒痛木乘脾。疝癞癥瘕何愁也，失血阴虚却忌之。

牢主寒实之病，木实则为痛。扁鹊云：软为虚，牢为实。失血者，脉宜沉细，反浮大而牢者死，虚病见实脉也。

《脉诀》言，骨间疼痛，气居于表。池氏以为肾传于脾，皆谬妄不经。

濡（阴。即软字）

濡脉，极软而浮细，如帛在水中，轻手相得，按之无有。（《脉经》）如水上浮沤。

帛浮水中，重手按之，随手而没之象。《脉诀》言，按之似有举还无，是微脉，非濡也。

〔体状诗〕　濡形浮细按须轻，水面浮绵力不禁。病后产中犹有药，平人若见是无根。

〔相类诗〕　浮而柔细知为濡，沉细而柔作弱持。微则浮微如欲绝，细来沉细近于微。

浮细如绵曰濡，沉细如绵曰弱，浮而极细如绝曰微，沉而极细不断曰细。

〔主病诗〕 濡为亡血阴虚病,髓海丹田暗已亏。汗雨夜来蒸入骨,血山崩倒湿侵脾。

寸濡阳微自汗多,关中其奈气虚何。尺伤精血虚寒甚,温补真阴可起疴。

濡主血虚之病,又为伤湿。

弱(阴)

弱脉,极软而沉细,按之乃得,举手无有。(《脉经》)

弱乃濡之沉者。《脉诀》言,轻手乃得。黎氏譬如浮沤,皆是濡脉,非弱也。《素问》曰:脉弱以滑,是有胃气。脉弱以涩,是谓久病。病后老弱见之顺,平人少年见之逆。

〔体状诗〕 弱来无力按之柔,柔细而沉不见浮。阳陷入阴精血弱,白头犹可少年愁。

〔相类诗〕 见濡脉。

〔主病诗〕 弱脉阴虚阳气衰,恶寒发热骨筋痿。多惊多汗精神减,益气调营急早医。

寸弱阳虚病可知,关为胃弱与脾衰。欲求阳陷阴虚病,须把神门两部推。

弱主气虚之病。仲景曰:阳陷入阴,故恶寒发热。又云:弱主筋,沉主骨,阳浮阴弱,血虚筋急。柳氏曰:气虚则脉弱,寸弱阳虚,尺弱阴虚,关弱胃虚。

散(阴)

散脉,大而散,有表无里。(《脉经》)涣漫不收。(《崔氏》)无统纪,无拘束,至数不齐。或来多去少,或去多来少。涣散不收,如杨花散漫之象。(柳氏)

戴同父曰:心脉浮大而散,肺脉短涩而散,平脉也。心脉软散,怔忡;肺脉软散,汗出;肝脉软散,溢饮;脾脉软散,胻①肿;病脉也。肾脉软散,诸病脉代散,死脉也。《难经》曰:散脉独见则危。柳氏曰:散为气血俱虚,根本脱离之脉,产妇得之生,孕妇得之堕。

〔体状诗〕 散似杨花散漫飞,去来无定至难齐。产为生兆胎为堕,久病逢之不必医。

〔相类诗〕 散脉无拘散漫然,濡来浮细水中绵。浮而迟大为虚脉,芤脉中空有两边。

〔主病诗〕 左寸怔忡右寸汗,溢饮左关应软散。右关软散胻跗②肿,散居两尺魂应断。

---

①胻:音 héng,胫,小腿。

②跗:音 fū,通"跗",足背。

细(阴)

细脉,小于微而常有,细直而软,若丝线之应指。(《脉经》)

《素问》谓之小。王启玄言如莠蓬,状其柔细也。《脉诀》言,往来极微。是微反大于细矣,与经相背。

〔体状诗〕 细来累累细如丝,应指沉沉无绝期。春夏少年俱不利,秋冬老弱却相宜。

〔相类诗〕 见微、濡脉。

〔主病诗〕 细脉萦萦血气衰,诸虚劳损七情乖。若非湿气侵腰肾,即是伤精汗泄来。

寸细应知呕吐频,入关腹胀胃虚形。尺逢定是丹田冷,泄痢遗精号脱阴。

《脉经》曰:细为血少气衰。有此证则顺,否则逆。故吐衄得沉细者生。忧劳过度者,脉亦细。

伏(阴)

伏脉,重按着骨,指下裁动。(《脉经》)脉行筋下。(《刊误》)

《脉诀》言,寻之似有,定息全无。殊为舛谬。

〔体状诗〕 伏脉推筋着骨寻,指间裁动隐然深。伤寒欲汗阳将解,厥逆脐疼证属阴。

〔相类诗〕 见沉脉。

〔主病诗〕 伏为霍乱吐频频,腹痛多缘宿食停。蓄饮老痰成积聚,散寒温里莫因循。

食郁胸中双寸伏,欲吐不吐常兀兀。当关腹痛困沉沉,关后疝疼还破腹。

伤寒,一手脉伏曰单伏,两手脉伏曰双伏,不可以阳证见阴为诊。乃火邪内郁,不得发越,阳极似阴,故脉伏,必有大汗而解。正如久旱将雨,六合阴晦,雨后庶物皆苏之义。又有夹阴伤寒,先有伏阴在内,外复感寒,阴盛阳衰,四肢厥逆,六脉沉伏,须投姜附及灸关元,脉乃复出也。若太溪、冲阳皆无脉者,必死。《脉诀》言,徐徐发汗。洁古以麻黄附子细辛汤主之,皆非也。刘元宾曰:伏脉不可发汗。

动(阳)

动乃数脉,见于关上下,无头尾,如豆大,厥厥动摇。

仲景曰:阴阳相搏名曰动,阳动则汗出,阴动则发热,形冷恶寒,此三焦伤也。成无己曰:阴阳相搏,则虚者动,故阳虚则阳动,阴虚则阴动。庞安常曰:关前三分为阳,后三分为阴,关位半阴半阳,故动随虚见。《脉诀》言,寻之似有,举之还无,不离其处,不往不来,三关沉沉。含糊谬妄,殊非动脉。詹氏言其形鼓动如钩、如毛者,尤谬。

〔体状诗〕 动脉摇摇数在关,无头无尾豆形团。其原本是阴阳搏,虚者摇兮胜者安。

〔主病诗〕 动脉专司痛与惊,汗因阳动热因阴。或为泄痢拘挛病,男子亡精女子崩。

仲景曰:动则为痛为惊。《素问》曰:阴虚阳搏,谓之崩。又曰:妇人手少阴脉动甚者,妊子也。

促(阳)

促脉,来去数,时一止复来。(《脉经》)如蹶之趣,徐疾不常。(黎氏)

《脉经》但言数而止为促,《脉诀》乃云:并居寸口,不言时止者,谬矣。数止为促,缓止为结,何独寸口哉!

〔体状诗〕 促脉数而时一止,此为阳极欲亡阴。三焦郁火炎炎盛,进必无生退可生。

〔相类诗〕 见代脉。

〔主病诗〕 促脉惟将火病医,其因有五细推之。时时喘咳皆痰积,或发狂斑与毒疽。

促主阳盛之病。促、结之因,皆有气、血、痰、饮、食五者之别。一有留滞,则脉必见止也。

结(阴)

结脉,往来缓,时一止复来。(《脉经》)

《脉诀》言,或来或去,聚而却还,与结无关。仲景有累累如循长竿曰阴结,蔼蔼如车盖曰阳结。《脉经》又有如麻子动摇,旋引旋收,聚散不常者曰结,主死。此三脉,名同实异也。

〔体状诗〕 结脉缓而时一止,浊阴偏盛欲亡阳。浮为气滞沉为积,汗下分明在主张。

〔相类诗〕 见代脉。

〔主病诗〕 结脉皆因气血凝,老痰结滞苦沉吟。内生积聚外痈肿,疝瘕为殃病属阴。

结主阴盛之病。越人曰:结甚则积甚,结微则积微;浮结外有痛积,伏结内有积聚。

代(阴)

代脉,动而中止,不能自还,因而复动。(仲景)脉至还入尺,良久方来。(吴氏)

脉一息五至，肺、心、脾、肝、肾五脏之气，皆足五十动而一息，合大衍之数，谓之平脉。反此则止乃见焉。肾气不能至，则四十动一止；肝气不能至，则三十动一止。盖一脏之气衰，而他脏之气代至也。经曰：代则气衰。滑伯仁曰：若无病，羸瘦脉代者，危脉也。有病而气血乍损，气不能续者，只为病脉。伤寒心悸脉代者，复脉汤主之；妊娠脉代者，其胎百日。代之生死，不可不辨。

〔体状诗〕　动而中止不能还，腹动因而作代看。病者得之犹可疗，平人却与寿相关。

〔相类诗〕　数而时止名为促，缓止须将结脉呼。止不能回方是代，结生代死自殊涂。

促、结之止无常数，或二动、三动，一止即来。代脉之止有常数，必依数而止，还入尺中，良久方来也。

〔主病诗〕　代脉元因脏气衰，腹疼泄痢下元亏。或为吐泻中宫病，女子怀胎三月兮。

《脉经》曰：代散者死，主泄及便脓血。

五十不止身无病，数内有止皆知定。四十一止一脏绝，四年之后多亡命。三十一止即三年，二十一止二年应。十动一止一年殂，更观气色兼形证。

两动一止三四日，三四动止应六七。五六一止七八朝，次第推之自无失。

戴同父曰：脉必满五十动，出自《难经》，而《脉诀·五脏歌》，皆以四十五动为准，乖于经旨。柳东阳曰：古以动数候脉，是吃紧语。须候五十动，乃知五脏缺失。今人指到腕臂，即云见了。夫五十动，岂弹指间事耶？故学者当诊脉、问证、听声、观色，斯备四诊而无失。

四言举要

宋南康紫虚隐君崔嘉彦希范著
明蕲州月池子李言闻子郁删补

脉乃血派，气血之先。血之隧道，气息应焉。
其象法地，血之府也。心之合也，皮之部也。
资始于肾，资生于胃。阳中之阴，本乎营卫。
营者阴血，卫者阳气。营行脉中，卫行脉外。
脉不自行，随气而至。气动脉应，阴阳之义。
气如橐籥，血如波澜。血脉气息，上下循环。
十二经中，皆有动脉。惟手太阴，寸口取决。
此经属肺，上系吭嗌。脉之大会，息之出入。
一呼一吸，四至为息。日夜一万，三千五百。
一呼一吸，脉行六寸。日夜八百，十丈为准。

初持脉时，令仰其掌。掌后高骨，是谓关上。
关前为阳，关后为阴。阳寸阴尺，先后推寻。
心肝居左，肺脾居右。肾与命门，居两尺部。
魂魄谷神，皆见寸口。左主司官，右主司府。
左大顺男，右大顺女。本命扶命，男左女右。
关前一分，人命之主。左为人迎，右为气口。
神门决断，两在关后。人无二脉，病死不愈。
男女脉同，惟尺则异。阳弱阴盛，反此病至。
脉有七诊，曰浮中沉。上下左右，消息求寻。
又有九候，举按轻重。三部浮沉，各候五动。
寸候胸上，关候膈下，尺候于脐，下至跟踝。
左脉候左，右脉候右。病随所在，不病者否。
浮为心肺，沉为肾肝。脾胃中州，浮沉之间。
心脉之浮，浮大而散。肺脉之浮，浮涩而短。
肝脉之沉，沉而弦长。肾脉之沉，沉实而濡。
脾胃属土，脉宜和缓。命为相火，左寸同断。
春弦夏洪，秋毛冬石。四季和缓，是谓平脉。
太过实强，病生于外。不及虚微，病生于内。
春得秋脉，死在金日。五脏准此，推之不失。
四时百病，胃气为本。脉贵有神，不可不审。
调停自气，呼吸定息。四至五至，平和之则。
三至为迟，迟则为冷。六至为数，数即热证。
转迟转冷，转数转热。迟数既明，浮沉当别。
浮沉迟数，辨内外因。外因于天，内因于人。
天有阴阳，风雨晦暝。人喜怒忧，思悲恐惊。
外因之浮，则为表证。沉里迟阴，数则阳盛。
内因之浮，虚风所为。沉气迟冷，数热何疑？
浮数表热，沉数里热。浮迟表虚，沉迟冷结。
表里阴阳，风气冷热。辨内外因，脉证参别。
脉理浩繁，总括于四。既得提纲，引申触类。
浮脉法天，轻手可得。泛泛在上，如水漂木。
有力洪大，来盛去悠；无力虚大，迟而且柔。
虚甚则散，涣漫不收。有边无中，其名曰芤。
浮小为濡，绵浮水面。濡甚则微，不任寻按。
沉脉法地，近于筋骨。深深在下，沉极为伏。

有力为牢，实大弦长。牢甚则实，愊愊而强。

无力为弱，柔小如绵。弱甚则细，如蛛丝然。

迟脉属阴，一息三至。小快于迟，缓不及四。

二损一败，病不可治。两息夺精，脉已无气。

浮大虚散，或见芤革。浮小濡微，沉小细弱。

迟细为涩，往来极难。易散一止，止而复还。

结则来缓，止而复来。代则来缓，止不能回。

数脉属阳，六至一息。七疾八极，九至为脱。

浮大者洪，沉大牢实。往来流利，是谓之滑。

有力为紧，弹如转索。数见寸口，有止为促。

数见关中，动脉可候。厥厥动摇，状如小豆。

长则气治，过于本位。长而端直，弦脉应指。

短则气病，不能满部。不见于关，惟尺寸候。

一脉一形，各有主病。数脉相兼，则见诸证。

浮脉主表，里必不足。有力风热，无力血弱。

浮迟风虚，浮数风热。浮紧风寒，浮缓风湿。

浮虚伤暑，浮芤失血，浮洪虚火，浮微劳极。

浮濡阴虚，浮散虚剧，浮弦痰饮，浮滑痰热。

沉脉主里，主寒主积。有力痰食，无力气郁。

沉迟虚寒，沉数热伏。沉紧冷痛，沉缓水蓄。

沉牢痼冷，沉实热极，沉弱阴虚，沉细痹湿。

沉弦饮痛，沉滑宿食，沉伏吐利，阴毒聚积。

迟脉主脏，阳气伏潜。有力为痛，无力虚寒。

数脉主腑，主吐主狂。有力为热，无力为疮。

滑脉主痰，或伤于食，下为蓄血，上为吐逆。

涩脉少血，或中寒湿，反胃结肠，自汗厥逆。

弦脉主饮，病属胆肝。弦数多热，弦迟多寒。

浮弦支饮，沉弦悬痛。阳弦头痛，阴弦腹痛。

紧脉主寒，又主诸痛。浮紧表寒，沉紧里痛。

长脉气平，短脉气病。细则气少，大则病进。

浮长风痫，沉短宿食。血虚脉虚，气实脉实。

洪脉为热，其阴则虚。细脉为湿，其血则虚。

缓大者风，缓细者湿。缓涩血少，缓滑内热。

濡小阴虚，弱小阳竭。阳竭恶寒，阴虚发热。

阳微恶寒，阴微发热。男微虚损，女微泻血。

阳动汗出,阴动发热。为痛与惊,崩中失血。
虚寒相搏,其名为革。男子失精,女子失血。
阳盛则促,肺痈阳毒。阴盛则结,疝瘕积郁。
代则气衰,或泄脓血,伤寒心悸,女胎三月。
脉之主病,有宜不宜。阴阳顺逆,凶吉可推。
中风浮缓,急实则忌。浮滑中痰,沉迟中气。
尸厥沉滑,卒不知人。入脏身冷,入腑身温。
风伤于卫,浮缓有汗;寒伤于营,浮紧无汗。
暑伤于气,脉虚身热;湿伤于血,脉缓细涩。
伤寒热病,脉喜浮洪。沉微涩小,证反必凶。
汗后脉静,身凉则安;汗后脉躁,热甚必难。
阳病见阴,病必危殆;阴病见阳,虽困无害。
上不至关,阴气已绝;下不至关,阳气已竭。
代脉止歇,脏绝倾危。散脉无根,形损难医。
饮食内伤,气口急滑;劳倦内伤,脾脉大弱。
欲知是气,下手脉沉。沉极则伏,涩弱久深。
火郁多沉,滑痰紧食。气涩血芤,数火细湿。
滑主多痰,弦主留饮。热则滑数,寒则弦紧。
浮滑兼风,沉滑兼气。食伤短疾,湿留濡细。
疟脉自弦,弦数者热。弦迟者寒,代散者折。
泄泻下痢,沉小滑弱。实大浮洪,发热则恶。
呕吐反胃,浮滑者昌;弦数紧涩,结肠者亡。
霍乱之候,脉代勿讶;厥逆迟微,是则可怕。
咳嗽多浮,聚肺关胃。沉紧小危,浮濡易治。
喘急息肩,浮滑者顺;沉涩肢寒,散脉逆证。
病热有火,洪数可医;沉微无火,无根者危。
骨蒸发热,脉数而虚。热而涩小,必殒其躯。
劳极诸虚,浮软微弱。土败双弦,火炎急数。
诸病失血,脉必见芤。缓小可喜,数大可忧。
瘀血内蓄,却宜牢大。沉小涩微,反成其害。
遗精白浊,微涩而弱。火盛阴虚,芤濡洪数。
三消之脉,浮大者生。细小微涩,形脱可惊。
小便淋闷①,鼻头色黄,涩小无血,数大何妨。

---

①淋闷:闷,音 bì。病证名,又称淋闭、淋秘。淋与癃闭的总称。小便滴沥涩痛谓之淋,小便急满不通谓之闭。

大便燥结，须分气血。阳数而实，阴迟而涩。

癫乃重阴，狂乃重阳。浮洪吉兆，沉急凶殃。

痫脉宜虚，实急者恶。浮阳沉阴，滑痰数热。

喉痹之脉，数热迟寒。缠喉走马，微伏则难。

诸风眩运，有火有痰。左涩死血，右大虚看。

头痛多弦，浮风紧寒，热洪湿细，缓滑厥痰。

气虚弦软，血虚微涩。肾厥弦坚，真痛短涩。

心腹之痛，其类有九。细迟从吉，浮大延久。

疝气弦急，积聚在里。牢急者生，弱急者死。

腰痛之脉，多沉而弦。兼浮者风，兼紧者寒。

弦滑痰饮，濡细肾着。大乃肾虚，沉实闪肭^①。

脚气有四，迟寒数热。浮滑者风，濡细者湿。

痿病肺虚，脉多微缓。或涩或紧，或细或濡。

风寒湿气，合而为痹。浮涩而紧，三脉乃备。

五疸实热，脉必洪数。涩微属虚，切忌发渴。

脉得诸沉，责其有水。浮气与风，沉石或里。

沉数为阳，沉迟为阴。浮大出厄，虚小可惊。

胀满脉弦，土制于木。湿热数洪，阴寒迟弱。

浮为虚满，紧则中实。浮大可治，虚小危极。

五脏为积，六腑为聚。实强者生，沉细者死。

中恶腹胀，紧细者生。脉若浮大，邪气已深。

痈疽浮散，恶寒发热。若有痛处，痈疽所发。

脉数发热，而痛者阳；不数不热，不疼阴疮。

未溃痈疽，不怕洪大；已溃痈疽，洪大可怕。

肺痈已成，寸数而实。肺痿之形，数而无力。

肺痈色白，脉宜短涩。不宜浮大，唾糊呕血。

肠痈实热，滑数可知。数而不热，关脉芤虚。

微涩而紧，未脓当下。紧数脓成，切不可下。

妇人之脉，以血为本。血旺易胎，气旺难孕。

少阴动甚，谓之有子。尺脉滑利，妊娠可喜。

滑疾不散，胎必三月。但疾不散，五月可别。

左疾为男，右疾为女。女腹如箕，男腹如釜。

欲产之脉，其至离经。水下乃产，未下勿惊。

---

①肭：音 nà，肥软貌。

新产之脉，缓滑为吉。实大弦牢，有证则逆。

小儿之脉，七至为平。更察色证，与虎口纹。

奇经八脉，其诊又别。直上直下，浮则为督，

牢则为冲，紧则任脉。寸左右弹，阳跷可决；

尺左右弹，阴跷可别。关左右弹，带脉当诀。

尺外斜上，至寸阴维；尺内斜上，至寸阳维。

督脉为病，脊强癫痫。任脉为病，七疝瘕坚。

冲脉为病，逆气里急。带主带下，脐痛精失。

阳维寒热，目眩僵仆；阴维心痛，胸胁刺筑。

阳跷为病，阳缓阴急；阴跷为病，阴缓阳急。

癫痫瘛疭，寒热恍惚。八脉脉证，各有所属。

平人无脉，移于外络。兄位弟乘，阳溪列缺。

病脉既明，吉凶当别。经脉之外，又有真脉。

肝绝之脉，循刀责责；心绝之脉，转豆躁疾；

脾则雀啄，如屋之漏，如水之流，如杯之复；

肺绝如毛，无根萧索，麻子动摇，浮波之合；

肾脉将绝，至如省客，来如弹石，去如解索。

命脉将绝，虾游鱼翔。至如涌泉，绝在膀胱。

真脉既形，胃已无气。参察色证，断之以臆。

诊家正眼

[明]李中梓　撰

概　要

　　《诊家正眼》2卷49篇，明李中梓撰，成书于崇祯十五年（1642）。李中梓（1588—1655），字士材，号念莪，又号荩凡居士，华亭（今上海松江区）人，明代著名医家。撰有《内经知要》《医宗必读》《本草通玄》《病机沙篆》《伤寒括要》等著作二十余种，对于医学普及和历代医疗经验的总结贡献突出。其著述皆平实可法，影响深远。《诊家正眼》为其脉学专著，李中梓晚年识验既久，深慨世医不知脉为何物，叹以六朝以来，受高氏《脉诀》之影响，"俗工取其便利，不究原委，家传户诵，熟在口头，守而勿失，宁敢于悖《内经》，不敢于悖《口诀》"，"俗人不知，借此求食，佯为诊候，实盲无所知"，因而援据经旨，灿列图文，考校典章，衷极理要，辟非纠谬，正本清源，故有本书之作。本书以《内》《难》为基础，博引历代医家有关脉学论述，以按语或注释形式阐述脉学基本理论及临床应用。书中列述脉象机理，切脉部位、时间、方法，寸口脉分属脏腑，六气分合六部时日，脉分四时六气、四方、五脏，五脏平脉、病脉、死脉、真脉、怪脉，及男女老少之差异等，力纠《脉诀》"七表八里九道脉"之说。又以四言歌诀形式分述28种脉的体象、主病及兼脉，末附脉法总论以为总结，可谓条分缕析，旨明辞畅，既切实用，亦利初学。

　　本书初刻于清顺治七年（1650），不久散佚。越十年，李氏门人尤乘于清康熙六年（1667）重予考订、增补刊行，名曰《增补诊家正眼》，是为现存最早版本。后尤乘复将本书与《本草通玄》《病机沙篆》合刊，为《士材三书》。此次整理，以清康熙四十七年（1708）东溪堂刻本为底本，并参大盛堂本而成。

合镌三书序

云间李士材先生，近代之国医也。所著书甚富，其行本曰《诊家正眼》，以审脉也；曰《本草通玄》，以辨药也；其藏本曰《病机沙篆》，则治法备焉，尤为枕中秘云。予犹子生洲，为先生高弟，合而镌之，颜曰《士材三书》，而问序于予。予非越人，乌知医道哉？然尝读《史记》，至仓公传而异之。夫司马氏家学乃天官书耳，太史公之不解刀圭针砭，犹太仓公之不识象纬历数也。其所据以立传者，不过取其自述之言与已验之事耳。然太仓之名卒得太史公以传。若李先生之人与书传矣，予又何能传李先生？顾我念之，天下之物可以生人杀人者，惟兵与药，而其用亦相似。良将之用兵也，必察其地之高下险易，料其众之虚实劳逸，而后攻守劫伏之法行焉；良医之用药也，诊其脉之浮沉迟数，体其性之温凉甘苦，而后补泻收泄之法施焉。故将之操纵在心，非营壁刁斗之谓也。然读孙吴之书，谙五花八阵之图，虽非百胜之师，而亦不至于败。医之感通在意，非君臣佐使之谓也。然习岐黄之经，熟五气九藏之理，虽无万全之术，而亦不至于亡。吾闻李先生之治病，多任意而不拘法，一方出，人或相与骇之；然投之辄中，十不失一。及读其三书，则参伍古今，穷究标本变化而不离其宗，又何详且慎也！

先生盖曰：医之以法杀人者什三，以意杀人者什七。杀于法犹可救也，杀于意不可宥也。昔人谓意之所解，口莫能宣。其笔之书者，成法具在。使后之学者，高者神明吾意，次者亦固守吾法，足矣！且先生晚年精于二氏，故其名书曰《正眼》，曰《通玄》，曰《沙篆》，均有取焉。将使读其书者译贝叶而参三要之禅，睹金丹而悟九还之旨，则又未可以医道尽先生也。生洲之先有思斋公，为吾宗和鹊，必传异书，游先生之门而益进焉。故其撰为《寿世青编》，颇多微言妙义。予既仰先生有素，而亦乐举师说为生洲勉，故不辞序之若此。太史公曰：守数精明，为名者宗；后世修序，弗能易也。予于先生亦云。

康熙丁未夏五吴门尤侗题于看云草堂

合刻三书序

　　学者多称五帝尚矣，其书内多湮没不传。儒者表章六经，断以典谟为首，非特信所可信，亦以词旨雅醇，足以启人诵习，非若古文奇字，离奇佶屈，不可以句读求也。独至医道之书，则远祖炎黄，其文简质古奥，非经笺释，不克尽通其蕴。间有白首编摩，徒知隅幅而无从入其堂奥者，无怪乎习医者多，而神明斯道者鲜也。夫良医之疗疾，犹良将之用兵，虚实强弱，标本先后，无异敌人之有坚有瑕，有众有寡也；尺寸以测之，形色以验之，无异斥堠以探之，间谍以察之也；针砭药石以搏去其邪，无异批亢捣虚，形格势禁也。至于寒热温凉，各适其宜，奇偶重轻，各得其用，又无异兵家之使诈使贪，用奇用正也。暗于料敌者，不能以决策；拙于用众者，不能以制胜；而疏于侦候者，亦无由以料敌。三者不备，而能百战百胜者，古未之有也。医之为道，何独不然？而顾可以易视之邪？自《灵》《素》以来，代有作者。然或详于病机，略于察脉；或止明诊候，不及证方；或徒标治法，罕明药性。如本草有经，伤寒有论，脉经有书，非不足补前人之未备，而其间意见之专，神思之熟，固有各得其一，而难以相着者矣，矧其下焉者乎！且世运由淳而之漓，民质亦随时而渐薄；地形有高下之各异，治法亦遂有南北之殊宜。泥于古者，不可愈今疾；拘于方者，不能疗远人。此不待智者而后明也。乃求之往哲，鲜有全书。间有集者，亦不过汇诸家之言以供后人之采取，未有折衷简约，独标指归，炳若日星，昭如云汉，足为后学之津梁如吾李夫子者也。

　　夫子心通杳冥，识参造化，其余治病，不啻如孙吴之行军，应变出奇，不拘成律，而所向披靡，目无坚垒。其所生全，盖不知其几千万类矣。而又恐从心之巧不能喻诸人人，可以泽一时不可以寿万世，于是出其所得，笔之为书，用广仁慈，俾无夭阏。研精四十余年，上自轩岐，下迄百家，靡不殚究。爰能会通众说，贯穿群言，去肤取精，黜俚崇雅，使读者得其一言片语，犹足开拓心胸，一空障翳，况或睹其全哉！乘自髫年，即亲承指授，提命之暇，因得遍读先生所著书。书凡数十种，其先已行世者，亦既悬诸国门，尊为不刊之典矣。其未经流布者尚多，乘何敢秘诸箧笥？与诸同门互相校雠，取其尤切于用者，急为登梓。庶几先生之苦心，不致泯没于将来也。今三书具在：将明乎虚实强弱，标本先后，以施治疗之方，则《沙篆》备矣；将欲按脉察色，审声望气，以知病之所由生，则《正眼》详矣；将欲辨气别味，随温凉寒热以攻疾去邪，则《通元》要矣。高明者潜心玩索，可以上几化神；浅近者进而通之，亦足以驱涤固陋。名都大邑，固当奉为养生之经；下里穷檐，无难构为拯危之秘。以视夫高语神黄，无裨实用者相去远矣。乘因读是书而有感焉，人之有生，赋形于天，受身于亲,亦云重矣。内则情欲荡之,外则客邪乘之,其所以致病者多端,虽善摄生者,亦难保其百年无疢①。而不自爱者,复益之以恣纵荒耽,一旦有疾,遂委之庸医,倚为司命。彼为医者,往往师心自用,徼利图功,或谬矜世传,或自夸独得,未能深究灵兰之典,辄复以人为试,良可悯也! 故时俗所恃者,讹传之《脉诀》,伪托之《珠囊》,即如近代医学等编,犹或苦其浩博,若其他渊邃者,又无论已。观先生诸书,得无有惘然若失者乎? 此乘所以不容已于校刻也。世之读父书者,既不足以将兵,而司马孙吴之徒又不能以世出,信乎斯道之难其人也。后之攻医者读是编焉,得用兵之义,神而明之,其于疗疾也何有?

康熙丁未孟春既望门人尤乘生洲氏题于吴趋里

---

①疢:音 chèn,热病,泛指疾病。

增补诊家正眼序

　　天下操生杀之权者，惟君与相耳！乃权位而外，又有医士焉。人知君相不易为，不知医士尤不易为。盖君相之生杀人也，其道显而共闻；医士之生杀人也，其道微而难辨。其难辨者何哉？脏腑在内，以三指测之，稍有谬误，生死攸分。故昌黎有云：善医者不视人之瘠肥，察其脉之病否而已。脉不病，虽瘠不害；脉病而肥者，死也。西晋王叔和氏所著《脉经》，其理渊微，其文古奥，读者未必当下领会，以致六朝高阳生伪诀得以行于世，而实为大谬。士材李夫子，以良相之才，而屡困场屋，数奇未遇，旁通黄岐之学，遂登峰造极，足以继前贤而开后学。著为《正眼》一书，真暗室一灯，与叔和《脉经》并，不朽于霄壤间。孰谓良医之功不与良相等哉？向有原刻，始于本朝庚寅，惜乎即罹散失。越十年，予重加考订，付之剞劂。后复校《本草通玄》《病机沙篆》，合为三书，行世已来将五十年，使遐陬僻壤咸得私淑李夫子矣！奈其版将颓，且更思有未详，如四诊之类，僭补无遗，重登梨枣，令四方君子读之，悟其理以大其用，而医士之不易为者，可共为焉，岂不甚快！

吴下门人尤乘拜题

董　序

　　尝闻褚小者,不可以怀大;绠短者,不可以汲深。固知啬于天者,不能丰于人也。天与人交受其极,而道济天下,则吾师李先生,真其人矣!昔先文敏公,与吾师尊人震瀛先生暨长公念山先生,两世年谱,且以大道,且晚就商于吾师,最称契密。廙也以故稔生平甚悉。吾师以七步才,春秋十二,辄童试冠军,观场者九,副榜者再。而奇于遇,遂隐居乐道,受记莂于尊宿,不复向人间染世腴矣!无奈证岐黄之微者四十余年,著灵兰之典者廿有余种,且名满天下,安得不履满户外耶?慈愿弘深,既嘘当世之枯,复振千秋之铎。嗟自六朝以至今日,脉义晦于高阳,今古霾于幽谷,因撰脉书二卷,拨其雾罩藤窠,措之光天化日,在《内经》为印泥之契,在伪诀为顶门之针。命之曰《正眼》者,亦犹竺乾氏之摩醯眼开,着着用中,遂觉举世之肉眼皆偏耳!是刻普通,行使天下,后世有遵途之适,无亡羊之叹。轩岐已坠之统,一朝而续其神灯,则所怀者不已大,而所汲者不已深乎?廙之立雪于师门也,裘葛甫更,而聩聋差醒,窃其余绪,以征诸指下,脊于声应响而影随形也。不谓当吾世而上池之水依然在也,而斟酌焉,而饱满焉,而分其润以润世焉,纵不能寿天下以绳先,聊且寿一方以寄志,而受光于《正眼》也宏矣。

　　太史公曰:人之所病病疾多,医之所病病道少。兹且挟《正眼》为指南,上读三坟,下综百家,以疗道少之病。廙即啬于天乎,而习服众神,将与造物者衡矣!斯初心慰矣!

门人董廙晋臣百拜撰

凡　例

一、《脉经》撰自叔和，歌诀伪于五代。俗工取其便利，不究原委，家传户诵，熟在口头，守而勿失，宁敢于悖《内经》，不敢于悖口诀。吾师是以辞而辟之，援据经旨，灿列图文，日月既已昭矣，爝火其将熄乎！

一、医者人之司命，脉者医之大业。此神圣之事，生死反掌之操者也。俗人不知，藉此求食，佯为诊候，实盲无所知。不过枯守数方，徼幸病之合方，未必方能合病也。或高乎此者，亦影响成说耳！吾师考据古今，衷极理奥，而皆本乎心得，妙有神遇，未抽之绪斯吐，有漏之义用补，故非剿袭之词，有异雷同之旨。

一、玄黄犹可辨，似是渺难明。如缓与迟相类，而缓岂迟之谓？微与细同称，而微非细之形。一毫有误，千里全殊。俗工乃敢信口妄指，欺所不知，每念及此，可胜浩叹！是尤吾师之神测，独秘授及门者，兹乃不惜龙珠，为人拈出，千古上下，厥功伟矣！

一、天人同体，时日异候，理有预征，机尝先见。吾师考之六经，配以诸部，精推密察，溯往知来，未病而知其将病，已病而知其将瘥，斯真隔垣之视、秦镜之悬也。

门人董廙晋臣氏百拜述

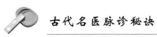

目　录

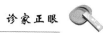

上　卷

脉之名义

《内经》曰：人受气于谷，谷入于胃，以传于肺，五脏六腑，皆以受气。清者为营，浊者为卫；营行脉中，卫行脉外。此明胃气为脉道之根，脏腑之本，气血之所由出也。凡人之生，皆受气于谷，万物资生之本也。凡谷之入，必先至于胃，万物归土之义也。坤土不敢自专，精微上输于肺，盖地道卑而上行也，肺为乾金，所受精微，下溉脏腑，盖天道下济而光明也。金土互输，地天交泰。清而上升者为营血，阴生于阳也；浊而下降者为卫气，阳根于阴也。营血为阴，故行脉中，卫气为阳，故行脉外也。

按：审病察脉，以决死生，非指下了然，将安所凭借乎？深慨世医不知脉为何物。若以为气乎，而气为卫，卫行脉外，则知非气矣；若以为血乎，而血为营，营行脉中，则知非血矣；若以为经隧乎，而经隧实繁，则知非经隧矣。然则脉果何物耶？余尝于此深思，久而始悟其微。古之"脈"字，从血从辰，谓气血流行，各有分派而寻经络也。今之"脉"字，从肉从永，谓胃主肌肉，气血资生而永其天年也。夫人之生，惟是精与神而已。精气即血气，而神则难见也。人非是神，无以主宰血气，保合太和，流行三焦，灌溉百骸，故脉非他，即神之别名也。神超乎气血之先，为气血之根蒂，善乎！华元化曰：脉者，气血之先也。气血之先，非神而何？然神依于气，气依于血，血资于谷，谷本于胃，所以古之论脉者云：有胃气则生，无胃气则死。东垣亦曰脉贵有神，正指胃气言也。是知谷气充则血旺，血旺则气强，气强则神昌，神之昌与否，皆以脉为征兆。故脉也者，实气血之先也。先也者，主宰乎气血之神也。脉即神之别名，此千古未剖之疑义也，特表而出之。

气口独以为五脏主

黄帝问曰：气口何以独为五脏主？岐伯曰：胃者，水谷之海，六腑之大源也。五味入口，藏于胃，以养五脏气。气口，太阴也。是以五脏六腑之气味，皆出于胃，变见于气口。气口者，六部之总称，非专指右关之前也。

按：《素问·经脉别论》云：食气入胃，经气归于肺。肺朝百脉，气归于权衡。权衡以平，气口成寸，以决死生。由是知气口即寸口也。曰变见者，饮食所变之精微，皆显见于手太阴之气口，而阴阳盛衰之象，莫不从此见矣。吴草庐曰：两手寸部俱名为气口，不仅言右寸肺脉为气口者也。

《难经》曰：十二经皆有动脉，独取寸口何谓也？扁鹊曰：寸口者，脉之大会，手太阴之动脉也。肺为五脏六腑之华盖，位处至高，受百脉之朝会，布一身之阴阳，故经曰脏真高于肺,以行营卫阴阳者是也。是以十二经皆有动脉,独取肺家一经之动脉,可以见五脏六腑强弱吉凶之征兆也。

脉辨至数

《内经》曰:人一呼脉再动,一吸脉亦再动,呼吸定息脉五动,闰以太息,命曰平人。出气曰呼,入气曰吸。一呼一吸,谓之一息。动,至也。再动,再至也。常人之脉,一呼两至,一吸亦两至。呼吸定息,谓一息将尽,而换息未起之际,脉又一至,故曰五动。闰,余也,犹闰月之义。言平和之脉,若得五动,即太过矣;惟当太息之际,亦为平脉。何也?凡人之呼吸,三息后必闰以一息之长,五息再闰,谓之太息。故曰"闰以太息",乃应历家三岁一闰、五岁再闰之数也。此即平人不病之常度。然则总计定息太息之间,大约一息脉当六至,故《五十营篇》曰呼吸定息,脉行六寸,乃合一至一寸也。呼吸脉行丈尺,凡昼夜五十度,合一万三千五百息,五十营气脉之数,以应周天二十八宿。人之经脉十二,左右相同,则为二十四脉。加以跷脉二,任、督脉二,其二十八脉,周身十六丈二尺,以分昼夜也,是为常度。使五十营之数,常周备无失,则寿亦无穷,故得尽天地之寿矣。周行八百一十丈,昼夜五十营之总数也。一呼脉一动,一吸脉一动,曰少气。一呼一吸,脉各一动,则一息二至,减于常人之半,脉之迟者也。迟主阴寒,阳气衰微也,故曰少气。《十四难》谓之离经脉。一呼脉三动,一吸脉三动而躁,尺热,曰病温;尺不热,脉滑曰病风,脉涩曰痹。若不因定息太息,而呼吸各三动,是一息六至矣。《难经》亦曰离经。躁者,急疾之谓,阳盛阴衰,热之象也。尺热,言尺后近臂有热,则必通身皆热。脉来数躁,而身有热,故知其病温。数滑而尺不热,阳邪内盛,当病内风。若使外感于风,宁有尺不热之理乎?滑,不涩也。涩,不滑也。滑为血实气壅,涩为气滞血少,故当病痹。一呼脉四动以上曰死。脉绝不至曰死,乍疏乍数曰死。一呼四动,则一息八至矣,而况以上乎!《难经》谓之夺精。四至曰脱精,五至曰死,六至曰命尽。是皆一呼四至以上也,故死。脉绝不至,则元气已竭。乍疏乍数,则阴阳败乱无主。三脉若见,不死安待!

日夜五十营

《内经》曰:一日一夜五十营,以营五脏之精,不应数者,命曰狂生。营,运也。经脉运行于身,一日一夜凡五十周,以营五脏之精气。夫周身上下前后左右,凡二十八脉,其长十六丈二尺。人之宗气,积于胸中,主呼吸而行经隧。一呼气行三寸,一吸气行三寸,呼吸定息,气行六寸。以一息六寸推之,则一日一夜凡一万三千五百息,通计五十周于身,则脉行八百一十丈。其有太过不及而不应此数者,名曰狂生。狂者,妄也。言幸而生也。所谓五十营者,五脏皆受气,持其寸口,数其至也。五十营者,五脏所受之气也。持,诊也。但诊寸口而数其至,则脏腑之衰旺可知也。五十动而不一代者,五脏皆受气。代者,止而复来也。盖脏有所损,则气有所亏,故不能运行也。若五十动而无止者,则终无止矣,五脏之气皆足,和平之脉也。四十动而一代者,一脏无气。《难经》曰:吸者随阴入,呼者因阳出。今吸不能至肾,至肝而还,故知一脏无气者,肾气先尽也。然则五脏和者气脉长,五脏病者气脉短。观此一脏无气,必先乎肾,如下文所谓二脏、三脏、四脏、五脏者,皆当自远而近,以次而短,则由肾及肝,由肝及脾,由脾及心,由心及肺。凡病将危者,必气促似喘,仅呼吸于胸中数寸之间,盖其真阴绝于下,孤阳浮于上,此气短之极也。庸工于此而尚欲平之散之,未有不随扑而灭者,良可悲也!夫人之生死由乎气,气之聚散由乎阴,而残喘得以尚延者,赖一线之气未绝耳。此脏气之不可不察也如此。**三十动而一代者,而二脏无气;二十动一代者,三脏无气;十动一代者,四脏无气;不满十动一代者,五脏无气。予之短期,要在终始。**予,犹与也。短期,死期也。言死期已近也。终始者,十二经各有绝气先见,是名为始也。详见《灵枢·经脉篇》。所谓五十动而不一代者,以为常也,以知五脏之期。予之短期者,乍数乍疏也。以为常者,无病之常脉也,因此可以知五脏之气。若欲决其死期,则在乍数乍疏也。不满十至而代,则乍数乍疏矣。非代脉之外,别有乍数乍疏也。

诊贵平旦

《内经》曰:诊法常以平旦,阴气未动,阳气未散,饮食未进,经脉未盛,络脉调匀,气血未乱,乃可诊有过之脉。平旦者,阴阳之交也。营卫之气,一昼一夜五十周于身,昼则行阳,夜则行阴,迨至平旦,复会于寸口。斯时也,平旦初寤之时,阴气将退而未退,阳气将盛而未散,饮食未进,谷气未行,故经脉未盛,而络脉调匀,气血未至于扰乱,乃可诊有过之脉。有过,犹言有病也。若饮食入胃,则谷气流行,直行之经,往往强盛,而横行之络,气先至者强,气未至者弱,经络之脉不能调匀,则气血之盛衰,未可尽凭矣。

寸关尺之义增补

《内经》曰:从鱼际至高骨,却行一寸,名曰寸口。从寸至尺,名曰尺泽。故曰尺寸。寸后尺前,名曰关。大指从鱼际穴至高骨,得一寸,故名为寸也。肘腕内廉尺泽穴至高骨得一尺,故名为尺也。正当高骨之上,乃尺与寸交界之际,故名为关也。其义岂苟哉!扁鹊曰:尺寸者,脉之大要会也。从关至尺是尺内,阴之所治也。从关至鱼际是寸口内,阳之所治也。要者,扼要也。会者,朝会也。尺寸皆肺之经脉,百脉皆来朝会,岂非扼要之所乎?肾肝为阴,处乎尺内。心肺为阳,处乎寸内。治,犹属也。言所属之位也。岐伯曰:人有三部,部有三候,以决生死,以处百病,以调虚实,而除邪疾。三部,上、中、下也。三候,天、地、人也。上古诊脉,不独寸口,于诸经之动脉皆诊之。此云三部九候也。可见扁鹊之三部九候,大非经旨明矣。帝曰:何谓三部?岐伯曰:有上部,有中部,有下部。部各有三候,三候者,有天,有地,有人。上部天,两额之动脉;上部地,两颊之动脉;上部人,耳前之动脉。中部天,手太阴也;中部地,手阳明也;中部人,手少阴也。下部天,足厥阴也;下部地,足少阴也;下部人,足太阴也。故下部之天以候肝,地以候肾,人以候脾胃之气。

帝曰:中部三候奈何?岐伯曰:亦有天,亦有地,亦有人。天以候肺,地以候胸中之气,人以候心。帝曰:上部以何候之?岐伯曰:亦有天,亦有地,亦有人。天以候头角之气,地以候口齿之气,人以候耳目之气。三部者,各有天,各有地,各有人。三而成天,三而成地,三而成人。三而三之,合则为九。以此推之,经文明指人身上、中、下动脉各有所候,以诊诸脏之气,非独以寸口为言也。如仲景脉法,上取寸口,下取跌阳,正是此意。《难经》所云三部者寸关尺,九候者浮中沉,乃只以寸口而分三部九候之诊,后世言脉者皆宗之,虽为捷法,不无背谬经旨乎! 愚按扁鹊曰:上部法天,主胸以上至头之有疾。中部法人,主膈以下至脐之有疾。下部法地,主脐以下至足之有疾。仍宗经旨"上竟上,下竟下"之义。但九候之说,以寸、关、尺之三部而分浮、中与沉之三候,得无又谬乎? 若以扁鹊之说为是,则轩岐之说为非;轩岐之说为是,则扁鹊之说为非矣! 故不得不置一喙于其间也。浮之与沉,固无庸议矣。中则止有浮之中耳,奚能有沉之中乎? 浮而无中,固曰无根。沉则必无中矣,何仅以为沉脉主里,而全无必死之症乎? 盖人但知有中正之中,而不知有中和之中。经云:真脏脉见者死。脉无胃气者,谓为真脏脉也。是除诸怪脉之外,皆得谓之有中脉耳! 何弃其彰明较著之经文,而反以浮、中与沉,索摸于不可知之陋习乎! 此事之不可解者也。况诊脉之法,或以手测,或以目视,而非仅从事于指按也。史称扁鹊以诊脉为名,而仓公、仲景以下,有不竞趋于名者哉! 沿袭至今,而讹以传讹,为其所纷更者愈多矣。余尝寻绎经文,得其旨趣。人迎止隶于喉旁,三部须兼乎手足。脏则候之于左手,腑则候之于右手。寸以候上,尺以候下,脏腑皆然,庶不使有纤毫之疑,而荧惑于其间也。彼七表、八里、九道之纷纭,智又出扁鹊下矣。世多识之,故不赘焉。

按:《内经》以三部各有天、地、人,三而三之,为九候。上、中、下不定乎寸部之位,与扁鹊之寸上、关中、尺下不同。上部俱定于头面两额之动脉,即下文天以候头角之气,动应于指;此脉在额两旁瞳子髎骨空处。人以候两颊之动脉;即听会穴等分。地以候口齿之气。此脉在鼻孔下旁,近巨髎穴之分。动应于指,是则面部不独色诊,且脉诊矣。脉诊则仍用七诊,可以知头面之详矣,独大、独小、独疾、独迟、独热、独寒、独陷下也。中部之三候,俱以寸诊。其地候胸中之气,则气口也。本经《经脉篇》所谓行气于腑,即膻中气海穴也。下部之天,候于关之肝,地候于尺之肾,人候于脾胃之气。三部之候,天位乎上,人位乎中,地位乎下。独下部人候反在天之上者,天气下降,接乎地之阴气,此地中之天,人高于地,即高乎地中之天矣。三部以头候头之属,以手候脏腑之属,不及脐以下至足者,以足之四经,肾主骨,肝主筋,脾主四肢,胃主宗筋,与肾相连,并筋骨主之矣。是则手候脏腑之属,并及脐以下至足,以诸脉皆系于手足,诸经足之脉亦连于手,上廉、下廉、前廉、后廉之类是也。不可泥头候头之属,遂泥当以手候手之属,足候足之属也。乃本篇之后复申言之云:"以左手足上去踝五寸按之,庶右手足当踝而弹之,其应过五寸以上,蠕蠕然者不病;其应疾,中手浑浑然者病,中手徐徐然者病;蠕蠕,微动貌。浑浑,不清貌。徐徐,缓而迟也。其应不能至五寸,弹之不应者死。"此经文弹按,乃是刺法,与诊脉互相发明其理。手踝之上,手太阴肺经脉也,应于中部。去踝五寸,手踝骨在下,从内廉至太渊,计有五寸。足踝之上,足太阴脾经脉也,应于下部,去内踝骨之上五寸,乃三阴交之上,漏谷之下也。盖漏谷去踝六寸乃是。则中部之三候,举一手太阴,而可概其余。手太阴者,百脉之所会,大中之中,故应中部。下部之三候,举一足太阴,而可概其余,足太阴,阴土也。阴之与土,其气俱下,故应下部。按而弹手足踝者,所以尽两太阴脉之量,周悉无遗也。故可取之察吉凶也。诸脉独于两太阴脉加意者,太阴属坤,坤为胃。手太阴之中部天而即统乎中部之地与人,贵天之中也。是太阴之下部人而即统乎下部之天与地,贵人之中也。天人之际得中,而地道自宁,不必揭地之中,且以知天人之中,即胃之中,即地之中也。《内经》之旨,精奥渊微,非神圣不能穷其理，故扁鹊以寸、关、尺配上、中、下，犹未尽然也。

滑伯仁曰：诊脉之道，先调自己气息。男左女右，先以中指取定关位，却下前、后二指。初轻候消息之，次中候消息之，次重候消息之。自寸关至尺，逐部寻究。一呼一吸之间，脉行四至为率，闰以太息，五至为平脉也。其有太过不及，则为病脉，各以其部断之。自己之气息调匀，则他脉之至数明辨，故凡诊必先调息也。男子属阳，故先诊左手；女子属阴，故先诊右手也。先以中指取定关部，然后下前后二指，则尺寸方准也。轻候消息，其名曰举；中候消息，其名曰寻；重候消息，其名曰按。一息四至，为和平之脉；若当太息，必以五至为和平也。太过者，洪大有力；不及者，迟细无力也。各以五脏六腑察其微甚，审其从违，断其吉凶生死之法如此也。

又曰：臂长则疏下指，臂短则密下指。三部之内，大小、浮沉、迟数同等，尺寸、阴阳、高下相符，男女、左右、强弱相应，四时之脉不相戾，命曰平人。其或一部之内，独大、独小、独疾、独迟、左右、强弱之相反，四时、男女之相背，皆病脉也。左手不和，为病在表，为阳，主四肢；右手不和，为病在里，为阴，主腹脏。臂长脉亦长，故下指宜疏；臂短脉亦短，故下指宜密。同等者，不大不小、不浮不沉、不迟不数也。相符者，寸为阳，为高，宜浮大；尺为阴，为下，宜沉小也。相应者，左大顺男，右大顺女；男子寸盛而尺弱，女子尺盛而寸弱也。不相戾者，春弦、夏洪、秋毛、冬石也。此四脉者，平人无病之脉也。其或大小独见，迟数偏呈，左右相反，时令相戾，男女相违，皆知其为病脉也。左属阳，阳在表，与四肢相应；右属阴，阴在里，与腹脏相应也。余可类推。

又曰：察脉须识上下、来去、至止六字。不明此，则阴阳虚实不别也。上者为阳，下者为阴；来者为阳，去者为阴；至者为阳，止者为阴也。上者，自尺部上于寸口，阳生于阴也；下者，自寸口下于尺部，阴生于阳也。来者，自骨肉之分，而出于皮肤之际，气之升也；去者，自皮肤之际，而还于骨肉之分，气之降也。应曰至，息曰止也。上下者，以尺与寸相比度也。阳生于阴者左尺水，生左关木；左关木，生左寸心火也。右尺火，生右关土；右关土，生右寸肺金也。阴生于阳者，右寸肺金，生左尺肾水，左寸君火，分权于右尺相火也。来者，为气之升，主乎阳也；去者，为气之降，主乎阴也。《内经》以来盛去衰为钩脉，阳气盛满之象。若去来皆盛，钩之太过也；来不盛，去反盛，钩之不及也。应者，寻常应手之脉也。止者，歇至不匀之脉也，如促结涩代之类是矣。

三焦分配三部

岐伯曰：寸以射上焦，关以射中焦，尺以射下焦。扁鹊曰：三焦者，元气之别使也，主通行于三气，经历于五脏六腑。华元化曰：三焦者，人身三元之气也，总领五脏六腑、营卫经络、内外左右上下之气也。

按：三说而细绎之，乃知脉本身中之元神，和会后天谷气，以周流于一身者也。盖元神附于肾间之动气，出于下焦，合水谷之精气，谓之营气；升于中焦，合水谷之悍气，谓之卫气；升于上焦，营行脉中，卫行脉外，其宗气积于胸中，名曰气海。故三焦者，统领周身之气，而分隶于胸膈腹，即分配于寸关尺，灼然无可疑者。乃伯仁亦承讹袭舛，而谓右尺云"手心主，三焦脉所出"，何其不稽于古，不衷于理耶？

重轻审察

扁鹊曰:初持脉,如三菽之重,与皮毛相得者,肺部也;如六菽之重,与血脉相得者,心部也;如九菽之重,与肌肉相得者,脾部也;如十二菽之重,与筋平者,肝部也;按之至骨,举指来疾者,肾部也。由是推之,不独以左右六部分候脏腑,即指下轻重之间,便可测何经受病矣。粗工不察于此,而专分六部,则脉中之微妙,岂在是可尽其蕴耶!

阴阳辨别

岐伯曰:言人之阴阳,则外为阳,内为阴;言人身之阴阳,则背为阳,腹为阴;言人身脏腑中阴阳,则脏为阴,腑为阳;肝、心、脾、肺、肾五脏为阴,胆、胃、大小肠、三焦、膀胱六腑为阳。故背为阳,阳中之阳,心也;阳中之阴,肺也。腹为阴,阴中之阴,肾也;阴中之阳,肝也;阴中之至阴,脾也。此言阴阳表里,内外雌雄相输应也。心肺皆居上而属阳,但心位乎南,故为阳中之阳。肺位乎西,故为阳中之阴也。肾肝皆处乎下而属阴,但肾位乎北,故为阴中之阴;肝位乎东,故为阴中之阳也。脾土位卑为阴,且为孤脏而居乎内,又不主时令,而寄旺于四季之末,故为阴中之至阴也。

扁鹊曰:呼出心与肺,吸入肾与肝,呼吸之间,脾受谷气也,其脉在中。浮者阳也,沉者阴也。心肺俱浮,何以别之?然,浮而大散者,心也;浮而短涩者,肺也。肾肝俱沉,何以别之?然,牢而长者,肝也;举之濡,按指来实者[①]肾也。脾主中州,故其脉在中,是阴阳之法也。呼出者,阳也,故心肺之脉皆浮也。心为阳中之阳,故浮而且大且散也。肺为阳中之阴,故浮而兼短涩也。吸入者,阴也,故肾肝之脉皆沉也。肾为阴中之阴,故沉而且实也。肝为阴中之阳,故沉而兼长也。脾为中州,故不浮不沉,而脉在中也。

《内经》分配脏腑定位_{增补}

《素问·脉要精微论》曰:尺内两傍,则季胁也。季胁,小肋也。在胁下两旁,为肾所近之处也。尺外以候肾,尺里以候腹。尺外者,尺脉前半部也。前以候阳,后以候阴。背为阳,肾附背,故外以候肾。腹为阴,故里以候腹,所谓腹者,凡大小肠、膀胱、命门,皆在其中矣。以上诸部,俱言左右,而此独不分者,以两尺皆主乎肾也。中附上,左外以候肝,内以候膈。中附上者,言附尺之上而居乎中,即关脉也。左外者,言左关之前半部也,内者,言左关之后半部也。肝为阴中之阳,而亦附近于背,故外以候肝;内以候膈,举一膈则中焦之鬲膜、胆腑皆在其中矣。右外以候胃,内以候脾。右关之前,所以候胃,右关之后,所以候脾。脾胃皆中州之官,而以表里言之,则胃为阳,脾为阴,故外以候胃,内以候脾也。按寸口者,手太阴也。太阴行气于三阴,故曰三阴在手而主五脏。所以本篇止言五脏,而不及六腑。然胃亦腑也,而此独言之,何也?经所谓五脏皆禀气于胃,胃者,五脏之本也。脏气者,不能自致于手太阴,必因于胃气,乃至

---

①举之濡,按指来实者:《难经·四难》作"按之濡,举指来实者"。

于手太阴也。故胃气当于此察之。又《五脏别论》云：五味入口，藏于胃，以养五脏气。气口，亦太阴也，是以五脏六腑之气味，皆出于胃，变见于气口。然则此篇虽止言胃，而脏腑之气亦无不见乎此矣。**上附上，右外以候肺，内以候胸中。**上附上者，言上而又上，则寸脉也。五脏之位，惟肺最高，故右寸之前以候肺，右寸之后以候胸中，胸中者，鬲膜之上皆是也。**左外以候心，内以候膻中。**心肺皆居鬲上，故左寸之前以候心，左寸之后以候膻中。膻中者，心包络之别名也。

按：五脏所居之位，皆五行一定之理，火旺于南，故心居左寸；木旺于东，故肝居左关；金旺于西，故肺居右寸；土旺于中，而寄位西南，故脾胃居右关；此即河图五行之次序也。

前以候前，后以候后。此重申上下内外之义也。统而言之，寸为前，尺为后；分而言之，上半部为前，下半部为后。盖言上以候上，下以候下也。**上竟上者，胸喉中事也。下竟下者，少腹腰股膝胫足中事也。**竟，尽也。言上而尽于上，在脉则尽于鱼际，在体则应乎胸喉也。下而尽于下，在脉则尽于尺部，在体则应乎少腹腰膝足也。

按：此章首言尺，次言中附上而为关，又次言上附上而为寸，皆自内以及外者，盖以太阴之脉从胸走手，以尺为根本，寸为枝叶也。故曰凡人之脉，宁可有根而无叶，不可有叶而无根。

又按："内外"二字，诸家之注皆云内侧、外侧。若以侧为言，必脉形扁阔矣，或有两条亦可耳；不然，则于义不通矣。如前以候前，后以候后，上竟上，下竟下者，皆内外之义也，观易卦六爻，自下而上，以，后以候后，上竟上，下竟下者，皆内外之义也，观易卦六爻，自下而上，以上三爻为外卦，以下三爻为内卦，则上下内外之义昭然矣。或曰浮取乎外，沉取乎内，于义亦通。然如外以候肺，内以候胸中，外以候心，内以候膻中，是脏从外取，而腑从内候，则无是事矣。故不如从上下看为稳当也。

推而外之，内而不外，有心腹积也。推者，察也，求也。凡诊脉必先推求于外。若但见沉脉而无浮脉，是有内而无外矣，故知其病，心腹之有积也。**推而内之，外而不内，身有热也。**推求于内，浮而不沉，其病在外而非内矣，惟表有邪，故身有热也。**推而上之，上而不下，腰足清也。**清者，冷也。推求于上部则脉强盛，下部则脉虚弱，此上盛下虚，故腰足清冷也。上下有二义，以寸、关、尺言之，寸为上，尺为下也。**推而下之，下而不上，头项痛也。**推求于下部，下部有力，上部无力，此清阳不能上升，故头项痛；或阳虚而阴凑之，亦头项痛也。**按之至骨，脉气少者，腰脊痛而身有痹也。**按之至骨，肾肝之分也。脉气少者，言无力也。肾水虚，故腰脊痛；肝血亏，故身有痹痛也。

愚按：五脏六腑以暨心包络，共成十二经，分配于脉之六部，自有定理，莫可变乱，第详玩《内经》，便昭然于心目矣。《内经》出胸、鬲、腹三字，以分上、中、下而配寸、关、尺也。然腑不及胆者，寄于肝部也；不及大小肠、膀胱者，统于腹中也。高阳生以大小肠列于寸上，不知大小肠皆在下焦腹中，乃欲越中焦而候之寸上，误矣。彼不过因小肠脉络于心，大肠脉络于肺耳。然则肾之脉亦络于心，而遂以左寸候肾可乎？膻中为手厥阴经，即心包络也。故经曰：外以候心，内以候膻中。外，上也。

内,下也。义见上文注中。又曰:膻中者,心主之宫城也。又曰:心包络之脉,起于胸中,出属心。即此三[①]段经文而细绎之,则膻中即是心包,心包实为心脏,昭确可据,而高阳生候于右尺,不亦妄乎!以丹溪之敏,亦以包络、膻中分为二候,况其他哉!《内经》明称左右皆肾,而命门居两肾之中。考《明堂》《铜人》等经,命门一穴在督脉第十四椎下陷中,两肾之间,且脉之应于指下,为有经络,循经络朝会于寸口,而《内经》并无命门之经络,妄以穴名为脏,配列右尺,真是蒙昧千秋矣。三焦者,中清之腑,通行人身三元之气。三焦通,则周身之气皆通。故经曰:上焦如雾,中焦如沤,下焦如渎。王叔和分配于寸、关、尺,乃至当也。而高阳生分隶于右尺,尤为谬妄,下文重言以申明之。

右手

寸	上焦	天部	外内	肺胸	上附上
关	中焦	人部	外内	胃脾	中附上
尺	下焦	地部	外内	肾大肠	季胁

左手

上附上	心膻中	外内	天部	上焦	寸
中附上	肝膈	外内	人部	中焦	关
季胁	肾脐小膀肠胱	外内	地部	下焦	尺

《内经》分配脏腑诊候图

经曰:尺内两旁,则季胁也。尺外以候肾,尺里以候腹。中附上,左外以候肝,内以候膈;右外以候胃,内以候脾。上附上,右外以候肺,内以候胸中;左外以候心,

---

①三:原作"四",据大盛堂本改。

内以候膻中。此《内经》三部之候法也。"脐不及胆者,寄于肝也。不及大小肠、膀胱者,统于腹中也。至大小肠列于寸上,以三焦配于左尺,以命门列于右尺,及厥阴膻中,竟置而不言,又男女易位,故不可为之辨。夫寸主上焦,以候胸中;关主中焦,以候膈中;尺主下焦,以候腹中。此一身之定位,古今之通论也。大小肠皆在下焦腹中,伪决越中焦而候之寸部,有是理乎?伯仁见及于此,以左尺主小肠、膀胱、前阴之病,右尺主大肠、后阴之病,可称千古只眼。伪诀之误,特因心与小肠为表里,肺与大肠为表里,不知经络相为表里,诊候自有定位,何可混耶?叛经者一也。《灵枢》曰:上焦出于胃上口,并咽以上贯膈而布胸中。中焦亦并胃中,出上焦之后,泌糟粕,蒸津液,化精微而为血。下焦者,别回肠,注于膀胱而渗入焉。水谷者,居于胃中,成糟粕,下大肠而为下焦。又曰:上焦如雾,中焦如沤,下焦如渎。由是则明以上、中、下分三焦矣。伪诀列于左尺,不亦妄乎?又曰:密理厚皮者,三焦厚;粗理薄皮者,三焦薄。又曰:勇士者,三焦理横;怯士者,三焦理纵。由是则有形象矣。伪诀以为无形,不亦妄乎?叛经者二也。

　　《素问》曰:肝、心、脾、肺、肾五脏为阴,胆、胃、大小肠、三焦、膀胱六腑为阳。此止十一经耳,则手厥阴一经竟何在乎?又曰:心者,君主之官,神明出焉。肺者,相傅之官,治节出焉。肝者,将军之官,谋虑出焉。胆者,中正之官,决断出焉。膻中者,臣使之官,喜乐出焉。脾胃者,仓廪之官,五味出焉。大肠者,传导之官,变化出焉。小肠者,受盛之官,化物出焉。肾者,作强之官,伎巧出焉。三焦者,决渎之官,水道出焉。膀胱者,州都之官,津液藏焉,气化则能出矣。盖以膻中足十二经之数,则配手厥阴经者,实膻中也。及《灵枢》叙经脉,又有包络而无膻中。然曰动则喜笑不休,正与喜乐出焉之句相合。夫喜笑者,心火所司,则知膻中与心应,即胞络之别名也。《灵枢·邪客篇》曰:心者,五脏六腑之大主,其脏坚固,邪弗能客;客之则心伤,心伤则神去,神去则死矣。故诸邪之在心者,皆在心之包络。独膻中称臣使者,君主之亲臣也。由是察之,包络即为膻中,断无可疑。膻中以配心脏,自有确据,乃伪诀竟不之及,则手厥阴为虚悬之位矣。叛经者三也。心、肝、脾、肺俱各一候,惟肾脏而分两尺之候者,为肾有两枚,形如豇豆,分列于腰脊之左右也。《刊误》以两尺候肾,深合经旨。《难经》《脉诀》俱以左尺候肾水,右尺候命门相火,误矣。考《明堂》等经,命门一穴在督脉第十四椎下陷中两肾间。虽两肾水脏,而相火寓焉,盖一阳居二阴之间,所以成乎坎也。独不思脉之应于指下者,为有经络,循经朝于寸口。详考《内经》并无命门之经络也。既无经络,何以应诊而可列之右尺乎?虽然,左阳右阴,天之常也。左水右火,地之理也。两尺之脉,左尺主肾中之真阴。右尺主肾中之真阳,不可以左为肾、右为命门也。要知命门总主乎两肾者也。右尺诊相火,亦通。

右手寸						右手关						右手尺					
浮		中		沉		浮		中		沉		浮		中		沉	
小雪十五日	立冬五日	立冬十日	霜降十日	霜降五日	寒露十五日	秋分十五日	白露五日	白露十日	处暑十日	处暑五日	立秋十五日	大暑十五日	小暑五日	小暑十日	夏至十日	夏至五日	芒种十五日
五之气阳明①燥金						四之气太阴湿土						三之气少阳相火					

左手寸						左手关						左手尺					
浮		中		沉		浮		中		沉		浮		中		沉	
小满十日	立夏五日	立夏十日	谷雨十日	谷雨五日	清明十五日	春分十五日	惊蛰五日	惊蛰十日	雨水十日	雨水五日	立春十五日	大寒十五日	小寒五日	小寒十日	冬至十日	冬至五日	大雪十五日
二之气少阴君火						初之气厥阴风木						终之气太阳寒水					

六气分合六部时日诊候之图

此六气分合六部时日诊候之图，乃余所自悟而自制，实六气至理，而古今所未发者。以平治之纪为例。若太过之纪，其气未至而至，从节前十三日为度；不及之纪，其气至而未至，从节后②十三日为度。太过之岁，从左尺浮分起立春；不及之岁，从左关中分起立春。依次而推之，必于平旦，阴气未散，阳气未动，饮食未进，衣服未着，言语未吐之时，清心调息，逐部细究，则时令之病，可以前知。诊得六部俱平则已，若有独大、独小、独浮、独沉、独长、独短，与各部不同，依图断之，无不验者。假如左关中候脉独弦大，已知雨水后、惊蛰边有风热之病。盖弦主风，而大主热也；且左关又为风木之令故也。如右尺沉候，脉独缓滞而实大，已知芒种后、夏至边有湿热之病。盖缓滞主湿，而实大主热也。若缓滞而虚大，乃湿热相火为患。盖缓滞为湿，而虚大为相火也；且在沉分，沉亦主湿，又在相火之位故也。久病之人，六脉俱见独滞，惟右寸中候脉来从容和缓，清净无滞，已知霜降后、立冬必愈。盖中候而从容和缓，为胃气之佳脉；且右寸为肺金之位，土来生金故也。其余各部，俱此而细推之，百不失一也。然亦须三四候之确然不渝，无不验者，下文重言以申明之。

---

① 阳明：原作"阳金"，径改。
② 后：原作"前"，据同上改。

政运有不应之脉增补

不应者,沉细之脉也。其至极沉极细,几于不可见矣;第覆病者之手而诊之则见。凡值此不应之脉,乃岁运合宜,命曰天和之脉,不必求治。若误治之,反伐天和矣。

土运为南政。盖土位居中,面南行令故也。金、木、水、火四运,皆以臣事之,北面受令,故为北政。

甲、己二年为土运南政。南政之年,南面行令,故其气在南,所以南为上而北为下,故寸为上而尺为下。司天在上,在泉在下,人气应之,左右皆同。脉有不应者,谓阴之所在,脉乃沉细,不应本脉也。阴者,言六气有三阴三阳,而三阴之位,则少阴中,太阴居左,厥阴居右。脉之不应,乃以三阴之中而以少阴所居之处言之,又分南北二政,定其上下也。如遇少阴司天,则两寸不应;厥阴司天,则右寸不应;太阴司天,则左寸不应。如少阴在泉,则两尺不应;厥阴在泉,则右尺不应;太阴在泉,则左尺不应。

乙、丙、丁、戊、庚、辛、壬、癸八年,皆为北政。北政之年,北面受令,其气在北,所以北为上而南为下。在泉应上,司天应下,人气亦应之,故尺应下而寸应上。如遇少阴司天,则两尺不应;厥阴司天,则右尺不应;太阴司天,则左尺不应。如少阴在泉,则两寸不应;厥阴在泉,则右寸不应;太阴在泉,则左寸不应。如尺当不应而反浮大,寸当浮大而反沉细;寸当不应而反浮大,尺当浮大而反沉细,是为尺寸反,经曰尺寸反者死。如右当不应而反浮大,左当浮大而反沉细;左当不应而反浮大,右当浮大而反沉细;是谓左右交,经曰左右交者死。

人迎气口增补

黄帝曰:寸口主中,人迎主外,两者相应,俱往俱来,若引绳大小齐等。又曰:三阳在头,三阴在手。《灵枢》曰:气口候阴,人迎候阳。寸口者,即气口也,手太阴肺脉也,故主在中之病。人迎脉在结喉两旁一寸五分,阳明胃脉也,故主在外之病。盖太阴行气于三阴,阳明行气于三阳;诊三阳之气于人迎,诊三阴之气于气口,所谓相应者,往来大小,若引绳之不爽也。故庞安常谓人迎、气口,有喉、手引绳之义。以《脉经》以左为人迎,右为气口竟置阳明胃脉于乌有,大非经旨。况三阳在头,三阴在手,其义亦谬。人迎谓足阳明之脉,不可以言于手明矣。然上古诊法有三:一取三部九候以诊通身之脉;一取太阴阳明以诊阴阳之脉;一取左右气口以诊脏腑之气。张介宾曰:初见《脉经》左为人迎,右为气口,不无摇惑,未敢遽辨。及见《纲目》之释人迎气口,亦云人迎在结喉两旁,足阳明之脉也。又见庞安常论脉曰,何谓人迎,喉旁取之。近又见徐东皋曰,《脉经》以左手关前一分为人迎,误也。若此者,皆觉吾之先觉矣。兹特引而正之。呜呼! 一言之舛,遗误千载。以此授受,何时复正哉? 立言者可不知详慎考订乎! 不若吴草庐之两手俱名为气口者无弊也。所以《内经》云,五脏六腑之气味皆出于胃,变见于气口。气口即寸口也。脏腑阴阳之盛衰,莫不由此,而征见也明矣。春夏人迎微大,秋冬气口微大,如是者命曰平人。春夏主阳,故人迎之阳脉微大;秋冬主阴,故气口之阴脉微大。微大者,犹言略大也。雷公曰:病之益甚与其方衰,如何? 黄帝曰:内外皆在焉。言表里俱当审察也。切其脉口滑小紧以沉者,病益甚在中;人迎脉大紧以浮者,病益甚在外。益者,言病进也。脉口,即太阴气口也,故曰在中主脏。人迎,阳明腑脉也,故曰在外主腑。脉口滑小紧沉者,阴分之邪也。人迎大紧以浮者,阳分之邪也。故皆益进日甚。**脉口浮滑者病日进;人迎沉滑者病日损。**脉口为阴,浮滑者,以阳加阴,故病日进。人迎为阳,沉滑者,阳邪渐退,故病日损,渐自减也。**脉口滑以沉者,病日进在内;人迎滑盛以浮者,其病日进在外。**脉口人迎,经分表里,故其滑沉滑浮而病日进者,有在内在外之别也。**脉之浮沉及人迎与寸口脉小大等者,病难已。**人迎气口之脉,其浮沉大小相等者,非偏于阳,则偏于阴,故病难已。按《禁服篇》曰:春夏人迎脉微大,秋冬寸口微大,如是者命曰平人。其义则可知。**病之在脏,沉而大者易已,小为①逆。病在腑,浮而大者易已。**病在脏者为阴,阴本当沉,而大为阳气充也,故易已;若见小脉,则真阴衰而为逆矣。病在腑者为阳,阳病得阳脉为顺,故浮而大者病易已。故曰:阴症见阳脉者生,阳证见阴脉者死。**人迎盛坚者伤于寒,气口盛坚者伤于食。**人迎主表,盛坚为外感伤寒;气口主里,盛坚为内伤饮食。此古法也。今则止用寸口诊法,不为不妙,然本无以左右分内外之理,自叔和始以②左为人迎,右为气口,其失表里之义久矣。

脉分四时六气

十二月大寒至二月春分,为初之气,厥阴风木主令。经曰:厥阴之至,其脉弦。

春分至小满,为二之气,少阴君火主令。经曰:少阴之至,其脉钩。

小满至六月大暑,为三之气,少阳相火主令。经曰:少阳之至,大而浮。

大暑至八月秋分,为四之气,太阴湿土主令。经曰:太阴之至,其脉沉。

秋分至十月小雪,为五之气,阳明燥金主令。经曰:阳明之至,短而涩。

小雪至十二月大寒,为六之气,太阳寒水主令。经曰:太阳之至,大而长。

脉分四方

东极之地,四时皆春,其气暄和,民脉多缓。

南极之地,四时皆夏,其气蒸炎,民脉多软。

西极之地,四时皆秋,其气清肃,民脉多劲。

北极之地,四时皆冬,其气凛冽,民脉多石。

东南卑湿,其脉软缓,居于高巅,亦西北也;西北高燥,其脉刚劲,居于污泽,亦东南也。南人北脉,取气必刚;北人南脉,取气必柔。东西不齐,可以类剖。

脉分五脏

肝脉弦。心脉钩。脾脉代。肺脉毛。肾脉石。

---

① 为:原作"而",据大盛堂本改。

② 以:原无,据大盛堂本补。

五脏平脉

肝脉来软弱招招,如揭长竿末梢,曰肝①平。招招,犹迢迢也。揭,举也。高揭长竿,梢必和缓,乃弦长而兼和缓柔软之象也。

心脉来累累如连珠,如循琅玕,曰心平。连珠、琅玕,皆状其盛满流行,而无太过不及之弊也。

脾脉来和柔相离,如鸡践地,曰脾平。和柔者,悠悠扬扬也。相离者,不模糊也。如鸡践地,喻其缓而不迫,胃气之妙也。

肺脉来厌厌聂聂,如落榆荚,曰肺平。厌厌聂聂,涩之象也。如落榆荚,毛之象也。轻浮和缓,为和平之象。

肾脉来喘喘累累如钩,按之而坚,曰肾平。喘喘、累累、如钩,此三者,皆心脉之阳也;而济之以沉石,则阴阳和平也。

五脏病脉

肝脉来盈实而滑,如循长竿,曰肝病。盈实而滑,弦之太过也。长竿无梢,则失其和缓之意,此弦多胃少,故肝病。

心脉来喘喘连属,其中微曲,曰心病。喘喘连属,急数之象。其中微曲,则尚未至于全曲,钩多胃少之象也。

脾脉来实而盈数,如鸡举足,曰脾病。实而盈数,如鸡之举足,虽不能如践地之和,亦不至如鸟距之疾,弱多胃少之象也。

肺脉来不上不下,如循鸡羽,曰肺病。不上不下,涩之象也。如循鸡羽,浮之象也。毛多胃少,肺金之病将见也。

肾脉来如引葛,按之益坚,曰肾病。引葛者,牵连引蔓之象也。按之益坚,则石多胃少,肾病将见也。

五脏死脉

肝脉来急益劲,如新张弓弦,曰肝死。曰劲曰急,强急不和,比之新张弓弦,绝无胃气矣,安得不死?

心脉来前曲后居,如操带钩,曰心死。前曲者,轻举而坚大也。后居者,重按而牢实也。操带钩者,状其弹指之象也。但钩无胃者,其死必矣。

脾脉来锐坚如乌之喙,如鸟之距,如屋之漏,如水之流,曰脾死。乌喙者,状其硬也。鸟距者,状其急也。屋漏者,乱也。水流者,散也。冲和之气全无,中州之官已绝矣。

肺脉来如物之浮,如风吹毛,曰肺死。如物之浮,则无根矣。如风吹毛,则散乱矣。但毛无胃,则肺气绝矣。

①肝:原无,据大盛堂本补。

肾脉来发如夺索,辟辟如弹石,曰肾死。索而曰夺。则互引而疾急矣。石而曰弹,则坚劲而无伦矣。但石无胃,故曰肾死。

按:《难经·十五难》与《内经》不同,或《内经》有而《难经》缺,或《难经》有而《内经》无。然《难经》本以《内经》为宗,不知何以异同乃尔?学者惟当以《内经》为主,无多歧之惑也。

五脏真脉

真脉,真脏脉也,即死脉也。文有异同,义无差别,总之不见胃气之脉,乃名真脏脉。

真肝脉至,中外急,如循刀刃责责然,如按琴瑟弦。

真心脉至,坚而搏,如循薏苡子累累然。

真脾脉至,弱而乍数乍疏。

真肺脉至,大而虚,如毛羽中人肤。

真肾脉至,搏而绝,如弹石状辟辟然。

按:凡持真脏脉者,肝至悬绝,十八日死;心至悬绝,九日死,肺至悬绝,十二日死;肾至悬绝,七日死;脾至悬绝,四日死。

脉以胃气为本

春胃微弦曰平,弦多胃少曰肝病,但弦无胃曰死。

夏胃微钩曰平,钩多胃少曰心病,但钩无胃曰死。

长夏胃微弱曰平,弱多胃少曰脾病,但弱无胃曰死。

秋胃微毛曰平,毛多胃少曰肺病,但毛无胃曰死。

冬胃微石曰平,石多胃少曰肾病,但石无胃曰死。

蔡氏曰:不大不小,不长不短,不滑不涩,不浮不沉,不疾不迟,应手中和,意思欣欣,难以名状者,胃气脉也。

脉贵有神

东垣曰:有病之脉,当求其神。如六数七极,热也。脉中有力,即有神矣。为泄其热。三迟二败,寒也。脉中有力,即有神矣。为去其寒。若数极迟败,脉中不复有力,为无神也。而遽泄之去之,神将何依耶?故经曰:脉者,气血之先;气血者,人之神也。按:王宗正曰:诊脉之法,当从心肺俱浮,肾肝俱沉,脾在中州。即王氏之言,而知东垣所谓"脉中有力"之中,盖指中央戊己土,正在中候也。胃气未散,虽数不至于极,迟不至于败,尚可图也。故东垣之所谓有神,即《内经》之所谓有胃气也。

神门脉

两手尺中,乃神门脉也。王叔和云:神门诀断,两在关后;人无二脉,病死不救。

详考其论①肾之虚实,俱于尺中神门以后验之。盖水为天一之元,万物赖以资始者也。故神门脉绝,先天之根本既绝,决无回生之日也。而《脉诀》谓为心脉者误矣。彼因心经有穴名神门,正在掌后兑骨之端,故错认耳!殊不知心在上焦,岂有候于尺中之理乎?

反 关 脉

脉不行于寸口,由列缺络入臂后,手阳明大肠经也。以其不正行于关上,故曰反关。必反其手而诊之,乃可见也。左手得之主贵,右手得之主富,左右俱反富而且贵,男女皆然。

冲阳太溪太冲增补

冲阳者,胃脉也。一曰趺阳,在足面大指间五寸,骨间动脉是也。凡病势危笃,当候冲阳以验其胃气之有无。盖土为万物之母,资生之本也。故经曰:冲阳绝,死不治。

太溪者,肾脉也。在足内踝后跟骨上陷中动脉是也。凡病势危笃,当候太溪以验其肾气之有无。盖水为天一之元,资始之本也。故经曰:太溪绝,死不治。

太冲者,肝脉也。在足大指本节后二寸。经曰:诊病人太冲脉有无,可以决死生。《难经》曰:上部有脉,下部无脉,其人当吐,不吐者死。

男女脉异增补

朱丹溪曰:昔者轩辕使伶伦截嶰谷之竹,作黄钟律管,以候天地之节气;使岐伯取气口,作脉法,以候人之动气。故黄钟之数九分,气口之数亦九分,律管具而寸之数始形。故脉之动也,阳得九分,阴得一寸,吻合于黄钟。天不足西北,阳南而阴北,故男子寸盛而尺弱,肖乎天也;地不满于东南,阳北而阴南,故女子尺盛而寸弱,肖乎地也。黄钟者,气之先兆,故能测天地之节候。气口者,脉之要会,故能知人命之死生。世之俗工,诵高阳生之伪诀,欲以治疾,其不杀人也几希!参黄子曰:男子阳为主,两寸常旺于尺;女子阴为主,两尺常旺于寸,乃其常也。反之者病。按褚澄《尊生经》,男脉一如叔和。女则左手寸命门、三焦,关脾、胃,尺肺、大肠;右手寸肾、膀胱,关肝、胆,尺心、小肠。男尺常弱,初生微渺之气也。女尺常强,太阳心火之位也。遍考诸家,褚论为精。男女阴阳之分,妊则男抱母,女背母;溺则男面覆,女面仰。男命系肾,衰自下始,故小腹先垂;女命系乳,衰自上始,故乳房先槁。而男女尺寸盛弱,肖乎天地,越人以为男生于寅,女生于申,三阴从地长,三阳从天生,谬之甚也。独丹溪惟本律法,混合天人而辟之,使千载之下,一旦昭然,岂不韪哉!《脉经》曰:左大顺男,右大顺女。

---

①其论:原互倒,据大盛堂本改。

老少脉异

老弱之人,脉宜缓弱;若过旺者,病也。少壮之人,脉宜充实;若过弱者,病也。然又有说焉,老人脉旺而非躁者,此天禀之厚,引年之叟也,名曰寿脉;若脉躁疾,有表无里,则为孤阳,其死近矣;壮者脉细而和缓,三部同等,此天禀之静,清逸之士也,名曰阴脉;若细小劲直,前后不等,可以决死期矣。

因形气以定诊说增补

逐脉审察者,一定之矩也;随人变通者,圆机之士也。肥盛之人,气居于表,六脉常带浮洪;瘦小之人,气敛于中,六脉常带沉数。性急之人,五至方为平脉;性缓之人,四至便作热看。身长宜疏下指;身短宜密下指。北人多实,南人多弱。酒后之脉常数;饭后之脉常洪。远行必疾,久饥必虚。室女常濡,婴儿常数。经曰:形气相得者生,三五不调者死。其可不察乎?

脉无根有两说

以寸、关、尺三部言之,尺为根,关为干,寸为枝叶。若尺部无神,则无根矣。以浮、中、沉三候言之,沉候为根,中候为干,浮候为枝叶。若沉候不应,则无根矣。

女人脉法

阴搏阳别,谓之有子。谓尺中之阴脉搏大,与寸部之阳部迥别者,乃有子也。阴虚阳搏,谓之崩。阴虚,血衰于下,则阳火上亢矣。血为火迫,不得而安其位,乃为崩漏之疾。手少阴脉动甚者,妊子也。手少阴者,心脉也。动甚者,形如豆粒,急数有力也。心主血,血旺乃能成胎。心脉动甚,血旺之象,故当妊子。

滑伯仁曰:三部脉浮沉正等,无他病而不月者,为有妊也。得太阴脉为男,得太阳脉为女。太阴为沉,太阳脉浮。左疾为男,右疾为女。左右俱疾,为生二子。尺脉左大为男,右大为女。左右俱大,产二子。

左手沉实为男,右手浮大为女。左右手俱沉实,猥生二男;左右手俱浮大,猥生二女。

左右尺俱浮,为产二男;不尔,则女作男生。谓一男一女之胎,女胎死而男胎生。左右尺俱沉,为产二女;不尔,则男作女生。

妇人阴阳俱盛,曰双躯。言左右两尺部俱大而有力也。若少阴微紧者,血即凝浊,经养不周,胎则偏夭,其一独死,其一独生。不去其死,害母失胎。

何以知怀子之且生也?岐伯曰:身有病而无邪脉也。有病,如腹痛拘急之类。无邪脉,谓无病脉也。妇人欲生,其脉离经,夜半觉,日中则生也。离经者,谓离于经常之脉。如昨小今大,昨涩今滑,昨浮今沉之类。夜半觉,日中生子者,子午相冲也。

妇人经断有躯,其脉弦者,后必大下,不成胎也。弦者,肝脉也。肝主疏泄。今见弦,则肝脉太过,不能藏血也。

妇人尺脉微迟,为居经,月事三月一下。微迟者,虚寒之脉也。居经,犹云停经也。三月一下,为血不足也。

妇人尺脉微弱而涩,少腹冷,恶寒,年少得之为无子,年大得之为绝产。

新产伤阴,出血不止,尺脉不能上关者,死。

小儿脉法

小儿五岁以下,未可诊寸、关、尺,惟看男左女右虎口。

食指第一节寅位,为风关,脉见易治;第二节卯位,为气关,脉见为病深;第三节辰位,为命关,脉见为命危。

紫脉为热,红脉伤寒,青脉惊风,白脉疳疾。黄脉隐隐,为常候也。黑脉者多危。脉纹入掌为内钩,纹弯里为风寒,纹弯外为食积。五岁以上,以一指取寸、关、尺三部,六至为和平,七八至为热,四五至为寒。

半岁以下,于额前眉端发际之间,以名、中、食三指候之。儿头在左,举右手候;儿头在右,举左手候。食指近发为上,名指近眉为下,中指为中。三指俱热,外感于风,鼻塞咳嗽。三指俱冷,外感于寒,内伤饮食,发热吐泻。食、中二指热,主上热下冷。名、中二指热,主夹惊。食指热,主食滞。

诸病宜忌之脉

伤寒,未汗宜阳脉,忌阴脉;已汗宜阴脉,忌阳脉。

头痛,宜浮滑,忌短涩。

心痛,宜浮滑,忌短涩。

中风,宜①浮迟,忌急数。

咳嗽,宜浮濡,忌沉伏。

喘急,宜浮滑,忌短涩。

水肿,宜浮大,忌沉细。

虚劳,宜微弱,忌洪数。

吐血,宜②沉小,忌实大。

衄血,宜沉细,忌浮大。

脱血,宜阴脉,忌阳脉。

瘀瘵,宜软缓,忌细数。

消渴,宜数大,忌虚小。

---

① 宜:此上原有"脉",据大盛堂本删。

② 宜:此上原有"脉",据大盛堂本删。

腹胀,宜浮大,忌沉小①。

肠澼,宜沉小,忌数大。即痢疾。

下利,宜沉细,忌浮大。同泄泻。

霍乱,宜浮大,忌微迟②。

癥瘕,宜沉实,忌虚弱。

痞满,宜浮大,忌沉小。

痿痹,宜虚濡,忌紧急③。

癫痫④狂,宜实大,忌沉细。

堕伤,宜紧急,忌弱小。

金疮,宜微细,忌紧数。

中恶,宜紧细,忌浮大。

痈疽,宜微缓,忌滑数⑤。

中毒,宜洪大,忌微细。

新产,宜沉滑,忌弦紧。

带下,宜虚迟而滑,忌疾急。

崩漏,宜微弱,忌实大。

虫蚀,宜虚小,忌紧急。

腹痛,宜沉细,忌弦长。

怪　脉

雀啄,连三五至而歇,歇而再至,如雀啄食,脾绝也。

屋漏,良久一至,屋漏滴水之状,胃绝也。

弹石,从骨间劈劈而至,如指弹石,肾绝也。

解索,散乱如解绳索,精血竭绝也。

虾游,沉时忽一浮,如虾游然,静中一动,神魂绝也。

鱼翔,浮时忽一沉,譬鱼翔之似有似无,命绝也。

釜沸,如釜中水,火燃而沸,有出无入,阴阳气绝也。

七　诊

岐伯曰:察九候七诊,九候注见前。独小者病,独大者病,独疾者病,独迟者病,

---

①宜浮大,忌沉小:原文互倒。

②宜浮大,忌微迟:原文互倒。

③宜虚濡,忌紧急:原文互倒。

④痫:原作"病",据大盛堂本改。

⑤宜微缓,忌滑数:原文互倒。

独热者病,独寒者病,独陷下者病。此言九候之中有独见之脉,而与他部不同,即按其部而知其病之所在也。七者之中,既言独疾则主热矣,既言独迟则主寒矣,而又言独寒独热者,何也?必于阴部得沉微迟涩之脉,故又言独寒也,必于阳部得洪实滑数之脉,故又言独热也。独陷下者,沉伏而不起者也。形肉已脱,九候虽调犹死。形肉脱去者,大肉尽去也。脾主肌肉,为五脏之本,未有脾气脱而能生者。虽九候之中无独见之七诊,终然不免于死亡矣。七诊虽见,九候皆从者不死。从,顺也。谓脉顺四时之令,合五脏之常,及与病证为顺也。既得顺候,虽有独大、独小等,不至于死也。

必先问明然后诊脉

《素问·徵四失篇》曰:诊病不问其始,忧患饮食之失节,起居之过度,或伤于毒,不先言此,卒持气口,妄言作名,为粗所穷,何病能中?此言不问其症之所由起,先与切脉,未免模糊揣度,必不能切中病情者矣。

《素问·疏五过篇》云:凡未诊病者,必问尝贵后贱,虽不中邪,病从内生,名曰脱营;尝富后贫,名曰失精。脱营、失精,皆阴气亏损也。贵者忽贱,富者忽贫,未免抑郁而不舒,气滞则血滞,久则新者不生,滞者成疾,故言脱、言失者矣。

愚按:古之神圣,未尝不以望、闻、问、切四字互相参考,审察病情。然必先望其气色,次则闻其音声,次则问其病源,次则诊其脉状,此先后之次第也。近世医者,既自附于知脉,而病家亦欲试其本领,遂绝口不言,惟伸手就诊,而医者即强为揣摩。若揣摩偶合,则信为神奇;而揣摩不合,则薄为愚昧。噫嘻!此《内经》所谓"妄言作名,为粗所穷",如是而欲拯危起殆,何异欲其入室而反闭门耶!王海藏[1]云:病人拱默,惟令切脉,试其知否。夫热则脉数,寒则脉迟,实则有力,虚则无力,可以脉知也。若得病之由,及所伤之物,岂能以脉知哉!故医者不可不问其由,病者不可不说其故。苏东坡云:我有病状,必尽告医者,使其胸中了然,然后诊脉,则疑似不能惑也。我求愈疾而已,岂以困医为事哉!若二公之言,可以发愚蒙之聋聩矣。

望色增补

《内经》曰:望而知之者,望见其五色,以知其病。肝青象木,肺白象金,心赤,肾黑,脾土色黄,一或有病,色必变见于面庭矣。然肺主气,气虚则色白;肾属水,水涸则面黧;青为怒,气伤肝;赤为心火炎上;痿黄者,内伤脾胃,紫浊者,外感风邪。憔悴黯黑,必郁悒而神伤;消瘦淡黄,乃久病而体瘦;山根明亮,须知欲愈之疴;环口黧黑,休医已绝之肾。盖有诸内必形诸外,见其表以知其里。眉目一占,肺肝斯见。

《内经》曰:能合色脉,可以万全。五色者,气之华也。赤欲如帛裹朱,不欲如赭;白欲如鹅羽,不欲如盐;青欲如苍璧之泽,不欲如蓝;黄欲如罗裹雄黄,不欲如黄

---

[1]王海藏:即王好古,元代著名医学家,字进之,号海藏。著有《此事难知》《阴证略例》《活人节要歌括》等书。

土;黑欲如重漆色,不欲如地苍。青如翠羽者生,赤如鸡冠者生,黄如蟹腹者生,白如豕膏者生,黑如乌羽者生。

且夫五脏六腑之精华,上彰于明堂,而脏腑各有偏胜盈虚,若色若脉,亦必随而应之,但当求其有神,虽困无害。然所谓神者,色中有光泽明亮是也。即脉有胃气,同一理也。良工精而候之,可以先知,经所谓"望而知之谓之神"者是也。

《难经》曰:五脏有五色,皆见于面,亦当于寸口尺内相应。假令色青,其脉当弦而急;色赤,其脉浮大而散;色黄,其脉中缓而大;色白,其脉浮涩而短;色黑,其脉沉濡而滑。脉数,尺之皮肤亦数;脉急,尺之皮肤亦急;脉缓;尺之皮肤亦缓;脉涩,尺之皮肤亦涩;脉滑,尺之皮肤亦滑。假令色青,其脉浮涩而短,若大而缓,为相胜;色青,脉涩而短,乃金克木;脉大而缓,乃木克土,皆为相胜之脉。浮大而散,若小而滑,为相生也。浮大而散,心脉也,乃木生火;小而滑,肾脉也,乃水生木,此皆为相生之脉。

《内经》曰:凡治病,察其形气色泽,脉之盛衰,病之新故,乃治之,无后其时。形气相得,谓之可治。色泽以浮,谓之易已。脉从四时,谓之可治。脉弱以滑,是有胃气,命曰易治,取之以时。形气相失,谓之难治;色夭不泽,谓之难已。脉实以坚,谓以益甚。脉逆四时,为不可治。必察此四者,而明告之。又曰:色味当五脏,白当肺辛,赤当心苦,青当肝酸,黄当脾甘,黑当肾咸。故白当皮,赤当脉,青当筋,黄当肉,黑当骨。

《灵枢》曰:五色各见其部。察其浮沉,以知浅深。察其泽夭,以观成败。察其散抟音团,以知远近。视色上下,以知病处。积神于心,以知往今。不明不泽,其病不甚。其色,驹驹然未有聚,驹驹然,如马之奔散。其病散而气痛,则聚未成也。浮沉浅深,皆内外阴阳之义。然细绎之,浮沉虽有内外之殊,而吉凶必以夭泽为辨。如浮而泽者,浮则其病浅,泽则神有余,虽病即愈,吉之吉者也;若浮而夭者,其病虽浅,神气将衰,主病气渐重之兆,安得为之吉乎?如沉而夭者,沉则其病深,夭则其神不泽,其病必死,凶之凶者也。若沉而泽者,其病虽深,神将复振,主病气渐退之兆,安得谓之凶乎?此只就一浮一沉之中而分顺逆,若更以顺色浓淡察之,则顺又有轻重之别矣。至于察其散抟,以知远近,未尝不叹色之聚散不定也。散者,如云撒散而不聚,其色渐渐而散,先浓后淡,先定后行也,主病色渐退之兆,即经所谓"其色散,驹驹然未有聚,其病散而气痛,聚未成也"。可见以色之聚散以为验。抟者,如物抟聚而不散,其色渐渐而聚,先淡后浓,先行后定也,主病气方来之机,即经所谓"散为痛,抟为聚,左右内外各如其形色耳"。气色散者,为痛而不至成聚。若抟聚不散,而成聚而不止于痛。由此观之,病气方来,霍然之期尚远,病气渐退,痊愈之日已近。夫如是,重病色逆,若兼撒散之形,未可即决其凶,轻病而色顺,如兼抟聚之形,未可即言其吉。然不明不泽之色,虽非吉兆,乃不致沉夭,亦非必死,故曰其病不甚也。此皆轩岐言色之义,若不体认,会悟其微,而决吉凶,一有不验,言望色难凭,咎将谁归?所云"五色各见其部,察其浮沉,以知浅深",又将各部而察之,其条分缕析,如江海之通众流,岂能以纸上之言尽者矣?

黄帝曰:黄赤为风,青黑为痛,白为寒,黄而膏润为脓,赤甚为血,痛甚为挛,寒甚为皮肤不仁。又曰:黄赤为热。色贵明润,不欲沉夭。夭然色不泽,其脉空虚,为夺血。鼻位中央,属土,主脾;通呼吸,兼主肺,为肺之官也。鼻色黄者,小便难。独鼻尖青黄者，其人必为淋也。青者腹中痛，微黑者有水气。白者亡血。黄白无泽，气虚有痰。紫浊时病。赤为热。鲜红有留饮。鼻孔干燥，必衄血。鼻燥如烟煤，属阳毒热极；及鼻孔冷滑而黑，属阴毒冷极。皆危。鼻塞浊涕是风热。鼻流清涕是肺寒。鼻孔痔胀，属肺热有风。颧色赤者，心病。颧与颜黄黑者，肾病。赤色出两颧，大如拇指，病虽小愈，必卒死。伤寒汗不出，大颧发赤，哕者死；颧见青气者死。面白颧赤，火克金也，为贼邪，其病不治。肝热病者，左颊先赤。肺热病者，右颊先赤。耳间青脉起，掣病。耳痛、耳肿、耳聋及耳前红肿，皆系少阳之热。人中平满主有水，土败唇反，甲笃乙死。唇舌者，肌肉之本也。脾病者唇黄。唇见五色者，病在脾。唇色如红莲光泽者，无病。舌干唇燥为脾热，燥而红者吉，燥而黑者凶。肿赤者热极，青黑者寒极。黄者血虚，白者失血，口苦胆热，甜者脾热，淡亦脾热。口燥咽干者，肾热。舌干口燥者，心热。口噤咬牙者，痉病，唇口生疮声哑者，狐惑。齿燥无津，阳明热极。齿燥脉虚是中暑。唇舌胎上有断纹者，难治。唇青舌卷，环口黧黑，口张气直，唇口颤摇者，死。舌短颧赤者，心病。少阴气上逆，厥则啮舌。舌色鲜红润泽者吉，黑者凶。湿滑者吉，燥涩者凶。白胎者，胸中有寒，丹田有热。胎白而滑，邪未入腑，在半表半里，宜和解。胎黄者，邪入胃，宜下。胎燥黑生芒刺者，难治，法宜急下。身不热，口不渴，胎黑而滑者，属阴寒，法宜急温。舌卷焦黑而燥者，阳毒热极，宜急下。舌青胎滑，无热不渴者，阴毒寒极，宜急温。舌紫黑者阴寒，赤紫者阳热。舌硬，舌肿，舌卷，舌短，舌强囊缩者，难治。若语言不清，神昏脉脱者，死。阴阳易，舌出数寸死。夏令热病，胎黑燥渴者，可治，不在必死之例。若黑胎刮不去，及去易生刺裂者，必死。冬月黑胎者，必死。妇人难产，唇舌俱青者，母子俱死；面赤舌青，子死母活；面青舌赤，子活母死。面黄而淡，脾胃有伤，四肢痿弱，腹胀。面黄而浊如熏，湿盛黄疸，黄如橘色多热。黄兼青紫，脉芤者，瘀血在胃，或胁必有块。面上白点，是虫积。面色青黄白不常，及有如蟹爪路，一黄一白者，主食积。目黑，颊赤，主痰热。目胞黑者，痰也。眼黑，行走呻吟者，骨节酸痛，痰入骨也。眼黑，面黄，四肢痿痹，屈伸不便者，风痰也。伤寒眼下青色，主挟阴。面黄目青，为伤酒。目睛黄，酒疸。面黄白，及肿连眼胞者，谷疸，其人必心下痞。目色赤者，病在心；白在肺；青在肝；黑在肾；黄在脾；黄色不可名者，病在胸中。面黄目青，及面黄目赤、面黄目白、面黄目黑者，皆不死。面赤目白、面青目黑、面黑目白、面赤目青者，皆死。面目有黄色，是有胃气，为吉。病人鼻准明，山根亮，目眦黄光，为有起色。目黄心烦，脉和者病将愈。平人忽见黑气，起于口鼻耳目边者，凶。明堂眼下青色，多欲劳伤精神；不尔，即夜未睡。黑而瘦，阴虚火旺。臂多青脉，是脱血。心病传肺，肝病传脾，脾病传肾，肾病传心，肺病传肝，俱死。五脏已夺，神明不守。五脏气绝，大小便不禁，手足不仁。三阴气绝，则目眩转，目瞑；目瞑为失志，失志则目瞑者，死。三阳气绝，则阴与阳相离；阴阳相离，则腠理泄，绝汗乃出，大如贯珠，转出不流，旦占夕死，夕占旦死。

形诊增补望

人之大体为形,形之所充者气。形盛气者夭,肥白是也。气盛形者寿。修长黑瘦有神者。形盛为有余,邪气实也。消瘦为不足。正气虚也。气实形实,气虚形虚。形盛脉细,少气不足以息者,死;形瘦脉大,胸中多气者,死。形气相得者生,参伍不调者死。肥人多中风,以形厚气虚,难以周流,气滞痰生,痰则生火,故暴厥也。瘦人阴虚,血液衰少,相火易亢,故多劳嗽。病人形脱,而气盛者,死。盛则喘促狂乱之类,是邪气实也。形体充大,而皮肤缓者,寿;形体充大,而皮肤紧急者,夭。形气相失,谓之难治,形盛气虚,气盛形虚;形涩而脉滑,形大而脉小,形长脉短,形短脉长,形滑脉涩,肥人脉细小轻虚如丝,羸人脉躁者,俱凶。血实气虚则肥,血虚气实则瘦。肥者能寒不能热,瘦者能热不能寒。髯美而长至胸,阳明血气盛;髯少血气弱;不足则无髯。美髯者太阳多血。坐而伏者,短气也。行迟者,痹也。坐而下一脚者,腰痛也。里实而腹,如怀卵物者,心痛也。持脉时,其人欠者,无病也。息摇肩者,心中坚。息引胸中上气者,叹息。张口短气者,肺痿吐沫。掌中寒,腹中寒。掌中热,气不足,虚火盛。诊时病人叉手摸心,闭目不言,必心虚怔忡。仓廪不藏者,门户不要也。水泉不止者,膀胱不藏也。头者,精明之府;头倾视深,精神将夺。背者,胸中之府,背曲肩随,府将坏矣。腰者,肾之府;转摇不能,肾将惫矣。膝者,筋之府;屈伸不能,行将偻附,筋将惫矣。骨者,髓之府;不能久立,行则振掉,骨将惫矣。

凡诊脉时,病人欠伸者,病诈。阳引而上,阴引而下,阴阳相引,故欠而病诈。及向壁卧,闻师到不惊起而目眄视,若二言三止,脉之咽唾,亦诈病也。其脉本和。当以危言动之,须服吐下药,或针灸数十处乃愈。以试吓之,得其真情可也。甚有小儿、女子,初则诈起,久则病真。以人事纠结相左,其初诈病之情,则成实病,比比然也,不可不知,未必非神之谓与。

声诊增补闻

《难经》曰:闻其五音,以知其病。以五脏有五声,以合于五音。谓肝呼应角,心言应徵,脾歌应宫,肺哭应商,肾声应羽是也。然此义深奥,非寻常所能揣测者。今以古人经验简易之法,列为声诊。脉之呻者,痛也。言诊时之呻吟。言迟者,风也。迟则蹇涩,风痰之症。声如从室中言,此中气有湿也。言将终乃复言者,此夺气也。谓气不续,言未终止而又言之状也。衣被不敛,言语骂詈不避亲疏者,神明之乱也。狂。出言懒怯,先轻后重,此内伤中气也。出言壮厉,先重后轻,是外感邪盛也。攒眉呻吟,苦头痛。呻吟不能行起,腰足痛。叫喊以手按心,中脘痛。呻吟不能转身,腰痛。摇头以手扪腮唇,齿痛。行迟者,腰脚痛。诊时吁气者,郁结;纽身者,腹痛。形羸声哑,劳瘵之不治者,咽中有肺花疮也。暴哑者,风痰伏火,或暴怒叫喊所致。

声嘶血败,久病不治。坐而气促,痰火哮喘。久病气促危。中年人声浊,痰火。诊时独言独语,首尾不应,是思虑伤神。伤寒坏病声哑,为狐惑。上唇有疮,虫食其脏;下唇有疮,虫食其肛。气促喘息,不足以息者,虚甚也。虽病而声音清亮如故者,吉。平日无寒热,短气不足以息者,实也。实者,是痰与火也。

问诊 增补

凡诊病,必先问是何人?或男或女,或老或幼,或婢妾僮仆;次问得病之日,受病之因,及饮食胃气如何?大小便如何?曾服何药?日间如何?夜寐如何?胸膈有无胀闷之处?问之不答,必耳聋。须询其左右,平素如何?否则病久或汗下过伤致聋。问而懒答,或点头,皆是中虚。昏愦不知人事,非暴厥,即久病也;如妇人多中气。诊妇人,必当问月信如何?寡妇气血凝滞,两尺多滑,不可误断为胎;室女亦有之。心腹胀痛,须问新久。凡诊须问所欲何味何物?或荤素?或纵饮茶酒。喜甘脾弱,喜酸肝虚。头身臂膊作痛,必须问曾生恶疮否?曾服何药否?临诊必审形志如何?或形逸心劳,或形劳志苦,或抑郁伤中。或贵脱势,病从内生,名曰脱营。言耗散其营气也。尝富后贫,忧悲内结,名曰失精。言其精神丧失也。皮焦筋屈,痿痹为挛,以其外耗于卫,内夺于营,良工诊之,必知病情。再问饮食居处,暴乐暴苦,始乐后苦。暴怒伤阴,暴喜伤阳,形体毁沮,精华日脱,邪气内并。谓邪乘其虚而并也。故圣人之治病也,必察天地阴阳,四时经纪;五脏六腑,雌雄表里;刺灸砭石,毒药所主;从容人事,以明经道;贵贱贫富,各异品理;问年少长,勇怯之性;审于部分,知病本始;七诊九候,症必副矣。

舌诊 增补

张三锡曰:《金镜录》载三十六舌,以辨伤寒之法已备,再三讨论,不过阴阳、表里、虚实、寒热而已。陶节庵曰:伤寒邪在表,则舌无胎;热邪传里,则胎渐生,自白而黄,黄而黑,甚则黑裂。黑胎多凶,如根黑、中黑、尖黑皆属热;全黑属热极,为难治矣。

外感挟内伤,宿食重而结于心下者,五六日舌渐黄;或中干傍润,名中焙舌,则里热未重;若全干黄黑,皆为里症,分轻重下之。如下之或再下之不减者,尚有宿垢结于中宫也。必切其脉之虚实,及中气之何如。实者宜润而下之,不可再攻。虚人神气不足,宜回其津液,固其中气,有用生脉散对解毒汤而愈者,此则阳极似阴之症;有用附子理中汤冷服而愈者,此则阴极似阳之症,不可不辨。

白胎属寒,外症烦躁,欲坐卧泥水中,乃阴寒逼其无根之火而然,脉虽大而不鼓,当从阴症治;若不大躁者,呕吐者,当从食阴治。

症诊危候增补

尸臭。肉绝。舌卷及囊缩。肝绝。口不合。脾绝。肌肿唇反。胃绝。发直齿枯。骨绝。遗尿。肾绝。毛焦。肺绝。

面黑直视，目瞑不见。阴绝。目眶陷，目系倾，汗出如珠。阳绝。手撒戴眼。太阳绝。病后喘泻。脾肺将绝。目正圆，痉。不治。

吐沫面赤。面青黑。唇青，人中满。发与眉冲起。爪甲下肉黑。手掌无纹。脐突。足跗肿。声如鼾睡。脉浮无根。面青伏眠。目盲。汗出如油。以上肝绝，八日死。眉倾。胆绝。手足爪甲青，或脱落，呼骂不休。筋绝，八日死。眉息回视。心绝，立死。发直如麻，不得屈伸，自汗不止。小肠绝，六日死。口冷足肿，腹热满胀，泄利无时。脾绝，五日死。脊骨疼肿，身重不可转侧。胃绝，五日死。耳干舌肿，溺血，大便赤泄。肉绝，九日死。口张，气出不反。肺绝，三日死。泄利无度。大肠绝。齿干枯，面黑目黄，腰欲折，自汗。肾绝。

脏腑分配面部图增补
肢节分配面部图增补

《灵枢》曰：五脏六腑，各有部分；能别部分，万举万当。庭者，首面也。庭，天庭也，谓之首面。阙上者，眉间上分。咽喉也。阙中者，眉之中。肺也。下极者，印堂。心也。直下者，山根。肝也。肝左者，山根之左。胆也。下者，胃之下。脾也。方上者，方始上于脾。胃也。中央者，脾之下寿之上。大肠也。挟大肠者，肾也。肾有两，故挟大肠也。当肾者，脐也。肾与大肠、脐，俱在寿上。面王以上者，面王，准头也。鼻为面之王。小肠也。准头上，小肠色黄，小便难。面王以下者，膀胱子处也。准头之部，又分上下。男小腹痛，卵痛；女子主膀胱子处病。颧者，肩也，颧后者，臂也。臂下者，手也。目内眦上者，膺乳也。挟绳而上者，背也。耳傍为绳，臂背为外，膺乳为内，故在目内眦。循牙车以下者，股也。中央者，膝也。膝居股胫之中。膝以下者，胫也。胫以下者，足也。巨分者，股里也。巨，大也。上下牙床大分处以候股。牙床司开合，亦如股里之任屈伸也。巨屈者，膝膑也。上下唇交接处是地仓穴，以唇口大为屈转，以候膝膑。又唇为言语欲食之门户，亦如膝膑为屈伸奔走之关节，俱动而不休，故应候焉。此五脏六腑肢节之部分也。

按：《灵枢》此文，雷公问，黄帝答者。细绎经旨，自首面而至膀胱子处十四部，配于明堂者也。自颧至膝膑十一部，配颧之左右及颧之下也。由此观之，明堂为内，两颧为外，一部之分，而有内外。黄帝曰：明堂者，鼻也；阙者，眉间也；庭者，颜也。此三者立内部。蕃者，颊侧也；蔽者，耳门也。此二者别外部。又按五官之辨曰：明堂骨高以起，平以直，五脏次于中央，六腑挟于两侧，首面上于阙庭，王宫在于下极。前后互观，脏腑配于明堂，肢体列于两颧，上下左右，不更彰彰乎？犹恐经义未明，言不尽意，立图于后。

明内部十四：首面、咽喉、肺、心、肝、胆、脾、胃、肾、大肠、小肠、堂、脐、膀胱、子处。

图外部十一：肩、背、膺乳、手、臂、股、膝、股内、膝膑、胫、足。

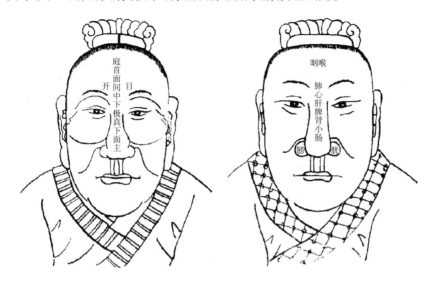

脏腑配面图

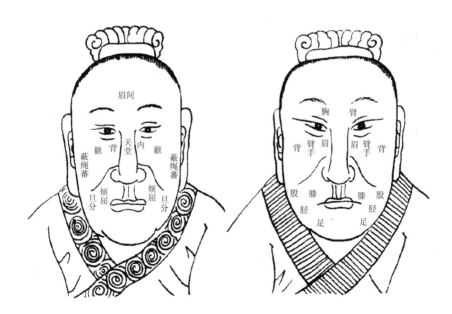

肢节配面图

持脉有道

《素问·脉要精微论》曰：持脉有道，虚静为保。切脉之道，贵于精诚，嫌其扰乱，故必心虚而无他想，身静而不言动，然后可以察脉之微而不失病情也。保者，不失也。若躁动不安，瞻视不定，轻言谈笑，乱说是非，不惟不能得脉中之巧，适足为旁观者鄙且笑也。

决死生

黄帝曰：决死生奈何？岐伯曰：形盛脉细，少气不足以息者危。身形肥盛，而脉形细弱，且少气而不足以呼吸，则外有余而内不足，枝叶盛而根本拔也，故曰少气不足以息者危。形瘦脉大，胸中多气者死。身形瘦削，而脉形洪大，且胸中多气者，阴不足而阳有余也。孤阳不生，故知必死。形气相得者生。形盛者脉亦盛，形小者脉亦小，则形与脉相得矣。相得者，相合也。参伍不调者病。参伍者，数目也。言其至数不匀，往来无常度，故知必病。三部九候皆相失者死。皆相失者，如应浮而沉，应小而大，违四时之度，失五脏之常者矣。上下左右之脉相应如参舂者病甚。上下左右相失不可数者死。上下左右，即两手之三部九候也。参舂者，实大有力，如杵之舂，故曰病甚。若失其常度，至于急数而不可数，即八九至之绝脉也，安得不死？中部之候相减者死。众部虽调，而中部独不及者，为根本败坏，安得生乎？

辨七表八里九道之非

谢缙翁曰：《脉经》论脉二十四种，初无表里九道之目。其言芤脉为阴，《脉诀》乃以芤为七表之阳。仲景辨脉云：浮、大、动、数、滑，阳也；沉、涩、弱、弦、微，阴也。《脉诀》九道以动为阴，七表以弦为阳。似此之类颇多。

吴草庐曰：脉之浮沉、虚实、紧缓、数迟、滑涩、长短之相反配匹，自不容易，况为难辨。如洪散俱大而洪有力，微细俱小而微无力；芤类浮而边有中无，伏类沉而边无中有；若豆粒而摇摇不定者动也，若鼓皮而如，如不动者革也；俱对待也。又有促、结、代皆有止之脉，促结疾缓，故为可对，代则无对。总二十七脉，不止于七表、八里、九道二十四脉也。

戴同父曰：脉不可以表里定名也：轩岐、越人、叔和皆不言表里，《脉诀》窃叔和之名，而立七表、八里、九道，为世大惑。脉之变化，从阴阳生，但可以阴阳对待而言，各从其类，岂可以一浮二芤为定序，而分七八九名之乎？庐山刘立之以浮、沉、迟数为纲而教学者，虽似为捷径，然必博而反约，乃能入妙，若以此为足，亦自画矣。

李时珍曰：《脉经》论脉只有二十四种，无长、短二脉。《脉诀》之歌亦止二十四种，增长、短而去数、散，皆非也。《素》、《难》、仲景论脉，止别阴阳，初无定数。如《素问》之鼓搏喘横，仲景之慄卑高章刚损纵横逆顺之类是也。后世失传，无所依准，因立名为之指归耳！今之学者，按图索骥，犹若望洋，而况举其全旨乎！此草庐公之独得要领也。懔,音薛。

滑伯仁曰:脉之阴阳、表里,俱以对待而言。高阳生之七表、八里、九道,盖穿凿矣。求脉之明,反为脉晦。

脉决死期《素问·大奇论》

脉至浮合,浮合如数,一息十至以上,是经予气之不足,也微见九十日死。浮合者,如浮萍之合,有表而无里也。如数者,似数而非数,热之阳脉也,是经气衰极耳。微见者,初见也。初见此脉,便可决于九十日而死。时季改易,天道更而人气从之也。十至当作七至。若果十至,则为绝脉,死在旦夕,岂待九十日哉? 故知错误无疑矣。

脉至如火薪然,是心精之予夺也,草干而死。脉如火热,是洪大之极也。但见本脏之脉,无胃气以和之,则知心精之已夺矣。夏乃木令,犹未遽绝;至秋深而草干阳消之候,其死期必矣。

脉至如散叶,是肝气予虚也,木叶落而死。如散叶者,浮漂无根也。肝木大虚,违其沉弦之常矣。秋风动而木叶黄落,金旺则木绝,故死。

脉至如省客,省客者,脉塞而鼓,是肾气予不足也,悬去枣华而死。省者,禁也,故天子以禁中为省中。塞者,沉而不利也。鼓者,搏而有力也。伏藏于内而鼓搏,正如禁宾客,而不见,独知于内而恣肆也,故曰如省客也。是肾气阴寒不安之状也。枣花去,则当长夏也。土旺水润,肾虚者不能支也。

脉至如丸泥,是胃精予不足也,榆荚落而死。丸泥者,弹丸也。滑动有力,冲和之气荡然矣。春深而榆荚始落,木令方张,弱土必绝。

脉至如横格,是胆气予不足也,禾熟而死。横格者,如横木之格也。且长且坚东方之真脏脉见矣。禾熟于秋,金令乘权,木安得不败。

脉至如弦缕,是胞精予不足也。病善言,下霜而死;不言可治。弦缕者,如弦之急,如缕之细也。胞者,心也,心包络也。言者,心声也。火过极而神明无以自持,则多言不寐也。夫脉细则反其洪大之常,善言则丧其神明之守,方霜下而水帝司权,火当绝矣。

脉至如交漆,交漆者,左右傍至也,微见三十日死。交漆者,泻漆也。左右傍至者,或左或右,不由正道也。微见此脉,以一月为期,必不禄矣。

脉至如涌泉,浮鼓肌中,太阳气予不足也,少气味,韭英而死。涌泉者,如泉之涌,浮鼓于肌肉之上,而乖违予就下之常,膀胱衰弱,阴精不能上奉,故少气耳。韭英新发,木帝司令,则水官谢事矣。

脉至如颓土之状,按之不得,是肌气予不足也,五色先见黑,白垒发而死。虚大无根,按之即不可得见,颓土之状也。肌气,即脾气,脾主肌肉也。黑为水色,土虚而无所畏,反来乘之矣。垒即蔂也。蓬蔂有多类,而白者发于春,当木旺之时,土安得而不败?

脉至如悬雍,悬雍者,浮揣切之益大,是十二俞予不足也,水凝而死。悬雍者,喉间下垂之肉也。浮揣之益大,即知重按之而必空矣。浮短者,孤阳亢极之象也。十二俞,即十二经之系也。水凝冰结,阴盛之时,而孤阳有不绝者乎?

脉至如偃刀,偃刀者,浮之小急,按之坚大急,五脏菀热,寒热独并于肾也,其人不得坐,立春而死。浮之小急,如刀口也。按之坚大急,即刀背也。苑者,积结也。五脏结热,故发寒热也,阳旺则阴消,故独并于肾也。腰者,肾之府。肾虚则不能起坐。迨立春而阳气用事,阴日以衰,安得不死也?

脉至如丸滑不直手,不直手者,按之不可得也,是大肠气予不足也,枣叶生而死。如丸者,短而滑也。短而无根,按之不得也,大肠之金气伤也。枣叶初生,新夏火旺,衰金从此逝矣。

脉至如华者,令人善恐,不欲坐卧,行立常听,是小肠气予不足也,季秋而死。华者,草木之花也,在枝叶而不在根株,乃轻浮而虚也。小肠气通于心,善恐、不欲坐卧者,心神怯而不宁也。行立常听者,恐惧多而生疑也。丙火墓于戌,故当九月季秋死。

奇经八脉

督脉　尺寸中央俱浮,直上直下。

按:洁古云:督者,都也,为阳脉之都纲。其脉起于下极之俞,并于脊里,上至巅,极于上齿缝中龈交穴。其为病也,主外感风寒之邪。《内经》以为实则脊强,虚则头重。王叔和以为腰背强痛,不得俯仰,大人颠病,小儿风痫。尺寸中央三部皆浮,且直上直下,为弦长之象,故主外邪。

任脉　寸口脉紧细实长至关。又曰:寸口边丸丸。

按:任脉起于中极之下,循腹上喉,至下龈交,极于目下承泣穴,为阴脉之统会。其为病也,男子内结七病,女子带下瘕聚。王叔和亦以为少腹绕脐引阴中痛。又曰:寸口脉丸,主腹中有气如指上抢心,俯仰拘急。紧细实长者,中寒而气结也。寸口脉丸,即动脉也。状如豆粒,厥厥摇动,故主气上冲心。

冲脉　尺寸中央俱牢,直上直下。

按:冲脉起于气街,在少腹毛中两旁各二寸,侠脐左右上行,至胸中而散,为十二经之根本,故称经脉之海,亦称血海。《灵枢》曰:冲脉血盛,则渗灌皮肤,生毫毛。女子数脱血,不营其口唇,故髭须不生。宦者去其宗筋,伤其冲脉,故须亦不生。越人曰:冲脉为病,逆气而里急。或作躁热,皆冲脉逆也。宜补中益气汤加知、柏。王叔和曰:冲、督用事,则十二经不复朝于寸口,其人苦恍惚狂痴。又曰:冲脉与督脉无异,但督脉浮而冲脉沉耳!

阳跷脉　寸部左右弹。

按:阳跷脉起于跟中,上外踝,循胁上肩,夹口吻,至目,极于耳后风池穴。越人曰:阳跷为病,阴缓而阳急。王叔和注云:当从外踝以上急,内踝以上缓。又曰:寸口前部左右弹者,阳跷也,苦腰背痛,颠病僵仆,恶风偏枯、瘑痹体强。左右弹,即紧脉之象。瘑音顽,麻木也。

阴跷脉　尺部左右弹。

按:阴跷脉起于跟,上内踝,循阴,上胸至咽极于目内眦睛明穴。越人曰:阴跷为病,阳缓阴急。王叔和注曰:当从内踝以上急,外踝以上缓。又曰:寸口脉后部左右弹者,阴跷也,苦颠痫寒热,皮肤淫痹,少腹痛,里急,腰及髋窌下连阴痛,男子阴疝,女人漏下。张洁古曰:跷者,跷疾也。二跷之脉起于足,使人跷捷也。阳跷在肌肉之上,阳脉所行,通贯六腑,主持诸表;阴跷在肌肉之下,阴脉所行,通贯五脏,主持诸里。髋音宽,窌音料。

带脉　关部左右弹。

按:带脉起于季胁,围身一周,如束带然。越人曰:带之为病,腹满,腰溶溶如坐水中。溶溶,缓纵之貌。《明堂》曰:女人少腹涌,里急瘈疭,月事不调,赤白带下。杨氏曰:带脉总束诸脉,使不妄行,如人束带而前垂。此脉若固,则无带下、漏经之症矣。瘈音炽,疭音纵。

阴维脉　尺外斜上至寸。

按:阴维脉起于诸阴之交,发于内踝上五寸循股、入小腹,循胁上胸,至顶前而终。叔和云:苦颠痫僵仆失音,肌肉痹痒,汗出恶风,身洗洗然也。又曰:阴维脉沉大而实,主胸中痛,胁下满,心痛。脉如贯珠者,男子胁下实,腰中痛,女子阴中痛,如有疮。内踝上五寸筑宾穴也。

阳维脉　尺内斜上至寸。

按:阳维脉起于诸阳之会,发于足外踝下一寸五分,循膝,上髀厌,抵少腹,循头入耳,至本神而止。叔和曰:苦肌肉痹痒,皮肤痛,下部不仁,汗出而寒,颠仆羊鸣,手足相引,甚者不能言。洁古曰:卫为阳,主表。阳维受邪,为病在表,故苦寒热。营为阴,主里。阴维受邪,为病在里,故苦心痛。阴阳相维,则营卫和谐;营卫不谐,则怅然失志,不能自收持矣。髀音皮。外踝下一寸五分申脉穴。

李时珍曰:人身有经脉络脉,直行曰经,旁行曰络。经凡十二,手之三阴三阳,足之三阴三阳是也。络凡十五,乃十二经各有一别络,而脾又有一大络,并任、督二络,为十五也。共二十七气,相随上下,如泉之流,不得休息。阴脉营于五脏,阳脉营于六腑,阴阳相贯,如环无端。其流溢之气,入于奇经,转相灌溉。奇经凡八脉,不拘制于十二正经,无表里配合,故谓之奇。盖正经犹沟渠,奇经犹河泽;正经之脉隆盛,则溢于奇经。故秦越人比之天雨沟渠溢满,滂沛河泽。此《灵》《素》未发之旨也。凡经十二,每经各有一别络,而脾又有一大络,并任、督二络,共二十七气。又曰:阳维起于诸阳之会,由外踝而上行于卫分;阴维起于诸阴之交,由内踝而上行于营分;所以为一身之纲维也。阳跷起于跟中,循外踝上行于身之左右。阴跷起于跟中,循内踝上行于身之左右;所以使机关之跷捷也。督脉起于会阴,循背而行于身之后,为阳脉之总督,故曰阳脉之海。任脉起于会阴,循腹而行于身之前,为阴脉之承任,故曰阴脉之海。冲脉起于会阴,夹脐而行,直冲于上,为诸脉之冲要,故曰十二经脉之海。带脉则横围于腰,状如束带,所以总约诸脉者也。是故阳维主一身之表,阴维主一身之里,以乾坤言也;阳跷主一身左右之阳,阴跷主一身左右之阴,以东西言也;督脉主身后之阳,任、冲主身前之阴,以南北言也;带脉横束诸脉,以六合言也。

故医而知此八脉,则十二经十二络之大旨得矣。

张紫阳云:冲脉在风府穴下,督脉在脐后,任脉在脐前,带脉在腰,阴跷脉在尾闾前、阴囊下,阳跷脉在尾闾后二节,阴维脉在顶前一寸三分,阳维脉在顶后一寸三分。凡人有此八脉,俱属阴神,闭而不开,惟神仙以阳气冲开,故能得道。八脉者,先天大道之根,一炁之祖,采之惟在阴跷为先,此脉才动,诸脉皆通。阴跷一脉,散在丹经,其名颇多,曰天根,曰死户,曰复命关,曰生死根。有神主之,名曰桃康,上通泥丸,下彻涌泉,倘能知此,使真气聚散皆从此关窍,则天门常开,地户永闭,炁脉周流于一身,和气自然上朝,阳长阴消,水中火发,雪里花开,身体轻健,容衰返壮,昏昏默默,如醉如痴。要知西南之乡,在坤地尾闾之前,膀胱之后,小肠之下,灵龟之上,乃天地日逐所生炁根,产铅之处也。此丹经之秘要,长生之妙道也。

下　卷

叔和《脉经》止论二十四种,若夫长、短二脉,缺而不载;牢、革二脉,混而不分;更有七至名极,即为疾脉,是指下恒见者,又何可废乎?共得二十八脉,缕析而详为之辨,稍挟疑溷者,悉简其讹,从来晦蚀之义,今始得而昭明;然皆考据典章,衷极理要,终不敢以凭臆之说,罔乱千秋也。

浮脉阳

体象　浮在皮毛,如水漂木;举之有余,按之不足。

主病　浮脉为阳,其病在表。寸浮伤风,头疼鼻塞。左关浮者,风在中焦;右关浮者,风痰在膈。尺部得之,下焦风客,小便不利,大便秘涩。

兼脉　无力表虚,有力表实。浮紧风寒,浮迟中风,浮数风热,浮缓风湿,浮芤失血,浮短气病,浮洪虚热,浮虚暑惫,浮涩血伤,浮濡气败。

按:浮之为义,如木之浮水面也。浮脉法天,轻清在上之象,在卦为乾,在时为秋,在人为肺。《素问》曰:其气来毛而中央坚,两旁虚,此为大过,病在外。其气来毛而微,此为不及,病在中。又曰:太过则气逆而背痛,不及则喘,少气而咳,上气见血。又曰:肺脉厌厌聂聂,如落榆荚,曰肺平。肺脉不上不下,如循鸡羽,曰肺病。肺脉来如物之浮,如风吹毛,曰肺死。王叔和云举之有余,按之不足,最合浮脉之义。黎氏以为如捻葱叶,则溷于芤脉矣。崔氏云有表无里,有上无下,则脱然无根,又溷于散脉矣。伪诀云寻之如太过,是中候盛满,与浮之名义有何干涉乎?须知浮而盛大为洪,浮而软大为虚,浮而柔细为濡,浮而无根为散,浮而弦芤为革,浮而中空为芤,毫厘疑似之间,相去便已千里,可不细心体认哉?寸、关、尺俱浮,直上直下,或颠或痫。腰背强痛,不可俯仰,此督脉为病也。夫肺脏职秋金,天地之气,至秋而降,且金性重而下沉,何以与浮脉相应耶?不知肺金虽沉,然所主者实阳气也,况处于至高,为五脏六腑之华盖,轻清之用,与乾天合德,故与浮脉相应耳!

沉脉阴

体象 沉行筋骨,如水投石;按之有余,举之不足。

主病 沉脉为阴,其病在里。寸沉短气,胸痛引胁,或为痰饮,或水与血。关主中寒,因而痛结,或为满闷,吞酸筋急。尺主背痛,亦主腰膝,阴下湿痒,淋浊痢泄。

兼脉 无力里虚,有力里实。沉迟痼冷,沉数内热,沉滑痰饮,沉涩血结,沉弱虚衰,沉牢坚积,沉紧冷疼,沉缓寒湿。

按:沉之为义,如石之沉于水底也。沉脉法地,重浊在下之象,在卦为坎,在时为冬,在人为肾。黄帝曰:冬脉如营,何如而营?岐伯曰:冬脉,肾也,北方之水也,万物所以含藏,其气来沉以软,故曰营。其气如弹石者,此为太过,病在外,令人解㑊,脊脉痛而少气,不欲言。其虚如数者,此谓不及,病在中,令人心悬如饥,眇中清,脊中痛,小腹痛,小便黄赤。又曰:脉来喘喘累累如钩,按之而坚,曰肾平。冬以胃气为本。脉如引葛,按之益坚,曰肾病。脉来发如夺索,辟辟如弹石,曰肾死。杨氏曰:如绵裹砂,内刚外柔。审度名义,颇不相戾。伪诀妄云缓度三关,状如烂绵,则是弱脉而非沉脉矣。若缓度三关,尤不可晓。沉而细软为弱脉,沉而弦劲为牢脉,沉而着骨为伏脉。刚柔浅深之间,宜熟玩而深思也。

夫肾之为脏,配坎应冬,万物蛰藏,阳气下陷,烈为雪霜,故其脉主沉阴而居里。若误与之汗,则如蛰虫出而见霜;误与之下,则如飞蛾入而见汤。此叔和入理之微言,后世之司南也。

迟脉阴

体象 迟脉属阴,象为不及;往来迟慢,三至一息。

主病 迟脉主脏,其病为寒。寸迟上寒,心痛停凝。关迟中寒,癥结挛筋。尺迟火衰,溲便不禁,或病腰足,疝痛牵阴。

兼脉 有力积冷,无力虚寒。浮迟表冷,沉迟里寒,迟涩血少,迟缓湿寒,迟滑胀满,迟微难安。

按:迟之为义,迟滞而不能中和也。脉以一息四至为和平,若一息三至,则迟而不及矣。阴性多滞,故阴寒之症,脉必见迟也。譬如太阳隶于南陆,则火度而行数;隶于北陆,则水度而行迟。即此可以征阴阳迟速之故矣。伪诀云重手乃得,是沉脉而非迟矣。又云状且难,是涩脉而非迟矣。一息三至,甚为分明,而误云隐隐,是微脉而非迟矣。迟而不流利,则为涩脉;迟而有歇止,则为结脉;迟而浮大且软,则为虚脉。至于缓脉,绝不相类,夫缓以脉形之宽缓得名,迟以至数之不及为义,故缓脉四至,宽缓和平,迟脉三至,迟滞不前,然则二脉迥^①别,又安足溷哉？以李濒湖之通达^②,亦云小快于迟作缓持,以至数论缓脉,是千虑之一失也。

王叔和曰：一呼一至曰离经,二呼一至曰夺精,三呼一至曰死,四呼一至曰命绝,此损之脉也。一损损于皮毛,二损损于血脉,三损损于肌肉,四损损于筋,五损损于骨,是知脉之至数愈迟,则症之阴寒益甚矣。

数脉_阳

体象　数脉属阳,象为太过;一息六至,往来越度。

主病　数脉主腑,其病为热。寸数喘咳,口疮肺痈。关数胃热,邪火上攻。尺数相火,遗浊淋癃。

兼脉　有力实火,无力虚火。浮数表热,沉数里热;阳数君火,阴数相火;右数火亢,左数阴戕。

按：数之为义,躁急而不能中和也。一呼脉再动,气行三寸,一吸脉再动,气行三寸,呼吸定息,气行六寸。一昼一夜,凡一万三千五百息,五十周于身,脉行八百一十丈,此经脉周流恒常之揆度也。若一息六至,岂非越其常度耶！火性急速,故阳盛之症,脉来必数也。伪诀云七表、八里,而独遗数脉,止歌于心脏,此其过非浅鲜也。数而弦急,则为紧脉。数而流利,则为滑脉。数而有止,则为促脉。数而过极,则为疾脉。数如豆粒,则为动脉。古人云：脉书不厌千回读,熟读深思理自知,只如相类之脉,非深思不能辨别,非熟读不能谙识也。

王叔和云：一呼再至曰平,三至曰离经,四至曰夺精,五至曰死,六至曰命尽,此至之脉也。乃知脉形愈数,则受症愈热矣。肺部见之,为金家贼脉;秋月逢之,为克令凶征也。

滑脉_{阳中之阴}

体象　滑脉替替^③,往来流利;盘珠之形,荷露之义。

主病　滑脉为阳,多主痰液。寸滑咳嗽,胸满吐逆,关滑胃热,壅气伤食。尺滑病淋,或为痢积;男子溺血,妇人经郁。

兼脉　浮滑风痰,沉滑痰食。滑数痰火,滑短气塞。滑而浮大,尿则阴痛。滑而浮散,中风瘫缓。滑而冲和,娠孕可决。

按：滑之为义,往来流利而不涩滞也。阴气有余,故脉来流利如水。夫脉者,血之府也。血盛则脉滑,故肾脉宜之。张仲景以翕奄沉为滑,而人莫能解。盖翕者,浮也。奄者,忽也。谓忽焉而沉,摩写往来流利之状,极为曲至也。伪诀云：按之即

---

① 迥：大盛堂本均作"各"。
② 达：原作"迟",据大盛堂本改。
③ 替替：跳动貌。

伏,三关如珠,不进不退,与滑之名义,殊属支离。曰伏,曰不进不退,尤为怪诞。王叔和以关滑为胃家有热,伪诀以关滑为胃家有寒,叔和以尺滑为下焦蓄血,伪诀以尺滑为脐下如冰,何相反悖谬一至此乎?又考叔和云与数相似,则滑必兼数;而李时珍以滑为阴气有余,是何其不相合耶?或当以浮沉尺寸为辨耳。滑脉为阳中之阴,以其形兼数也,故为阳;以其形如水也,故为阳中之阴。大抵兼浮者毗于阳,兼沉者毗于阴,是以或热或寒,古无定称也。衡之以浮沉,辨之以尺寸,庶无误耳!

涩脉阴

体象　涩脉蹇滞,如刀刮竹;迟细而短,三象俱足。

主病　涩为血少,亦主精伤。寸涩心痛,或为怔忡。关涩阴虚,因而中热;右关土虚,左关胁胀。尺涩遗淋,血痢可决;孕为胎病,无孕血竭。

兼脉　涩而坚大,为有实热。涩而虚软,虚火炎灼。

按:涩者,不流利、不爽快之义也。《内经》曰参伍不调,谓之凝滞而至数不和匀也。《脉诀》以轻刀刮竹为喻者,刀刮竹则阻滞而不滑也。通真子以如雨沾沙为喻者,谓雨沾金石,则滑而流利;雨沾沙土,则涩而不流也。李时珍以病蚕食叶为喻者,谓其迟慢而艰难也。伪诀云指之寻之似有,举之全无,则是微脉而非涩脉也。王叔和谓其一止复来,亦有疵病。盖涩脉往来迟难,有类乎止,而实非止也。又曰:细而迟,往来难。且涩[①]者,乃浮分多而沉分少,有类乎散而实非散也。须知极软似有若无为微脉,浮而且细且软为濡脉,沉而且细且软为弱脉,三者之脉,皆指下模糊而不清爽,有似乎涩而确有分别也。肺之为脏,气多血少,故右寸见之,为合度之诊。肾之为脏专司精血,故左尺见之,为虚残之候。不问男妇。凡尺中沉涩者,必艰于嗣,正血少精伤之症也。如怀子而得涩脉,则血不足以养胎。如无孕而得涩脉,将有阴衰髓竭之忧。

大抵一切世间之物,濡润则必滑,枯槁则必涩。故滑为痰饮,涩主阴衰,理有固然,无足疑者。

虚脉阴

体象　虚合四形,浮大迟软;及乎寻按,几不可见。

主病　虚主血虚,又主伤暑。左寸心亏,惊悸怔忡;右寸肺亏,自汗气怯。左关肝伤,血不营筋;右关脾寒,食不消化。左尺水衰,腰膝痿痹;右尺火衰,寒症蜂起。

按:虚之为义,中空不足之象也,专以软而无力得名也。叔和云:虚脉迟大而软,按之豁然空。此言最为合义。虽不言浮字,而曰按之豁豁然空,则浮字之义已包含具足矣。崔紫虚以为形大力薄,其虚可知,但欠迟字之义耳!伪诀云寻之不

---

①涩:原作"散",据大盛堂本改。

足，举之有余，是浮脉而非虚脉矣。浮以有力得名，虚以无力取象。有余二字，安可施之虚脉乎？杨仁斋曰：状为柳絮，散漫而迟。滑氏曰：散大而软。二家之言，俱是散脉而非虚脉矣。夫虚脉按之虽软，犹可见也；散脉按之绝无，不可见也。虚之异于濡者，虚则迟大而无力，濡则细小而无力也。虚之异于芤者，虚则愈按而愈软，芤则重按而仍见也。王叔和曰血虚脉虚，而独不言气虚者，何也？气为阳，主浮分，血为阴，主沉分；今浮分大而沉分空，故独主血虚耳！

夫虚脉兼迟，迟为寒象，大凡症之虚极者必挟寒，理势然也。故虚脉行指下，则益火之原，以消阴翳，可划然决矣。更有浮取之而且大且软，重按之而豁然如无，此名内真寒，外假热，古人以附子理中汤冰冷与服，治以内真寒而外假热之剂也。

实脉阳

体象　实脉有力，长大而坚；应指幅幅，三候皆然。

主病　血实脉实，火热壅结。左寸心劳，舌强气涌；右寸肺病，呕逆咽疼。左关见实，肝火胁痛；右关见实，中满气疼。左尺见之，便闭腹疼；右尺见之，相火亢逆。

兼脉　实而且紧，寒积稽留。实而且滑，痰凝为祟。

按：实之为义，邪气盛满，坚劲有余之象也。既大矣而且兼长，既长大矣而且有力，既长大有力矣，而且浮、中、沉三候皆然，则诸阳之象，莫不毕备焉。见此脉者，必有大邪大热，大积大聚。故王叔和《脉经》云：实脉浮沉皆得，脉大而长微弦，应指幅幅然。又曰：血实脉实。又曰：脉实者，水谷为病。又曰：气来实强，是谓大过。由是测之，则但主实热，不主虚寒，较若列眉矣。故叔和有尺实则小便难之说，乃伪诀谬以尺实为小便不禁，奈何与叔和适相反耶？又妄谓如绳应指来，则是紧脉之形，而非实脉之象矣。夫紧脉之与实脉，虽相类而实相悬。但紧脉弦急如切绳，而左右弹人手；实脉则且大且长，三候皆有力也。紧脉者热为寒束，故其象绷急而不宽舒，实脉者邪为火迫，故其象坚满而不和柔。以症合之，以理察之，便昭然于心目之间，而不可混淆矣。

又按：张洁古惑于伪诀实主虚寒之说，而遂以姜、附施治，此甚不可为训也。或实脉而兼紧者，庶乎相当；苟非紧象，而大温之剂施于大热之人，其不立毙者几希矣！以洁古之智，当必是兼紧之治无疑耳。

长脉阳

体象　长脉迢迢，首尾俱端；直上直下，如循长竿。

主病　长主有余，气逆火盛。左寸见长，君火为病；右寸见长，满逆为定。左关见长，木实之殃；右关见长，土郁胀闷。左尺见之，奔豚冲兢；右尺见之，相火专令。

按：长之为义，首尾相称，往来端直也。在时为春，在卦为震，在人为肝。肝主春生之令，天地之气至此而发舒，脉象应之，故得长也。《内经》曰：长则气治。李月池曰：心脉长者，神强气壮；肾脉长者，蒂固根深。皆言平脉也。如上文主病云云，皆言病脉也。《内经》曰：肝脉来软弱招招，如揭长竿末梢，曰肝平。肝脉来盈实而滑，如循长竿，曰肝病。故知长而和缓，即合春生之气，而为健旺之征；长而硬满，即属火亢之形，而为疾病之应也。旧说过于本位，名为长脉，久久审度，而知其必不然也。寸而上过，则为溢脉，寸而下过，则为关脉；关而上过，即属寸脉，关而下过，即属尺脉；尺而上过，即属关脉，尺而下过，即属覆脉。由是察之，然则过于本位，理之所必无，而义之所不合也。惟其状如长竿，则直上至，首尾相应，非若他脉之上下参差，首尾不匀者也。凡实、牢、弦、紧，皆兼长脉，故古人称长主有余之疾，非无本之说也。

短脉阴

体象　短脉涩小，首尾俱俯；中间突起，不能满部。

主病　短主不及，为气虚症。短居左寸，心神不定；短见右寸，肺虚头痛。短在左关，肝气有伤；短在右关，膈间为殃。左尺短时，少腹必疼；右尺短时，真火不隆。

按：短之为象，两头沉下，而中间独浮也。在时为秋，在人为肺。肺应秋金，天地之气至是而收敛，人身一小天地，故畜缩之象相应，而短脉见也。《内经》曰：短则气病。盖以气属阳，主乎充沛，若短脉独见，气衰之确兆也。然肺为主气之脏，偏与短脉相应，则又何以说也？《素问》曰肺之平脉，厌厌聂聂，如落榆荚，则短中自有和缓之象，气仍治也。若短而沉且涩，而谓气不病可乎？高阳生以短脉为中间有，两头无，为不及本位。尝衷之以至理，而知其说不能无弊也。盖脉以贯通为义，一息不运，则机缄穷，一毫不续，则穿壤判，岂有断绝不通之理哉？假使上不贯通，则为阳绝，下不贯通，则为阴绝，俱为必死之脉矣。戴同父亦悟及此，而云短脉只宜见于尺寸，若关中见短，是上不通寸，下不通尺，为阴阳绝脉而必死。据同父之说，极为有见。然尺与寸可短，依然落于阴绝阳绝矣，非两头断绝也。特两头俯而沉下，中间突而浮起，仍自贯通者也。叔和云：应指而回，不能满部，亦非短脉之合论也。

李时珍曰：长脉属肝，宜于春；短脉属肺，宜于秋。但诊肺、肝，则长、短自见。故知非其时，非其部，即为病脉也。

洪脉阳

体象　洪脉极大，状如洪水，来盛去衰，滔滔满指。

主病　洪为盛满，气壅火亢。左寸洪大，心烦舌破；右寸洪大，胸满气逆。左关见洪，肝木太过；右关见洪，脾土胀热。左尺洪兮，水枯便难；右尺洪兮，龙火燔灼。

按：洪脉，即大脉也。如尧时洪水之洪，喻其盛满之象。在卦为离，在时为夏，在人为心。时当朱夏，天地之气酣满畅遂，脉者气之先声，故应之以洪。洪者，大也，以水喻也。又曰钩者，以木喻也。夏木繁滋，枝叶敷布，重而下垂，故如钩也。

钩即是洪,名异实同。《素问》以洪脉为来盛去衰,颇有微旨。大抵洪脉,只是根脚阔大,却非坚硬;若使大而坚硬,则为实脉而非洪脉矣。《内经》谓大则病进,亦以其气方张也。黄帝问曰:夏脉如钩,何如而钩?岐伯曰:夏脉心也,南方火也,万物所以盛长也。其气来盛去衰,故曰钩。反此者病。黄帝曰:如何而反?岐伯曰:其气来盛去亦盛,此谓太过,病在外;其气来不盛去反盛,此谓不及,病在中。太过则令人身热而肤痛,为浸淫;不及则令人烦心,上见咳唾,下为气泄。王叔和云:夏脉洪大而散,名曰平脉。反得沉濡而滑者,是肾之乘心,水之克火,为贼邪,死不治。反得大而缓者,是脾之乘心,子之扶母,为实邪,虽病自愈。反得弦细而长者,是肝之乘心,母之归子,为虚邪,虽病易治。反得浮涩而短者,是肺之乘心,金之凌火,为微邪,虽病即瘥。凡失血、下利、久嗽、久病之人,俱忌洪脉。《脉经》曰:形瘦脉大而多气者死。可见形症不与脉相合者,均非吉兆。

微脉阴

体象　微脉极细,而又极软;似有若无,欲绝非绝。

主病　微脉模糊,气血大衰。左寸惊怯,右寸气促。左关寒挛,右关胃冷。左尺得微,髓绝精枯;右尺得微,阳衰命绝。

按:微之为言,若有若无也。其象极细极软,古人以尘与微并称,便可想见其细软之极矣。张仲景曰瞥瞥如羹上肥,状其软而无力也。萦萦如蛛丝,状其细而难见也。所以古人有言曰:似有若无,欲绝非绝。惟斯八字,可为微脉传神。若诊者心神浮越,未能虚静,而卒然持之,竟不得而见也。世俗未察微脉之义,每见脉之细者,辄以微细并称,是何其言之不审耶? 轻按之而如无,故曰阳气衰;重按之而欲绝,故曰阴气竭。长病得之,多不可救者,谓正气将至灭绝也;卒病得之,犹或可生者,谓邪气不至深重也。李时珍曰:微主久虚血弱之病,阳微则恶寒,阴微则发热,自非峻补,难可回春。高阳生曰:虚中日久为崩带,漏下多时骨水枯。尚未足以该微之主病也。

按算数者以十微为一忽,十忽为一丝,十丝为一毫[①],十毫为一厘。由是推之,则一厘之少,分而为万。方始名微,则微之渺小难见,盖可知已。

细脉阴

体象　细直而软,累累萦萦;状如丝线,较显于微。

主病　细主气衰,诸虚劳损。细居左寸,怔忡不寐;细在右寸,呕吐气怯。细入左关,肝阴枯竭;细入右关,胃虚胀满。左尺若细,泄痢遗精;右尺若细,下元冷惫。

按:细之为义,小也,细也,状如丝也。微脉则模糊而难见,细脉则显明而易见,

---

①十丝为一毫:原缺,据大盛堂本增。

故细比于微稍稍较大也。伪诀乃云极细,则是微脉而非细脉矣。王启玄曰:状如蒡蓬。善摩其柔细之态也。王叔和《脉经》云:细为血少气衰,有此症则顺,无此症则逆。故吐利、失血,得沉细者生。忧劳过度之人,脉亦多细,为自戕其气血也。春夏之令,少壮之人,俱忌细脉,谓其不与时合,不与形合也。秋冬之际,老弱之人,不在禁忌之例。

大抵细脉、微脉,俱为阳气衰残之候。《内经》曰:气主煦之。非行温补,何以复其散失之元乎?尝见虚损之人,脉已细而身尝热,医者不究其元,而以凉剂投之,何异于恶醉而强酒?遂使真阳散败,饮食不进,上呕下泄,是速之使毙耳!《素问》曰:壮火食气,少火生气。人非少火,无以运行三焦,熟腐水谷。未彻乎此者,安足以操司命之权哉?然虚劳之脉,细数不可并见,并见者必死。细则气衰,数则血败,气血交穷,短期将至,虽和缓投治,亦无回生之日矣。

濡脉 阴中之阳

体象 濡脉细软,见于浮分;举之乃见,按之即空。

主病 濡主阴虚,髓绝精伤。左寸见濡,健忘惊悸;右寸见濡,腠虚自汗。左关逢之,血不营筋;右关逢之,脾虚湿侵。左尺得濡,精血枯损;右尺得之,火败命乖。

按:濡之为名,即软之义也。必在浮候见其细软;若中候沉候,不可得而见也。王叔和比之帛浮水面,李时珍比之水上浮沤,皆曲状其随手而没之象也。《脉经》言轻手相得,按之无有。伪诀反言按之似有举还无。悖戾一至此耶!且按之则似有,举之则全无,是弱脉而非濡脉矣。濡脉之浮软,与虚脉相类;但虚脉形大,而濡脉形小也。濡脉之细小,与弱脉相类;但弱在沉分,而濡在浮分也。濡脉之无根,与散脉相类;但散脉从浮大而渐至于沉绝,濡脉从浮小而渐至于不见也。从大而至无者,为全凶之象;从小而之无者,为吉凶相半也。

浮主气分,浮举之而可得,气犹未败;沉主血分,沉按之而全无,血已伤残。在久病老年之人见之,尚未至于必绝,为其脉与症合也。若平人及少壮及暴病见之,名为无根之脉,去死不远矣。

弱脉 阴

体象 弱脉细小,见于沉分;举之则无,按之乃得。

主病 弱为阳陷,真气衰弱。左寸心虚,惊悸健忘;右寸肺虚,自汗短气。左关木枯,必苦挛急;右关土寒,水谷之疴。左尺弱形,涸流可征;右尺若见,阳陷可验。

按:弱之为义,沉而细小之候也。叔和《脉经》云:弱脉极软而沉细,按之乃得,举手无有。何其彰明详尽也。伪诀乃借叔和之名以欺世者,而反以弱脉为轻手乃得,是明与叔和相戾;且是濡脉之形,而非弱脉之象矣。因知高阳生误以濡脉为弱,弱脉为濡,不意欲立言之人,而不加考据乃尔耶!即黎氏浮沤之喻,亦误以濡脉为弱脉矣。夫浮以候阳,阳主气分;浮取之而如无,则阳气衰微,确然可据。夫阳气者,所以卫外而为固者也,亦所以运行三焦,熟腐五谷者也。弱脉呈形,而阴霾已极,自非见晛①,而阳何以复耶?《素问》曰:脉弱以滑,是有胃气;脉弱以涩,是为久病。愚谓弱堪重按,阴犹未绝;若兼涩象,则气血交败,生理灭绝矣。仲景云:阳陷入阴,当恶寒发热。久病及衰年见之,犹可维援;新病及少壮得之,不死安待?柳氏曰:气虚脉弱。寸弱阳虚,尺弱阴虚,关弱胃虚。

紧脉 阴中之阳

体象　紧脉有力,左右弹人;如绞转索,如切紧绳。

主病　紧主寒邪,亦主诸痛。左寸逢紧,心满急痛;右寸逢紧,伤寒喘嗽。左关,人迎,浮紧伤寒;右关,气口,沉紧伤食。左尺见之,脐下痛极;右尺见之,奔豚疝疾。

兼脉　浮紧伤寒,沉紧伤食。急而紧者,是为遁尸。数而紧者,当主鬼击。

按:紧者,绷急而兼绞转之形也。古称热则筋纵,寒则筋急。此惟热郁于内,而寒束于外,故紧急绞转之象,征见于脉耳!《素问》曰:往来有力,左右弹人手。则刚劲之概可鞠。夫寒者,北方刚劲肃杀之气,故紧急中复兼左右弹手之象耳。仲景曰如转索无常。叔和曰数如切绳。丹溪曰如纫箄线。譬如以二股三股纠合为绳,必旋转而绞,乃紧而成绳耳。可见紧之为义,不独纵有挺急,抑且横有转侧也。苟非横有转侧,则《内经》之左右弹人,仲景之转索,丹溪之纫线,叔和之切绳,将何所取义乎?高阳生伪诀未察诸家之说,而妄云寥寥入尺来,不知于紧之义何居乎?盖紧之挺急而劲,与弦相类;但比之于弦,更有加于挺劲之异,及转如绳线之状也。

中恶、崇乘之脉而得浮紧,谓邪方炽而脉无根也;咳嗽、虚损之脉而得沉紧,谓正已虚而邪已痼也:咸在不治之例。

缓脉 阴

体象　缓脉四至,来往和匀;微风轻飐,初春杨柳。

兼脉主病　主病缓为胃气,不主于病。取其兼见,方可断症。浮缓风伤,沉缓寒湿。缓大风虚,缓细湿痹。缓涩脾薄,缓弱气虚。右寸浮缓,风邪所居;右寸涩缓,少阴血虚。左关浮缓,而肝风内鼓;右关沉缓,土弱湿侵。左尺缓涩,精宫不及;右尺缓细,真阳衰极。

按:缓脉以宽舒和缓为义,与紧脉正相反也。在卦为坤,在五行为土,在时令为四季之末,在人身为足太阴脾。若阳寸阴尺,上下同等,浮大而软,无有偏胜者,和平之脉也。故曰缓而和匀,不浮不沉,不大不小,不疾不徐,意气欣欣,悠㤴扬扬,难

---

①晛:音 xiàn,太阳出现。

以名状者,此真胃气脉也。又云土为万物之母,中气调和,则百疾不生。一切脉中,皆须挟缓,谓之胃气;但得本脏之脉,无胃气以和之,则真脏脉见,与之短期。又曰有胃气则生,无胃气则死。缓之于脉大矣哉!是故缓脉不主疾病,惟考其兼见之脉,乃可断其为病耳!岐伯曰:脾者土也,孤脏以灌四旁者也。善者不可见,恶者可见。其来如水之流者,此为太过,病在外;如乌之喙,此谓不及,病在中。太过则令人四肢沉重;不及则令人九窍壅塞不通。王叔和《脉经》云:脾旺之时,其脉大,阿阿而缓,名曰平脉。反得弦细而长者,是肝之乘脾,木之克土,为贼邪,死不治。反得浮涩而短,是肺之乘脾,子之扶母,为实邪,虽病自愈。反得洪大而散者,是心之乘脾,母之归子,为虚邪,虽病易治。反得沉濡而滑者,肾之乘脾,水之凌土,为微邪,虽病即瘥。高阳生伪诀以缓脉主脾热、口臭、反胃、齿痛、梦鬼诸症,出自杜撰,与缓脉无涉也。

弦脉 阳中之阴

体象 弦如琴弦,轻虚而滑;端直以长,指下挺然。

主病 弦为肝风,主痛主疟,主痰主饮。弦在左寸,心中必痛;弦在右寸,胸及头疼。左关弦兮,痰疟癥瘕;右关弦兮,胃寒膈痛。左尺逢弦,饮在下焦;右尺逢弦,足挛疝痛。

兼脉 浮弦支饮,沉弦悬饮。弦数多热,弦迟多寒。弦大主虚,弦细拘急。阳弦头痛,阴弦腹痛。单弦饮癖,双弦寒痼。

按:弦之为义,如琴弦之挺直而略带长也。在八卦为震,在五行为木,在四时为春,在五脏为肝。经曰:少阳之气温和软弱,故脉为弦。岐伯曰:春脉肝也,东方木也,万物之所以始生也。故其气来濡,脉轻虚而滑,端直以长,故曰弦。反此者病。其气来实而强,此为太过,病在外;其气来不实而微,此为不及,病在中。太过则令人善怒,忽忽眩冒而巅疾;不及则令人胸胁痛引背,两胁胠满。又曰:肝脉来濡弱迢迢,如揭长竿末梢,曰肝平。又曰:肝脉来盈实而滑,如循长竿,曰肝病。肝脉来急而益劲,如张弓弦,曰肝死。弦脉与长脉,皆主春令,但弦为初春之象,阳中之阴,天气犹寒,故如琴弦之端直而挺然,稍带一分之紧急也;长为暮春之象,纯属于阳,绝无寒意,故知木干之迢直以长,纯是发生之气象也。戴同父云:弦而软,其病轻;弦而硬,其病重,深契《内经》之旨。两关俱弦,谓之双弦;若不能食,为木来克土,土已负也,必不可治。《素问》云端直以长。叔和云如张弓弦。巢氏云按之不移,察察如按琴瑟弦。戴同父云从中直过,挺然指下。诸家之论弦脉,可谓深切著明矣。高阳生乃言时时带数,又言脉紧状绳牵,则是紧脉之象,安在其弦脉之义哉?

动脉 阳

体象 动无头尾,其动如豆;厥厥动摇,必兼滑数。

主病 动脉主痛,亦主于惊。左寸得动,惊悸可断;右寸得动,自汗无疑。左关若动,惊及拘挛;右关若动,心脾疼痛。左尺见之,亡精为病;右尺见之,龙火奋迅。

按:动为之义,以厥厥动摇,急数有力得名也。两头俯下,中间突起,极与短脉相类;但短脉为阴,不数不硬不滑也。关前为阳,关后为阴。故仲景云:阳动则汗出。分明指左寸之心,汗为心之液,右寸之肺,主皮毛而司腠理,故汗出也。又曰:阴动则发热。分明指左尺见动,为肾水之不足,右尺见动,谓相火虚炎,故发热也。因是而知旧说言动脉只见于关上者,非也。且《素问》曰:妇人手少阴心脉动甚者,为妊子也。然则手少阴明隶于左寸矣,而谓独见于关可乎?成无己曰:阴阳相搏,则虚者动,故阳虚则阳动,阴虚则阴动。以关前为阳,主汗出,关后为阴,主发热,岂不精妥!而庞安常强为之说云:关前三分为阳,关后三分为阴,正当关位,半阴半阳,故动随虚见。是亦泥动脉只见于关之说也。高阳生伪诀云:寻之似有,举之还无。是弱脉而非动脉矣。又曰:不离其处,不往不来,三关沉沉。含糊谬妄,无一字与动脉合义矣。詹氏曰:如钩如毛。则混于浮大之脉,尤堪捧腹。

促脉_阳

体象 促为急促,数时一止;如趋而蹶,进则必死。

主病 促因火亢,亦因物停。左寸见促,心火炎炎;右寸见促,肺鸣咯咯。促见左关,血滞为殃;促居右关,脾宫食滞。左尺逢之,遗滑堪忧;右尺逢之,灼热为定。

按:促之为义,于急促之中时见一歇止,为阳盛之象也。黎氏曰:如蹶之趣,徐疾不常。深得其义。王叔和云:促脉来去数,时一止,复来。亦颇明快,夫人身之气血,贯注于经脉之间者,刻刻流行,绵绵不息,凡一昼夜当五十营,不应数者,名曰狂生。其应于脉之至数者,如鼓应桴,间或有忒也。脏气乖违,则稽留凝泣,阻其运行之机,因而歇止者,其止为轻。若真元衰惫,则阳弛阴涸,失其揆度之常,因而歇止者,其止为重。然促脉之故,得于脏气乖违者,十之六七;得于真元衰惫者,十之二三。或因气滞,或因血凝,或因痰停,或因食壅,或外因六气,或内因七情,皆能阻遏其运行之机,故虽当往来急数之时,忽见一止耳。如止数渐稀,则为病瘥;止数渐增,则为病剧。伪诀但言并居寸口,已非促脉之义;且不言时止,尤为瞆瞆①矣。

燕都王湛六,以脾泄求治,神疲色瘁。诊得促脉,或十四五至得一止,或十七八至得一止。余谓其原,医者曰:法在不治。而医者争之曰:此非代脉,不过促耳,何先生之轻命耶?余曰:是真元败坏,阴阳交穷,而促脉呈形,与稽留凝泣而见促者,不相侔也。医者唯唯。居一月果殁。

结　脉

体象 结为凝结,缓时一止;徐行而怠,颇得其旨。

---

①瞆:音 guì,眼昏花的样子。

主病　结属阴寒,亦因凝积。左寸心寒,疼痛可决;右寸肺虚,气寒凝结。左关结见,疝瘕必现;右关结形,痰滞食停。左尺结兮,瘘躄①之疴;右尺结兮,阴寒为楚。

按:结之为义,结而不散,迟滞中时见一止也。古人譬之徐行而怠,偶羁一步,可为结脉传神。大凡热则流行,寒则停滞,理势然也。夫阴寒之中,且挟凝结,喻如隆冬天气严肃,流水冰坚也。少火衰弱,中气虚寒,失其乾健之运,则气血痰食互相纠缠,运行之机械不利,故脉应之而成结也。越人云:结甚则积甚,结微则气微。浮结者外有痛积,伏结者内有积聚。故知结而有力者,方为积聚;结而无力者,是真气衰弱,违其运化之常,惟一味温补为正治也。仲景云:累累如循长竿,曰阴结。蔼蔼如车盖,曰阳结,王叔和云:如麻子动摇,旋引旋收,聚散不常,曰结,主死。夫是三者,虽同名为结,而义实有别,浮分得之为阳结,沉分得之为阴结。止数频多,参伍不调,为不治之症。由斯测之,则结之主症,未可以一端尽也。伪诀云:或来或去,聚而却还。律以缓时一止之义,几同寐语矣。

代脉阴

体象　代为禅代,止有常数;不能自还,良久复动。

主病　代主脏衰,危恶之候。脾土败坏,吐利为咎,中寒不食,腹疼难救。两动一止,三四日死;四动一止,六七日死。次第推求,不失经旨。

按:代者,禅代之义也。如四时之禅代,不愆其期也。结、促之止,止无常数;代脉之止,止有常数。结、促之止,一止即来;代脉之止,良久方止。《内经》以代脉一见,为脏气衰微,脾气脱绝之诊也。惟伤寒心悸,怀胎三月,或七情太过,或跌打重伤,及风家痛家,俱不忌代脉,未可断其必死耳!滑伯仁曰:无病而羸瘦脉代者,危候也;有病而气血乍损,只为病脉。此伯仁为暴病者言也。若久病得代脉而冀其回春者,万不得一也。《内经》曰:代则气衰。又曰:代散者死。夫代脉见而脾土衰,散脉见而肾水绝,二脉交见,虽在神圣,亦且望而却走矣。大抵脉来一息五至,则肺、心、脾、肝、肾五脏之气皆足也。故五十动而不一止者,合大衍之数,谓之平脉。反此,则止乃见焉。肾气不能至,则四十动一止;肝气不能至,则三十动一止;脾气不能至,则二十动一止;心气不能至,则十动一止;肺气不能至,则四五动一止。戴同父云:三部九候,每候必满五十动,出自《难经》,而伪诀五脏歌中,皆以四十五动为准,乖于经旨。伪诀又云:四十一止一脏绝,却后四年多殁命。荒疵越理,莫此为甚。夫人岂有一脏既绝,尚活四年之理哉!

历考《内经》,而知代脉之义,别自有说。如《宣明五气篇》曰脾脉代。《邪气脏腑病形篇》云黄者其脉代。皆言脏气之常候,非谓代为止也。《平人气象论》曰长夏胃微软弱曰平,但代无胃曰死者,盖言无胃气而死,亦非以代为止也。如云五十动

①躄:音 bì,腿瘸。

而不一代者,是乃至数之代也。若脉平匀而忽强忽弱者,乃形体之代,即《平人气象论》所言者是也。若脾旺四季,而随时更代者,乃气候之代,即《宣明五气》等篇所云者是也。脉无定候,更变不常,则均谓之代,各因其变而察其情,庶足以穷其妙耳!

善化县①黄桂岩,心疼夺食,脉三动一止,良久不能自还。施笠泽云:五脏之气不至,法当旦夕死。余曰:古人谓痛甚者脉多代,周梅屋云:少得代脉者死,老得代脉者生。今桂岩春秋高矣,而胸腹负痛,虽有代脉,不足虑也。果越两旬而桂岩起矣。故医非博览,未易穷脉之变耳!

革脉 阳中之阴

体象　革大弦急,浮取即得;按之乃空,浑如鼓革。

主病　革主表寒,亦属中虚。左寸之革,心血虚痛;右寸之革,金衰气壅。左关遇之,疝瘕为祟;右关遇革,土②虚为疼。左尺诊革,精空可必;右尺诊革,殒命为忧。女人得之,半产漏下。

按:革者,皮革之象也。表邪有余,而内则不足也。恰如鼓皮,处则绷急,内则空虚也。浮举之而弦大,非绷急之象乎?沉按之而豁然,非中空之象乎?惟表有寒邪,故弦急之象见焉;惟中亏气血,故空虚之象显焉。仲景曰:革脉弦而芤,弦则为寒,芤则为虚。虚寒相搏,此名为革。男子亡血失精,女人半产漏下。王叔和云:三部脉革,长病得之死,卒病得之生。李时珍云:此芤、弦二脉相合,故均主失血之候。诸家脉书皆以为即牢脉也,故或有革无牢,或有牢无革,溷淆莫辨,不知革浮牢沉,革虚牢实,形与症皆异也。《甲乙经》云:浑浑革至如涌泉,病进而色弊,绵绵其去如弦绝者死。谓脉来浑浊革变,急如泉涌,出而不返也。观其曰涌泉,则浮取之不止于弦大,而且数且搏且滑矣;曰弦绝,则重按之不止于豁然,而且绝无根蒂矣,故曰死也。王观以为溢脉者,自寸而上贯于鱼际,直冲而上,如水之沸而盈溢也,与革脉奚涉乎?丹溪曰如按鼓皮。其于中空外急之义,最为亲切之喻。

牢脉 阴中之阳

体象　牢在沉分,大而弦实;浮中二候,了不可得。

主病　牢主坚积,病在乎内。左寸之牢,伏梁为病;右寸之牢,息贲可定。左关见牢,肝家血积;右关见牢,阴寒痞癖。左尺牢形,奔豚为患;右尺牢形,疝瘕痛甚。

按:牢有二义,坚牢固实之义,又深居在内之义。故树木以根深为牢,盖深入于下者也。监狱以禁囚为牢,深藏于内者也。仲景曰寒则牢固,又有坚固之义也。沈氏曰:似沉似伏,牢之位也。实大弦长,牢之体也。牢脉所主之症,以其在沉分也,故悉属阴寒;以其形弦实也,故咸为坚积。若夫失血亡精之人,则内虚,而当得革

①县:原作"令",据善成堂本、大盛堂本作"县"。
②土:原作"上",据大盛堂本改。

脉,乃为正象;若反得牢脉,是脉与症相反,可以卜死期矣。伪诀云:寻之则无,按之则有。但依稀仿佛,却不言实大弦长之形象,是沉脉而非牢脉矣。又曰:脉入皮肤辨息难,更以牢为死亡之脉矣,其谬可胜言哉!叔和《脉经》云:牢脉似沉似伏,实大而长,微弦,可谓明尽其状。至伏脉虽重按之亦不可见,必推筋至骨,乃见其形,而牢脉既实大弦长,才重按之,便满指有力矣,又何以谓之似伏乎?脉之义幽而难明,非字字推敲,展转审辨,能无遗后学之疑惑哉!

散　脉

体象　散脉浮乱,有表无里,中候渐空,按则绝矣。

主病　散为本伤,见则危殆。左寸之散,怔忡不寐,右寸之散,自汗淋漓。左关之散,当有溢饮;右关之散,胀满蛊疾。居于左尺,北方水竭;右尺得之,阳消命绝。

按:散有二义,自有渐无之象,亦散乱不整之象也。当浮候之,俨然大而成其为脉也。及中候之,顿觉无力而减其十之七八矣。至沉候之,杳然不可得而见矣。渐重渐无,渐轻渐有。明乎此八字,而散字之义得,散脉之形确著矣。故叔和云:散脉大而散,有表无里,字字斟酌,毫不苟且者也。崔氏云涣漫不收。盖涣漫即浮大之义,而不收即无根之义;虽得其大意,而未能言之凿凿也。柳氏云:无统纪,无拘束,至数不齐,或来多去少,或去多来少,涣散不收,如杨花散漫之象,夫杨花散漫,即轻飘而无根之说也。其言至数不齐,多少不一,则散乱而不整齐严肃之象也。此又补叔和未备之旨,深得散脉之神者也。戴同父云:心脉浮大而散,肺脉短涩而散,皆平脉也。心脉软散而怔忡,肺脉软散为汗出,肝脉软散为溢饮,脾脉软散为胕肿,皆病脉也。肾脉软散,诸病脉代散,皆死脉也。古人以代散为必死者,盖散为肾败之征,代为脾绝之候也。肾脉本沉,而散脉按之不可得见,是先天资始之根本绝也;脾脉主信,而代脉歇至不愆其期,是后天资生之根本绝也。故二脉独见,均为危殆之候;而二脉交见,尤为必死之符。

芤脉阳中之阴

体象　芤乃草名,绝类慈葱,浮沉俱有,中候独空。

主病　芤脉中空,故主失血。左寸呈芤,心主丧血,右寸呈芤,相傅阴伤。芤入左关,肝血不藏;芤现右关,脾血不摄。左尺如芤,便红为咎;右尺如芤,火炎精漏。

按:芤之为义,两边俱有,中央独空之象也。芤乃草名,其状与葱无异也。假令以指候葱,浮候之着上面之葱皮,中候之正当葱之空处,沉候之又着下面之葱皮,以是审察,则芤脉之名象,昭然于心目之间,确乎无可疑矣。刘三点云:芤脉何似?绝类慈葱,指下成窟,有边无中。叔和云:芤脉浮大而软,按之中央空,两边实。二家之言,其于芤脉已无遗蕴矣。戴同父云:营行脉中,脉以血为形。芤脉中空,脱血之象也。伪诀云:两头有,中间无。以头字易《脉经》之边字,未明中候独空之旨,则是上下之脉划然中断,而成阴绝阳绝之诊矣。又云:寸芤积血在胸中,关里逢芤肠胃痈。是以芤为蓄血积聚之实脉矣,非失血虚家之空脉矣。以李时珍之博洽明通,亦祖述其言为主病之歌,岂非千虑之一失乎!伪诀又云:芤主淋沥,气入小肠。与失血之候,有何干涉?种种邪讹,误人不小,不得不详为之辨也。即叔和《脉经》云:三部脉芤,长病得之生,卒病得之死。然暴失血者脉多芤,而卒病得之死可乎?其言亦不能无疵也。至刘肖斋所引诸家论芤脉者,多出附会,不可尽信。

伏脉阴

体象　伏为隐伏,更下于沉;推筋著骨,始得其形。

主病　伏脉为阴,受病入深。伏犯左寸,血郁之症;伏居右寸,气郁之痾。左关值伏,肝血在腹;右关值伏,寒凝水谷,左尺伏见,疝瘕可验,右尺伏藏,少火消亡。

按:伏之为义,隐伏而不见之谓也。浮、中二候,绝无影响,虽至沉候,亦不可见,必推筋至骨,方始得见耳。故其主病,多在沉阴之分,隐深之处,非轻浅之剂所能破其藩垣也。在《伤寒论》中,以一手脉伏为单伏,两手脉伏曰双伏,不可以阳症见阴脉为例也。火邪内郁,不得发越,乃阳极似阴,故脉伏者必有大汗而解,正如久旱将雨,必先六合阴晦,一回雨后,庶物咸苏也。又有阴症伤寒,先有伏阴在内,而外复感寒邪,阴气壮盛,阳气衰微,四肢厥逆,六脉沉伏,须投姜、附及灸关元,阳乃复回,脉乃复出也。若太溪、冲阳皆无脉者,则必死无疑。刘玄宾云,伏脉不可发汗,为其非表脉也,亦为其将自有汗也。乃伪诀云徐徐发汗,而洁古欲以附子细辛麻黄汤发之,皆非伏脉所宜也。伪诀论形象则妄曰:寻之似有,定息全无。是于中候见形矣,在伏之名义何居乎?

疾脉阳

体象　疾为急疾,数之至极;七至八至,脉流薄疾。

主病　疾为阳极,阴气欲竭。脉号离经,虚魂将绝,渐进渐疾,旦夕殒灭。左寸居疾,弗戢自焚;右寸居疾,金被火乘;左关疾也,肝阴已绝;右关疾也,脾阴消竭。左尺疾兮,涸辙难濡;右尺疾兮,赫曦过极。

按:六至以上,脉有两称,或名曰疾,或名曰极,总是急速之形,数之甚者也。是惟伤寒热极,方见此脉,非他疾所恒有也。若劳瘵虚惫之人,亦或见之,则阴髓下竭,阳光上亢,有日无月,可与之决短期矣。阴阳易病者,脉常七八至,号为离经,是已登鬼录者也。至夫孕妇将产,亦得离经之脉,此又非以七八至得名,如昨浮今沉,昨大今小,昨迟今数,昨滑今涩,但离于平素经常之脉,即名为离经矣。大都一息四至,则一昼一夜约一万三千五百息,通计之当五十周于身,而脉行八百一十丈,此人身经脉流行之常度也。若一呼四至,则一日一夜周于身者当一百营,而脉遂行一千六百余丈矣。必至喘促声嘶,仅呼吸于胸中数寸之间,而不能达于根蒂,真阴极于下,孤阳亢于上,而气之短已极矣。夫人之生死由于气,气之聚散由于血,凡残喘之尚延者,只凭此一线之气未绝耳!一息八至之候,则气已欲脱,而犹冀以草木生之,何怪乎不相及也!

脉法总论

脉状颇多,未可以二十八字尽之也。然于表里、阴阳、气血、虚实之义,已能括其纲要矣。如《内经》之所曰鼓者,且浮且大也。曰搏者,且大且强也。曰坚者,实之别名也。曰横者,洪之别名也。曰急者,紧之别名也。曰喘者,且浮且数也。曰躁者,且浮且疾也。曰疏者,且迟且软也。曰格者,人迎倍大也。曰关者,气口倍大也。此二脉者,后世不能深维《内经》之旨,而误作病名,不知病因脉而得名也。曰溢者,自寸口上越鱼际,气有余也。曰覆者,自尺部下达臂间,血有余也。

如仲景论脉,曰纵者,水乘火,金乘木也。曰横者,火乘水,木乘金也。曰逆者,水乘金,火乘木也。曰顺者,金乘水,木乘火也。曰反者,来微去大,病在里也。曰覆者,头小本大,病在表也。曰高者,卫气盛也,阳脉强也。曰章者,营气盛也,阴脉强也。曰纲者,高章相搏也。曰愫者,卫气弱也,阳脉衰也。曰卑者,营气弱也,阴脉衰也。曰损者,愫卑相搏也。

《内经》十二,仲景十二,凡得二十四脉,未尝非辨证之旨诀,而世皆置若罔闻,则有惭于司命之职矣。虽二十八脉亦已含藏诸义,然不详于二十四字之义,又安能入二十八字之奥哉?而犹不止此也。阴阳不可不分而剖,色脉不可不合而稽,尺肤不可不详而考,主病不可不谙而识,四者得,而持脉之道思过半矣。

《脉要精微论》云:微妙在脉,不可不察。察之有纪,从阴阳始。始之有经,从五行生。生之有度,四时为宜。彼春之暖,为夏之暑。彼秋之忿,为冬之怒。四变之动,脉与之上下。是以圣人持脉之道,先后阴阳而持之。若阳动阴静,阳刚阴柔,阳升阴降,阳前阴后,阳上阴下,阳左阴右;数者为阳,迟者为阴,表者为阳,里者为阴。至者为阳,去者为阴,进者为阳,退者为阴,其恒经也。或阴盛之极,反得阳象,或阳亢之极,反得阴征,或阳穷而阴乘之,或阴穷而阳乘之,随症更迁,与时变易,此阴阳之不可不分而剖也。岐伯曰:察脉动静,以视精明,察五色,观五脏有余不足,六腑强弱,形之盛衰,以此参伍,决死生之分。又曰:形气相得,谓之可治。色泽以浮,谓之易已。脉从四时,谓之可治,脉弱以滑,是有胃气。《灵枢》曰:色脉与尺,如鼓桴相应。青者脉弦,赤者脉钩,黄者脉代,白者脉毛,黑者脉石。见其色而不得其脉,反得相胜之脉,则死矣;得相生之脉,则病已矣。又曰:精明五色者,气之华也。赤欲如白裹朱,不欲如赭。白欲如鹅羽,不欲如盐。青欲如苍璧,不欲如蓝。黄欲如罗裹雄黄,不欲如黄土,黑欲如重漆色,不欲如地苍。此色脉之不可不合而稽也。《灵枢》曰:审尺之缓急大小滑涩,肉之坚脆,而病形定矣。目窠微肿,颈脉动,时咳,按之手足窅而不起，风水肤胀也。尺肤滑而淖泽者，风也。尺肉弱者，解㑊①安卧；脱肉者，寒热不治。尺肤涩者，风痹也。尺肤粗如枯鱼之鳞者，泆②饮也。尺肤热甚，脉盛躁者，病温也。脉盛而滑者，病且出也。尺肤寒，脉小者，泄而少气。尺肤炬然，寒热也。肘所独热者，腰以上热；手所独热者，腰以下热。肘③后粗以下三四寸热者，肠中有虫。掌中热者，腹热；掌中寒者，腹寒。鱼上有青脉者，胃中寒。尺炬然热，人迎大，当夺血。尺坚大，脉小，少气，悗有加，立死。又曰：脉急者尺肤亦急，脉缓者尺肤亦缓，脉小者尺肤亦减而少气，脉大者尺肤亦贲而起，脉滑者尺肤亦滑，脉涩者尺肤亦涩。此尺肤之不可不详而考也。《脉要精微论》曰：长则气治，短则气病，数则烦心，大则病进，上盛则气高，下盛则气胀，代则气衰，细则气少，涩则心痛。浑浑革至如涌泉，病进而色弊。绵绵其去如弦绝者死。《平人气象论》曰：脉短者头疼，脉长者足胫痛，脉促上击者肩背痛。脉沉而坚者病在中，脉浮而盛者病在外。脉沉而弱，寒热及疝瘕，少腹痛。脉沉而横，胁下有积，腹中有横积痛。脉沉而喘曰寒热。脉盛滑坚者病在外，脉小实而坚者病在内。小弱以涩，谓之久病；浮滑而疾，谓之新病。脉急者，疝瘕少腹痛。脉滑曰风，脉涩曰痹。缓而滑曰热中，盛而紧曰胀。臂多青脉曰脱血。尺脉缓涩，谓之解㑊安卧。脉盛谓之脱血。尺涩脉滑，谓之多汗。尺寒脉细，谓之后泄。尺脉粗常热者，谓之热中。此主病之不可不谙而识也。如上所述，不过大略耳。若欲达变探微，非精研《灵》《素》，博综百家不可也。许胤宗曰：脉之候幽而难明，吾意所解，口莫能宣也。口且莫能宣，而笔又乌能写乎？博极而心灵自启，思深而神鬼将通，则三指有隔垣之照，二竖无膏肓之遁矣。

①㑊：音 yì，《素问》尺脉缓涩，谓之解㑊。
②泆：音 yì，古同"逸"，通"溢"。
③肘：原作"府"。《灵枢·论疾诊尺》作"肘"，据改。

脉诀阐微

[清]陈士铎　撰

概　要

　　《脉诀阐微》一卷,清·陈士铎撰。陈士铎(1627—1707),字敬之,号远公,别号朱华子,又号莲公,自号大雅堂主人。浙江山阴(今绍兴)人。陈氏幼习儒术,初为乡间诸生,后因仕途不成,遂弃举子业,究心医学,以"良医济世"为勉。其著作之丰,当为浙中之佼佼者,堪称著作等身。有《石室秘录》六卷,《辨证录》十四卷,《洞天奥旨》十六卷,《本草新编》五卷,及《外经微言》《辨证玉函》等。

　　《脉诀阐微》为陈氏脉学专著,附刊于陈氏《辨证录》后。全书五篇,第一篇论三十八脉,即急、弦、紧、缓、微、数、滑、涩、洪、大、沉、迟、小、细、浮、伏、芤、实、弱、濡、长、短、代、革、结、促、动、静、毛、石、软、坚、钩、躁、搏、散、绝、平三十八脉。每脉简述其脉象、主病。篇中并概述诊脉调息、观症等。第二篇以浮、沉、迟、数、滑、涩六脉为纲,详述兼脉之脉理、主病。第三篇论述左右臂寸、关、尺六部所见诸脉主病。第四篇论述据脉判断预后生死,认为关键"全在看脉之有神无神"。第五篇为妇人小儿脉诀。

　　陈氏著书,喜托神授,久为后人诟病。《脉诀阐微》又名《鬼真君脉诀》,据自序云:"鬼真君,名奥区,云中逸老弟子也。"又云:"真君子为(岐)天师之徒。"皆属托名神授,故神其说,以广其传者。要在看其内容,读者辨之。今据道光二十七年刻本(文英堂藏版)标点整理。

鬼真君脉诀序

《脉诀》自王叔和传后，世鲜其人，谁知叔和止注《脉经》，误传有《脉诀》也。叔和既无《脉诀》，何传诀而不传经？以《脉经》之多不及《脉诀》之约也。然《脉诀》始于高阳生，非叔和原文也。铎遇云中逸老于燕市，传法之备，而不传《脉经》者，以《素问》《灵枢》二书言脉之多也。虽然，于多之中而求其约，安在必求脉于《灵》《素》哉？

鬼真君名奥区，云中逸老弟子也。貌甚奇，面长尺有一寸，发短而卷，深目鼻高，耳垂下且大，非凡近士也。且岐天师备传方法，何不传脉于铎。因授是书，皆切脉法也。夫真君为天师之徒，天师传道之备，胡真君传脉之约乎？盖病分脏腑，若脉则传脏而不及腑，宁脉与病异哉？不知病必兼脏，而脉不可兼脏也。《灵》《素》二书，有时合而言之，何今传《脉诀》独与病殊乎？以脏病而腑亦病，腑病而脏亦病，故治脏而腑在其中，切脏而腑亦在其内，又何必合言之。所以单言脏而不及腑也。真君之传，虽出于天师，亦真君之独见也。传止五篇，其言约矣。然皆言脏之文，治脏不可通之治腑哉？

山阴陈士铎敬之甫别号远公题于文笔峰之小琅琊

目　录

第一篇

鬼真君曰:脉理甚微,原非一言可尽;人病多变,又岂一脉能包?论其阴阳,别其生死,察其脏腑,观其证候,即上中下之宜分,必寸关尺之自定。左寸心,左关肝,火木宁无至性;右寸肺,右关脾,土金本有深情。惟两尺为肾,水火实难分配,中间是命,左右还可同观。三焦别上中下以相诊,余经合寸关尺而共视。盖部位乌容倒置,辨贵分明,而表里何必细分,不宜拘执。虽按指以三部为法,数息便悟断经。顾看脉以五脏为主,知脏即通治腑。察四令之节气,春夏异于秋冬,审一日之晷时,寅卯殊于申酉。大约逢克则凶,逢生可救,我生则缓,我克难医,因五行而推断,举一隅而可知。弦似乎紧,涩似乎微;浮与芤相反,沉与伏宁殊;洪同实状,弱带濡形;辨之即清,病将安遁?故急则为痛,弦则为风,紧则为邪,缓则为虚,微则为冷,数则为热,滑则痰多,涩则郁塞,洪为火旺,大为血干,沉为阴寒,迟为困乏,小者气衰,细者血涸,浮者气升,伏者脉结,芤多失血,实多壅气,弱是阴亏,濡是湿犯,长是正气之和,短是邪气之克,代为正气之衰,革为正气之脱,结为邪气之搏,促为正气之耗,动有变动之机,静有安宁之喜,毛主火之将旺,石乃水之极,沉是力薄,坚是邪深,钩为气血之和,躁为气血之燥,搏击指而有太过之虞,散去指而无可留之状,脉嫌其绝,脉贵其平。既知各脉之异同,可断诸证之常变。然而诊脉必须得时,要在日之平旦;按指原无异法,贵取气之甚清。自然虚实易明,盛衰易辨矣。

陈士铎曰:脉理之不明也久矣!以致看病不真,用药寡效,是脉之精微不可不讲也。然而精微出于浅近,过求乎窈杳,反致失之。此鬼真君脉诀之妙,妙在浅近,使人人易知而深入也。

又曰:脉有阴阳之不同。王叔和分七表八里,似于切脉之分明;不知无一脉无阴阳,非浮为阳而沉为阴,迟为阴而数为阳也。阴中有阳,阳中有阴,于中消息,全在临证时察之,心可意会,非笔墨能绘画耳。

又曰:十二经各有脉,分十二经看之,自然玄妙入神。然而过求其精,反失其约。盖五脏之脉能统摄七腑,腑病治脏,脏安而腑自安,故脉诀止消言脏,而不必言腑也。

又曰:切脉以呼吸为准,一呼脉二动,一吸脉二动,为是平人无病之脉,有余不及皆病也。世人切脉,多以三指齐按于寸关尺,以候各脉,焉得备观其阴阳虚实邪正之分哉?必须先以一指,观其左寸,后及左关,又及左尺;然后又及右寸,又及右关,又及右尺,逐部分别,再以三指准之,则何异何同,始了然于胸中。见浮言其风,见沉言其积,见迟言其痛,见数言其热,自能阴阳莫逃,邪正有别,虚实不淆矣。

又曰:春、夏、秋、冬、长夏,各有定脉,《内经》已详言之矣。春主弦也;夏主钩也,钩即微洪之意;秋主毛也;冬主石也;长夏主软弱也。太过不及,均是病征。尤不可见者,克我之脉也,如春宜弦而见毛,夏宜钩而见石,及至秋冬,未有不病者,余可类推矣。

又曰:脉随血而行,而血随时而运。病脉行至克我之脉,则病必重;行至生我之脉,则病必轻。盖金脉逢金时必旺,木脉逢金时必衰,故木病值当卯,则木当其令,逢申酉则木失其时,观寅卯申酉之旺衰,即知金木之病情症候矣。即一木可通之火、土、水、金,即寅卯申酉而可通之子午巳亥辰戌丑未也矣。

又曰:脏腑之病虽各不同,要不外五行之生克,逢生则病易愈也,逢克则病难痊也,我生则泄我之气,我克则劳我之神。脏腑为战争之地,胸腹为角斗之场,敌则扫除而斩伐甚多,伤损必过矣。调停于生克之间,和解于败亡之内,仍于金木水火土而善用之也。

又曰:脉有相似而实不相同者,尤宜分辨。盖脉似相同,而病实各异,一经错认,死生反掌,可不慎欤?

又曰:脉之秘诀,大约三十八字尽之,而每字实有秘要,非一言可尽也。即非一言可尽,而鬼真君何以每一字皆用一言以诏示天下,岂脉诀贵少而不贵多乎?不知秘诀不必太多,而论诀正不必太少也。

又曰:急则为痛,言见急脉即为痛病也;急似乎数,而未至于数也;急似乎紧,而未至于紧也。有不可缓之状,乃气与火相斗,邪与正相战也。

又曰:弦则为风。弦乃春天之正脉,春天见弦脉,正风水之得令,非病也。苟见于夏秋冬季,则弦为风矣。

又曰:紧则为邪,邪者亦风之类。但风邪感之甚骤,则脉必现紧耳。

又曰:缓则为虚,虚者重按之不能鼓指也。鼓指亦非大劲之谓,言其不能微微鼓指耳,最宜活看。

又曰:微则为冷,冷者寒也。不论何部见微脉者,多是寒症。

又曰:数则为热。热乃火病,火性炎上,其性最速,故数脉作热论也。但数有不同,有阴数阳数之异,有初数久数之分,然而热则一也。

又曰:滑则痰多。天下至滑者无过于水,痰亦水也;水多则痰生,痰多则滑,见其宜也。然则水病不一,滑脉不常,何故单以痰多属之滑也?不知水未结痰其体静,水既结痰其体动也!动极则滑极,脉见滑矣,非痰多而何?

又曰:涩则郁塞,涩脉乃往来之不甚舒畅也。此阴阳不和,气血不达,外感于风寒,内阻于忧郁,抑塞而不通,郁而未发之状。六部见此象,俱能成病,而尤于肝经不宜。一见涩脉,即以解郁通塞之药急治之,则随手见功也。

又曰:洪为火旺,洪者来大而去数也。洪与大有分,按指若大,久之而不见其大,止见其数,重按之不见其数,而仍见其大者为洪也。夏见此脉为宜,否则皆火旺之极也。

又曰：大为血干，大者重按而仍洪也。获之有余，乃血之不足，血不能制火，乃见大脉。在夏天则犹非大忌。然见大脉，即宜补血滋阴，以水伏火之为得耳。

又曰：沉为阴寒。沉者至深之象，深则未有不阴，阴则未有不寒者也。入石洞而阴寒逼人者，正以其深沉耳。

又曰：迟为困乏。迟者，言俟之而不能进也。行百里者半九十，非迟之之谓乎？是其力乏神困，欲进而不能，非可进而不肯进也。

又曰：小者气衰。小脉言脉之小而不能大也，气不充之故耳。

又曰：细脉，言脉之细而不能粗也。江河细流，正水缩也。人身之血少，自然脉细矣。

又曰：浮脉，指按即得，气举而升之也。

又曰：伏脉，指按始终不可得，或隐隐约约，或有或无者，是邪气搏结正气而不能出也。用药出之者生，然出之骤亦非佳兆。

又曰：芤脉，中空如无也。血失，则内无血养，安得不中空乎？

又曰：实脉，不独按指有力，且有不可止抑之状，非正气之有余，乃邪气之有余也。邪气有余，自然壅阻正气矣。

又曰：弱脉，不能强旺之状，阴虚而不敢与阳气相争也。

又曰：濡脉，言其濡滞也。湿则沾濡，非欤？

又曰：长脉之现，正气之和也。有胃气则脉自修长，有从容和缓之象。

又曰：短脉者，欲长而不能，欲速而不达，因邪气克犯正气，正负则邪胜也。

又曰：代脉之现，正气之衰，不得不止以息其气也。有痰气之结，壅格不散，亦现代脉者，然正气不衰，痰安能作祟，使脉中止而不还乎？

又曰：革脉，来浑浑而浊，乱至击指者是，盖正气之欲脱也。

又曰：结脉，其来则缓，而时又现止，是力不能不止也。明是正气甚衰，不敢与邪气相斗，邪气搏结于一身耳。

又曰：促脉，急遽之状，气耗而势难宽舒也。

又曰：动脉，有不能安静之势，动极生变也。

又曰：静脉，与动相反，不动则不变，自享宁静之福矣。

又曰：毛脉，言如羽毛之拂体，乃有余之象，火将浮而又息之状，夏秋之间正脉也。在夏则生气之旺也，在秋则旺气之衰也，在他时则热气之盛也，宜于活看。

又曰：石脉乃沉脉之至，藏之极也。冬时正脉，余时见之为寒冷矣。

又曰：软脉，不能刚健之状，明是力之不胜耳。

又曰：坚脉，至硬之状，邪气深入，牢不可破也。

又曰：钩脉，洪而不大之象，如钩之有留也。乃胃脉和平火不盛，而司其令夏日见之，尤为平脉也。

又曰：躁脉，似动而非动，似数而非数，似促而非促，似急而非急也，若有干枯烦扰之状。

又曰：搏脉者，击指之谓也。各脉皆能击指，俱属太过。

又曰：散脉者，即解索之兆，乃欲留而不能留，欲存而不能存也。

又曰：绝脉者，言脉之将断而未断，可续而不续也。死亡之时，必现此脉。

又曰：平脉者，言各脉之得其平也，如浮不甚浮，沉不甚沉，迟不甚迟，数不甚数耳。人现平脉，多是胃气之全也。胃气无伤，又宁有疾病哉？此脉之所以贵得平耳。

又曰：鬼真君《脉诀》，止得三十八字，然而人之疾病，已尽括于其内，要在辨其异中之同，与同中之异，则因常可以通变，遇变可以用常，随时随地随症随人，无不可起死以回生矣。又何必拘拘于日之平旦，乘人之清气诊脉治病照？

又曰：五脏七腑各有脉，俱在寸关尺观之。《内经》分三部之内外前后上下，以细察其部位，何其详也。而鬼真君独重五脏，将七腑略而不言，止将三焦命门以示世，又皆不专属之于肾，何其略也。不知脏可以包腑，而腑不可以包脏，论腑太详，必至反遗夫脏矣。不若专言五脏，治脏而治腑在其中矣。三焦乃腑之一，何独举而言之？因世错认三焦在于肾中，故特指明也。命门为十二经之主，世人不知，而以右尺观之，恐失命主之义，故鬼真君辨明之也。

又曰：或疑王叔和《脉诀》，因遗落心包，遂至传疑千载。今鬼真君之《诀》，将七腑全然不讲，不更滋甚乎？然而切脉止可切五脏也。七腑部位，《内经》虽分，似乎有一定之理，而究难别脏脏之异，不若单切五脏，论其五行之生克，病情反无可遁也。此鬼真君不言七腑，真是至捷之法，亦是至玄之机，幸勿作王叔和遗落心包一例，而并讥之也。

又曰：脉贵知微，然而得其微又甚难也。暗中摸索，而欲使脏腑之疾病，了然手指之间，易乎？不易乎？虽然切脉必须问症，症是腑病，即以脏之脉和之，脏之脉不病，便是腑病也，治腑而病可愈矣；症是脏病，亦以脏之脉合之，脏之脉病，是非腑病也，治脏而病亦愈矣。苟知此法，又何微之不可得哉！

又曰：凡人之脉，多不相同，不可以此人之脉，概论诸彼人也。看一人之脉，当取其左右两手之各脉，一一而消息之，辨其何部独异乃断何经之病，庶几得之。

又曰：看脉须看有神无神，实是秘诀，而有神无神，何以别之？无论浮沉迟数涩滑大小之各脉，按指之下，若有条理，先后秩然不乱者，此有神之至也。若按指而充然有力者，有神之次也。其余按指而微微鼓动者，亦谓有神。倘按之而散乱者，或有或无者，或来有力而去无力者，或轻按有而重按绝无者，或时而续时而断者，或欲续而不能，或欲接而不得，或沉细之中倏有依稀之状，或洪大之内忽有飘渺之形，皆是无神之脉。脉至无神，即为可畏，当用大补之剂急救之。倘因遁等待，必变为死脉，而后救之，晚矣！

又曰：人有天生细微之脉，不可动曰虚弱，当统六部同观之。倘一脉独旺，一脉独急,余脉皆现细微,此非虚弱之脉也。旺乃火盛而急,乃邪侵也。以此消息,断然不差。

又曰:切脉贵先调息,吾息调,而后可以察病人之息。盖病人之息,呼吸不到,未有能调者也。倘医者之息不平,又何以知病人之息哉?故学医者平日学导引之法,则呼吸之间无太过不及,自然下指之时,息数分明,可以察病人之脉也。

又曰:看脉必须看症,盖症所以印证夫脉也。夫人之脉不同,有天生阴脉而不现之于皮毛之内,又将何处看脉?故必观其症候之若何。而症候正难辨也,或看其起居之静躁,静为阴而躁为阳也;看其饮食之寒热,喜寒为热,而喜热为寒也;问其大小便之燥湿短长,燥短为实,而湿长为虚也;辨其口舌之黄白峭滑,黄峭为邪盛,而白滑为正衰也。是观症所以济切脉之穷,而切脉所以辅观症之妙耳。

第 二 篇

鬼真君曰:人身之病,变迁原非一致;人身之脉,纷纭必有殊形。故六部之中,每显各异之状;一经之内,常呈兼见之端。浮而弦,浮而数,多无定象;沉而细、沉而迟,不少同观。必须统论其精微,始可独断其真伪。故浮而兼滑也,必是风痰之盛;浮而兼大也,决为气血之邪;浮而兼迟也,虚风之害;浮而兼濡也,湿气之侵;浮而兼细也,血随气而上升;浮而兼洪也,火得气而更旺;浮而兼芤,定为血泛之虞;浮而兼紧,决至邪重之苦;若浮而兼急,必疼痛于上焦;浮而兼弱,必委靡于下部;浮而兼长,气虽升而不伤其正;浮而兼短,气欲结而难散其邪;浮而兼结,邪搏于经络之间;浮而兼革,正脱于脏腑之内;浮而兼代,邪居于胸膈之处;浮而兼促,正伤于营卫之中;浮而兼动,气有变迁;浮而兼静,气将宁息;浮而兼毛,气得火而上腾于头目;浮而兼躁,火因气而上炎于咽喉;浮而兼钩,气升不和;浮而兼搏,气浮之极;浮而兼实,气虚之甚;浮而兼散,气不可收;浮而兼平,气乃无病。

沉而兼迟也,寒虚之至;沉而兼湿,郁滞之深;沉而兼滑也,寒痰之不舒;沉而兼小也,冷气之难发;沉而兼实也,气得寒而不扬;沉而兼微也,精因冷而欲脱;沉而兼细也,血逢阴凝之象;沉而兼紧也,邪乘寒冷之征;沉而兼急,小腹有寒邪之痛;沉而兼濡,两足多水胀之侵;沉而兼长,气陷而正尚未伤;沉而兼短,精冷而邪将不浣;沉而兼结,邪搏于至阴;沉而兼革,正脱于髓海;沉而兼代,命门将绝而可危;沉而兼促,元阳欲脱而可畏;沉而兼静,阳寒能守;沉而兼石,阴固不迁;沉而兼软,腹冷有痛楚之苦;沉而兼散,精寒有涸绝之危。

更有迟濡兼见,无非湿犯乎虚;濡滑同来,尤是痰成乎水。濡中兼大,湿因血耗以相侵;濡中兼小,水趁气衰以相犯。濡而兼弦,风水之患深;濡而兼芤,痰血之症急。濡而兼长,水湿易散;濡而兼革,水湿难消。濡而兼动,水有泛滥之盛;濡而兼静,湿多浸润之微,濡而兼实,水邪乘虚而相生;濡而兼散,正气随湿而欲脱。

迟而兼涩,郁中以成弱;迟而兼滑,湿内以招虚。迟而兼大,气血皆居干燥;迟而兼小,精神必至伶仃。迟而兼微,虚寒之气;迟而兼细,匮乏之身。迟而兼弦,内伤之风;迟而兼芤,内伤之血。迟而兼长,病不足畏;迟而兼短,症实可愁。迟而兼代,必至损伤脾胃;迟而兼革,定然涣散精华。迟而兼石,气寒将侵于骨;迟而兼软,血衰少养乎心。迟而兼散,寒极而气飞,迟而兼静,阴微而精固。

数而兼滑,亢炎之痰;数而兼大,沸腾之火;数而兼实,气壅于热;数而兼弦,火助乎风;数而兼洪,热有燎原之盛;数而兼紧,邪有风火之传;数而兼芤,吐血何狂;数而兼代,丧躯必速;数而兼革,走阳可许;数而兼促,消正堪忧;数而兼动,恐有发狂之变;数而兼毛,定多消渴之成;数而兼搏,火刑金而喉舌无津;数而兼芤,火烧心而脾胃生焰。

涩中兼小,气血亏而郁促莫伸;涩中兼实,气血壅而思想难遂。涩中兼微,气寒而滞;涩中兼细,血少而愁。涩中兼洪,郁怒不解;涩中兼急,郁痛安禁?涩中兼结,邪搏于两胁之间;涩中兼促,正亏于半表之际。涩中兼革,气欲脱于肾肝;涩中兼代,气将绝于脾胃。涩中兼石,寒郁不宣;涩中兼坚,风邪难出。涩中兼搏,郁甚莫解;涩中兼静,郁极安移?

滑而兼大,痰借血以为灾;滑而兼小,痰借气而作祟。滑而兼实,气塞于痰中;滑而兼微,痰冷于胸次。滑而兼细,痰旺而血枯;滑而兼弦,水盛而风急。滑而兼洪,湿热成党;滑而兼芤,痰血为疴。滑而兼紧,邪得湿以助威;滑而兼急,邪乘湿而增痛。滑而兼濡,湿盛恐邪气之添胀;滑而兼革,水多防正气之难收。滑而兼动,水蓄致肠腹之鸣;滑而兼毛,火沸召痰涎之吐。滑而兼实,湿痰积而不消;滑而兼坚,湿邪留而不散。滑而兼搏,痰有倾盆之呕;滑而兼散,水如走石之崩。

余脉俱可类推,各经正当细晰。总以脾胃之气为要,更以平缓之脉为先。倘下指之时,均有宁静之致,庶几药饵之用,可许康健之祥矣。

陈士铎曰:凡人之病,变迁不常;而脉亦因病殊形,必非一状。大约一经之中,必兼二脉以相见也。合二脉以论证,而症始出焉;合二脉以用药,而药始当焉。但二脉兼见甚多,不止浮沉迟数涩滑濡也。苟知兼见之大旨,则以七脉为纲,以余脉为纪,又何病之不可推测哉?

又曰:脉有同中之异,亦有异中之同。同是浮脉,而何以有各脉之异?同是沉脉,而何以有各脉之殊?盖脉无一定之形,必兼两脉而并见也。两脉既然并见,合两脉以治一病,自易见功。然而两脉之现,必察其同异。知其同中之异,竟治其异,而不必顾其同;知其异中之同,竟治其同而不必顾其异。从此消息,医道乌得不神哉!

又曰:千态万状者病也,千变万化者脉也。鬼真君以三十八字尽脉之理,毋乃大简乎?故又取兼见之脉以示世,似乎克尽其变矣。然而兼见之脉,止取浮沉迟数滑涩濡之七脉,而其余三十一脉不言兼见,或疑其决之不全,而立法之未善也。不知脉之大纲,而浮沉迟数涩滑之六字耳。举其大纲,而余可类推,又何必琐细之尽告哉？吾意于浮沉迟数涩滑之外，引濡脉之兼见者，亦可无事重宣耳。鬼真君惟恐人之拘执而不通也，故略举一濡脉以训世耳。

又曰：兼见之脉，须先看七脉为主。既得七脉，而后辨其兼见之形，则同中之异，与异中之同，无难细得也。以七脉为纲，以兼见为纬，实切脉之权舆也。

又曰：切脉实难，而辨其异同不尤难乎？然而无难也。知浮沉迟数涩滑濡之七脉，而其余三十一脉兼而察之，则其病可意会也，况鬼真君又明告之乎？细读此《诀》，亦何患脉之难知而病之难识哉？

又曰：人疑兼见之脉，不止鬼真君所示寥寥数语，恐不足以包万病也。殊不知《脉诀》言愈多，而脉愈晦；鬼真君之诀，妙在于少也。以少胜多，非便世人之习诵也，实其《脉诀》神奇，足以包举万病耳。

又曰：脉理细微，须辨其同中之异，异中之同，如同是浮脉，何以有大小虚实之异也？如同是沉脉，何以有迟数涩滑之异也？异中之同者，如寸关尺各现大小虚实之异，而浮脉则同也；上中下各现迟数涩滑之异，而沉脉则同也。知其同中之异，则竟治其异；知其异中之同，则不必治其同。于此消息，何患脉理之不精哉？

第 三 篇

鬼真君曰：五脏之病，必以寸关尺为凭；七腑之症，亦以寸关尺为据。然不分晰其精微，又何能尽知其玄妙哉？

试观其寸口也；左寸见浮，风热上越而头痛；右寸见浮，咽喉中燥而鼻塞。左寸见芤，胸难藏血而呕吐；右寸见芤，胃多瘀血而痛疼。左寸见滑，热痰入心而舌强；右寸见滑，热痰侵肺而皮折。左寸见实，火焚心而面赤；右寸见实，火生胃而唾干。左寸见弦，风入体必多头痛；右寸见弦，风入肠定有筋挛。左寸见紧，邪盛而心痛；右寸见紧，气嗽而肺伤。左寸见洪，心胸起热闷之烧；右寸见洪，头脑生炎蒸之楚。左寸见微，心寒而虚热何辞；右寸见微，气冷而崩陷难免。左寸见沉，心君失相火之助；右寸见沉，肺金召寒气之侵。左寸见涩，心脉火邪而未舒；右寸见涩，肺金全郁而莫达。左寸见迟，膻中虚乏而难以卫心；右寸见迟，上焦损伤而难以生气。左寸见伏，气匮于胁间，右寸见伏，气积于脘内。左寸见濡，膀胱水蓄而不消；右寸见濡，皮毛汗泄而未止。左寸见弱，无血以养心；右寸见弱，乏气以生胃。左寸见大，心经血燥而怔忡；右寸见大，肺经血干而闭结。左寸见小，惊悸时生；右寸见小，怯弱日甚。左寸见虚，心中恍惚；右寸见虚，胃内衰微。左寸见细，运行乏力；右寸见细，言语无神。左寸见微，包络有寒邪之入；右寸见微，胸脘有阴气之招。左寸见急，心痛不免；右寸见急，喉痛安辞。左寸见短，三焦之气自怯；右寸见短，再宿之食难消。左寸见代，心痛勿讶；右寸见代，痰塞何妨。左寸见结，邪搏于心包；右寸见结，邪蟠于胃脘。左寸见促，积聚有烦闷之苦；右寸见促，留滞兴痞满之忧。左寸见革，心气散漫而不收；右寸见革，肺气飞越而不返。左寸见动，欢娱妊子之祥；右寸见动，绝食伤气之兆。左寸见毛,心火动而将刑肺金;右寸见毛,肺火起而将克木。左寸见钩,心气安而梦魂适;右寸见钩,肺气肃而膀胱通。左寸见坚,邪犯心而呼号;右寸见坚,心侵肺而咳嗽。左寸见躁,无血养神;右寸见躁,无精定魄。左寸见搏,火太过而焚心;右寸见搏,火太过而烁肺。左寸见石,阴寒直捣于膻中;右寸见石,冷气逼居于脘内。左寸见散,心有无可奈何之象;右寸见散,肺有但出无入之悲。

试观其关中也,左关见浮,肝犯风而眼赤;右关见浮,胃入风而渴生。左关见芤,必肝伤而失血;右关见芤,必肠毒而便脓。左关见滑,头目肿痛堪嗟;右关见滑,脾胃热焚甚苦。左关见实,痎①癖可征;右关见实,心腹多痛。左关见弦,肝旺生风;右关见弦,脾崩不实。左关见紧,筋脉急拘;右关见紧,嘈杂呕吐。左关见洪,眼目生花;右关见洪,心腹结痛。左关见沉,必阴寒之癖积;右关见沉,定冷气之难安。右关见涩,风邪寒闭,因气邪而有余;右关见涩,饮食伤残,实血虚之不足。左关见迟,两胁多寒;右关见迟,中焦微冷。左关见伏,关格收藏;右关见伏,霍乱吐泻。左关见濡,瘅症将成;右关见濡,水臌可畏。左关见弱,筋痿宜防;右关见弱,气短须补。左关见数,肝火盛而目红;右关见数,胃火旺而口渴。左关见大,怒气伤肝;右关见大,狂阳伤胃。左关见小,肝胆气衰;右关见小,脾胃血少。左关见虚,必益其血;右关见虚,必益其津。左关见微,温其下元之惫;右关见微,暖其气海之寒。左关见细,虑脚膝之酸;右关见细,恐肚腹之泻。左关见急,肝痛而不能眠;右关见急,脾伤而自难卧。左关见代,肝绝而痛则无妨;右关见代,肝绝而安则无救。左关见结,胸满而痰结于中;右关见结,脾伤而滞气于下。左关见促,肝无肾水之滋;右关见促,脾无肾火之养。左关见革,气脱于木旺之时;右关见革,气脱于土崩之候。左关见动,两胁有气痛之愁;右关见动,中焦有火焚之惧。左关见毛,肝木旺而生风;右关见毛,胃土盛而动火。左关见软,无病之人;右关见软,加餐之客。左关见钩,肝血之足;右关见钩,脾气之安。左关见静,优游享无事之福;右关见静,舒畅享强食之愉,左关见石,筋得寒而拘挛;右关见石,胃因冷而泄泻。左关见坚,邪必留恋于经络;右关见坚,邪必会聚于脏腑。左关见燥,必苦血干而多怒;右关见燥,必苦液涸而善呕。左关见搏,防太盛之中风;右关见搏,虑过旺之狂病。左关见散,筋弛而不能收;右关见散,肢解而不可举。

试观其尺下也,浮见尺左,水亏而双耳齐聋;浮见尺右,火旺而大肠自秘。芤见尺左,小遗多脓血之灾;芤见尺右,大便下赤红之叹。滑见尺左,水入腰而作楚;滑见尺右,痰流足以成痹。实见尺左,膀胱水闭而不通;实见尺右,溺沥水涩而难出。弦见尺左,腰腹重滞生疼;弦见尺右,肾脏风邪作耗。紧见尺左,耳似蝉鸣;紧见尺右,脐同虫咬。洪见尺左,水熬干而消渴;洪见尺右,火炎上而梦遗。微见尺左,盗汗淋漓;微见尺右,肠鸣泄泻。沉见尺左,精冷如冰;沉见尺右,腰寒若水。涩见尺

---

①痎:音 jiē,二日一发的疟疾。如"夏伤于暑,秋为痎疟"。

左,阴寒疝结;涩见尺右,逆冷肠崩。迟见尺左,下焦寒冷;迟见尺右,小腹阴凝。伏见尺左,阳气不升;伏见尺右,阴气更闭。濡见尺左,寒湿浸骨;濡见尺右,冷痿中腰。弱见尺左,双足骨酸;弱见尺右,两腿气乏。大见尺左,肾涸于遗精;大见尺右,命残于作用。小见尺左,水耗无多;小见尺右,火衰不旺。虚见尺左,心肾不交;虚见尺右,水火皆乏。微见尺左,冷入关元;微见尺右,寒通腹里。细见尺左,髓冷胫枯;细见尺右,命寒精泄。数见尺左,水少而火沸为痰;数见尺右,火炎而水随作喘。急见尺左,痛入阴丸;急见尺右,痛添小腹。短见尺左,自无延龄之福;短见尺右,定含怯战之羞。代见尺左,精败欲绝;代见尺右,火熄将亡。结见尺左,邪袭水而不散;结见尺右,邪乘火而不离。促见尺左,髓耗而足难行步;促见尺右,火衰而气小通心。革见尺左,玉关不闭;革见尺右,河车俱焚。动见尺左,定然魂梦多遗;动见尺右,定然阳强不倒。毛见尺左,精耗而龙火将兴;毛见尺右,焰腾而命门自热。实见尺左,肾弱相宜;实见尺右,火衰当助。钩见尺左,阴平之士;钩见尺右,阳秘之徒。静见尺左,闭关可信;静见尺右,守真无遗。石见尺左,精无倾失之慨;石见尺右,阳有退藏之庆。坚见尺左,邪入于骨髓;坚见尺右,邪居于腰膝。躁见尺左,肾难上交于心;躁见尺右,阳且高越于膈。搏见尺左,膀胱有热闭之淋;搏见尺右,咽喉长疮蛾之肿。散见尺左,肾水欲绝于须臾;散见尺右,元阳将逃于顷刻。

此皆六部之专主,亦即各脉之旁道。然而各脉之中,缓急为要;六脉之内,长脉为宗。脉长而命根深,脉缓而胃气在。故上中下必取其缓,而寸关尺必尚其长也。

陈士铎曰:脉有兼见,以观其变;必有独现,以显其常。常变之道,不可不分观之也。鬼真君先言其变,示变之宜知也;再言其常,示常之宜谙也。知常而后达变,又宁至有治常之失哉?

又曰:脉不分观病位,则病情不可得而知,此寸关尺必须分观其脉也。

又曰:脉有寸关尺无脉,而脉见于列缺之间者,世人以为反关脉也。此乃经脉虚而络脉盛也。经脉虚,故不现于寸关尺之三部;络脉盛,故现于列缺之间。盖直行为经,而旁出为络,列缺正络脉之穴也,在两手交叉食指尽处,两筋骨罅中,属肺经之络,别走阳明之络也,此中原有动脉,宜细动而不宜大动。今寸关尺三部无脉,而此处之脉大动,亦现三部之象,是阳胜于阴也。《千金翼》谓阳脉逆反大于寸口三络,正为反关脉也。亦当分观其动,以别疾病耳。

又曰:寸关尺分上中下也,心肺居上,而以寸观之,象天也;肝脾居中,而以关观之,象人也;肾居下,而以尺观之,象地也。医道必合天地人以论医,则医无剩义;脉诀亦必合天地人以示法,则法无遁情。非好作广大之语也,实有不知此,则其法为不备耳。

又曰:寸关尺分上中下切之是矣。然其中有上而兼中者,有中而兼下者,有中而兼上下者,又不可不知之也。如寸脉浮而连于关,关脉数而连于尺,如关脉大而连于寸尺者是也。此又当合寸关尺而同观,又不可专主于寸而不及关,专主于关而不及寸尺,又在临症切脉而变通之也。

又曰:脉宜分观,以别虚实,然又有合寸关尺以分虚实者。大约左之寸关尺齐旺者乃外感居多,右之寸关尺齐旺者乃内伤居多;非单左寸旺为外感,右寸旺为内伤也。

又曰:寸关尺分观之后,又宜合观,不分观不知其细,不合观不得其和。故分观之时,当以一指切其脉;合观之时,又当以三指切其脉也。

又曰:看寸关尺三部之脉,先切关脉,而后看寸脉,由寸脉而后看尺脉,左右相同。

又曰:今人看脉,男先看左,女先看右。男女之脉,何尝有异,正不必如此拘拘也。

又曰:凡人脉贵有胃气。胃气者,平气也。毋论寸关尺,下指之时,觉有平和之象,即是有胃气也。非独关平和,始有胃气耳。

又曰:脾与胃为表里,胃病则脾必病,脾病则胃亦病,病安有胃气哉?故脾脉与胃脉同观,所以脾胃之脉,皆在右关切之耳。

又曰:胃旺而脉愈微,胃衰而脉愈盛,故右关大旺,反是胃气之虚也。然而右关之旺,又由于左关之旺也,左关旺而右关不能衰,此木来克土之象,又不可不知之也。

又曰:三部之脉,前人以尺脉为根,似乎切脉重在尺也。不知本实先拨,固然枝叶难荣;然而过于摧残,如狂风大雨拔木折枝,根亦随竭。此脉所以必统三部而分观之也。

又曰:寸关尺各有内外之分,尺外尺里,关外关里,寸外寸里,皆从左右以分内外,而非上下以分内外也。余注《内经》,已详言之矣。而鬼真君不言及此者,盖举其要而示人耳。

又曰:脉分三部,上寸也,中关也,下尺也。寸之内,又分左右,左寸候心,而包络、膻中统其内;右寸候肺,而胸脘、咽喉统其内。关之内又分左右,左关候肝,而胆、胁、膈则统其内;右关候脾,而胃则统其内。尺之内又分左右。左尺候肾之水,而小肠、膀胱、小腹、股、膝统其内;右尺候肾之火,而大肠、腰、胫、胻①统其内。三焦有上焦中焦下焦之异,上焦属于寸,中焦属于关,下焦属于尺,不可于右肾候之也。命门为十二经之主,不属于右肾,而不得不候之于右肾也。部位既明,切脉自无疑。

又曰:鬼真君所分之部位,一皆准于《内经》,与王叔和所定,大相悬殊,世人见之,未有不惊异者也。然而鬼真君正恐人惊异单言五脏,而不言七腑,铎虑部位不明,又将何以诊脉,故于前条细列以问世。第鬼真君之意,但知五脏之脉,正不必又

————————

①胻:原缺,据文义补。

及七腑之脉也。铎重言之，似乎饶舌矣。

又曰：五脏各有表里，心则与小肠为表里也，肝则与胆为表里也，肺则与大肠为表里也，脾则与胃为表里也，肾则与膀胱为表里也，表病则里病，原相关切，故治里正所以治表也，何必分表是表而不属之于脏，里是里而不属之于腑哉？

第四篇

鬼真君曰：诊脉宜分生死，决日当定时辰。伤寒热病，洪大生而沉细死。产后热病，缓滑吉而弦急凶。头痛之疴，生于浮滑而死于短涩。腹胀之症，死于虚小而生于大浮。下痢活于微小，浮洪反有难疗之叹。颠狂全于实大，沉细转兴莫救之忧。消渴数大有生机，虚小愁其阴尽；霍乱浮洪无死法，微迟虑彼阳亡。中风最喜迟浮，急实者何能起死。中恶偏宜紧细，浮大者不易回生。心痛沉细，非比浮大之难医。水气大浮，不似沉细之莫疗。吐血鼻衄，沉弱沉细者生，实大浮大俱为亡兆；中毒肠辟，洪大滑大者吉，微细滑细各是危征。喘急宜浮华，短涩云亡；咳嗽尚浮濡，沉伏决毙。久泻反宜微细，浮洪者多至归阴。新产切忌大弦，缓滑者宁忧辞世。呕吐虚细者吉，实大则限于奏功；痨瘵浮华者佳，细数则难以取效。盗汗惟嫌紧数，虚小无愁；失血止虑浮洪，细弱可喜。内实者吉，在浮洪沉细有变迁之祸；内虚者吉，在沉细浮大无存活之祥。痹症尤嫌浮大，细涩长延；厥病更忌紧弦，洪数即解。癥瘕见细微而可喜，弦滑者危；眩冒见浮华而相宜，沉涩者重。黄疸不宜急数，迟滑易于分消；白淋偏贵濡迟，涩弱艰于止遏。便闭生于微细，洪大有阴尽之伤；发汗生于虚小，弦洪有亡阳之失。腹痛沉伏，多入泉台；胁痛扎大，定趋死路。脱症结代，难留人世；喘症促革，易走冥途。关格涩伏，常登鬼箓；痈疽滑大，转庆生缘。结胸现沉紧，半寄于死亡；脏结现浮滑，速痊于淹滞。直中阴经，丧沦带结；忽成热病，全活浮洪。发斑洪大，未是死征；噎膈数细，实非生气。偏枯之症，弦滑何愁；歪邪之疴，数大可治。噤口之痢，结涩不易疗；中暑之症，沉伏不须惊。循衣摸床，细小犹堪救援；遗尿撒手，促革必至丧捐。筋青囊缩，微短殒殁；舌黑发直，数大焦枯。脐突唇裂，结代应殂；口张足肿，短促何延？呃逆不止，短丧就木；懊忱无休，微弱加餐。血晕散促，顷刻归阴；肠结搏坚，旦夕歌露。

更有带钩之象，心死可定于九日；弹石之状，肾死必结于七朝。弓弦之张，肝死定亡于十八；釜沸之乱，脾死可决于四三。浮水之景，肺死应丧于十二也。尚有秘法，可以馨传于万年。如见前形，不必问现于何脏，见虾游而断八日之必死，见雀啄而决七日之必亡，见吹毛而言四日之必危，见解索而许一日之必逝，见屋漏而定五日之必陨。其余死亡，可据推断。

陈士铎曰：死亡之脉，不尽于此，然而得此，正易决存亡也。

又曰：《素问》《灵枢》，载死亡之脉甚备，二书参观，更无差错。

又曰：死亡之脉，全在看脉之有神无神。有神者，有胃气也。无神者，无胃气也。故有胃气,虽现死脉而可生;无胃气,即现生脉而必死。又在临症而消息之也。

又曰:脉现死亡,不可轻断死期,往往有用药得宜,虽不能起死为生,然延留数日,亦其常也。《诀》中篇末,有决日之法,愚以为终非定论。但断其必死。而不必先定其日期,当与高明共商之。

又曰:死亡之脉,现之于骤者易救。以脏腑初绝,尚有根可接也。倘时日已久,虽有人参,又何以生之于无何有之乡哉?有无可如何者矣。

又曰:脉有细微欲绝者,多是死亡之脉。然脉有伏而不出,状似细微欲绝,其实绝而未绝也,一出脉而细微之象如失。此等之脉,最难辨别,又当合症而参观之,未可全恃夫切脉也。

又曰:脉有生死之各别,如鱼游、雀啄之类,弹石、解索、屋漏、水流、吹毛之状,自是死脉无疑。见此等之脉,即可决其必亡。苟无此等之现,似乎不宜遽言其死。不知脉贵有神,倘浮沉迟数之间,涩滑大小之际,初按若有,再按若无,或散或乱,或来或去,全无神气,虽非旦夕之云亡,必要岁月之难久,何常非死脉哉!倘代结之脉,按之有神,不过痰涎之壅塞,寒痛之遏抑,暂时之病,未尝非生也。故决人生死,全要看脉之有神无神为贵耳。

第五篇　妇人小儿脉诀

鬼真君曰:阴阳原无二道,男女何有殊形?五脏相同,不必两分彼此;三部亦一,宁须各论参差?惟受娠成胎,独殊男子,故辨妊论孕更别。妇人尺中脉滑,女经不调,且有带淋之病。关中脉涩,天癸已断,宁非郁塞之疴!左寸滑而左尺大,怀子之兆;左尺数则左关微,有儿之征。左寸带纵,两男之祥;右寸带纵,双女之喜。左关左尺脉皆大,心脉流利必三男;右关右尺脉皆大,心脉流利必三女。然三部有一部之滞,未宜遽许为胎;各脉无一脉之顺,何敢轻言是孕。子死母存,尺浮而寸沉;母亡子活,尺涩而寸伏。盖子系于肾,尺浮则子无生气;母系于肺,寸沉则母有生机。子系于尺,尺涩而子之气不散;母系于寸,寸伏而母之根已离。沉细之脉,胎欲离经;浮滑之脉,胞将即产。腹痛腰疼,定然即降;浆来胞破,未可言生。身重体寒面又青,脉无可畏;心烦血燥舌兼黑,脉断堪忧。子母难留,唇口沫出;娘儿全活,面鼻颜黄。新产脉缓,自存胃气;新产脉滑,未损脾阴。实大既形,定非佳信;弦急兼现,岂是麻祥?沉小实为顺候;涩促半作逆观。脉微何足害,尚可回阳;脉洪反宜愁,最嫌逆冷。妇人之脉若此,小儿之诊若何?三部不妨俱数,只虑沉迟;六经各喜均长,翻嫌细小。惟弦紧不可骤扬,恐来风邪之崇;更虚濡不宜长见,虞多水气之殃。急脉形于指下,呕吐而腹痛难痊;大脉浮于关前,泻痢而心惊莫救。见此已可通彼,知偏何难悟全哉!

陈士铎曰:男女之病,彼此相同,原无反背,故有病可据脉而同断也。惟胎产前后,少异于男子,故鬼真君又传此篇,而于论孕娠独详也。至于小儿,原不必切脉,以气血未全，各脉不十分全准。鬼真君之论小儿，亦约略之辞。然而小儿纯阳，所生之病，多是饮食之伤，惊疳吐泻之症，得此数言，以括其全，所谓要言不烦也。

又曰：妇人之脉，少异于男子者，左尺多旺耳。男子左尺旺，实非佳兆；女子左尺旺，此阴血有余，转是佳祥，盖易于受胎也。

又曰：妇人之病最难治者，以其性情多郁耳。郁则气血即不流通，经辄闭塞，而左关随现涩脉矣。故看妇人之脉，贵切关脉，辨其涩与不涩，是第一秘法。虽各经皆有涩脉，而左关不涩，其郁未甚也。

又曰：小儿之脉，弦紧、弦急俱是外邪，除此之外，皆内伤也。治内伤之法，以补脾健胃为先，即治外邪，亦当顾正，虽脉纯现弦紧、弦急，未可单祛外邪也。

诊宗三昧

[清]张　璐　撰，[清]张　登　编纂

概　要

　　《诊宗三昧》，一卷，清·张璐撰，张登编纂。张璐（1617—1699），字路玉，晚年自号石顽老人，江苏长洲（今江苏苏州）人。清代著名医家，与喻昌、吴谦齐名，并称清初三大名医。张氏毕生致力于中医理论研究和临床实践，学验俱丰，著述繁富。本书为其脉学专著。张登乃其子，家学渊源，能继其学。

　　张氏认为，人身有疾，莫不见诸脉络，故治疾犹要于测脉。全书专论脉理，共分宗旨、医学、色脉、脉位、脉象、经络、师传三十二则、口问二十则、逆顺、异脉、妇人、婴儿凡十二篇，于脉学诸多方面，皆有论述。书中最着力处，在"师传三十二则"，实即分述浮、沉、迟、数、滑、涩、虚、实、弦、缓、洪、微、紧、弱、长、短、大、小、芤、濡、动、伏、细、疾、牢、革、促、结、代、散、清、浊凡三十二脉之脉象、主病及脉理。较李时珍《濒湖脉学》二十七脉多出疾、大、小、清、浊五脉。张氏描述脉象形象准确，易于领会，如浮脉"按之稍减而不空，举之泛泛而流利"，沉脉"轻取不应，重按乃得。举指减小，更按益力"。又如涩脉"指下涩滞不前"，言简意赅，可谓以少胜多。故其说多为后人采纳，近世多家《诊断学》亦多取张氏之论。

　　张氏学验俱丰，笔下未免自负，如谓"丹溪《指掌》，撄宁《枢要》，濒湖《脉学》，士材《正眼》，靡不称誉于时，要皆刻舟求剑，按图索骥之说"，颇有目空一切之傲，读者辨之。今据清康熙间金阊书业堂《伤寒大成》本刻本整理。

序

夫人身犹天地也。天地失和,则宇宙为殃;人身失和,则四体为病。所以主之者,在天地惟君,人身惟心,故心为君主。君失其治,则宇宙灾困;心失其养,则四体疾疢。其弭灾困,惟相之调和变理;治疾疢,亦惟医之调和燮理。故曰:不为良相,即为良医。然相失政则残民,医误治则残命。相之与医,岂易言哉!盖天地之九州,人身为九窍;天地之九野,人身为九藏。又石为之骨,土为之肉,江河为血液,草木为毫发,道路为脉络,风为气,雨为汗,雷为声,凡此则人身无不合于天地者。天地有灾,莫不载闻道路;人身有疾,莫不见诸脉络,故治疾犹要于测脉也。予当治邑江城,署多奇疾。遭识张路玉先生,其察脉辨证,辅虚祛实,应如鼓桴。因问之曰:人身脉络众多,取病何独决两腕?云:两寸为心肺之关隘,一身之所主,犹君相之都邑,天下之总会。故天下灾无不肇于都邑,一身病无不形于两腕也。人之六脉,犹廷之六部,天下刑赏与罚,莫不由此。然其昂藏磊落,风论卓绝,迥越常识。其能运天时于指掌,决生死于须臾,又非泛泛可及知。无经天纬地之才者,不可与言医也。以之为良相,又谁曰不可?后以脉学一书索序,曰《诊宗三昧》。予虽不知医,观其论天地阴阳之常变,山川草木之脉理,灵机独发,无不贯通造化。予所云为良相,信然!时因取召赴都,碌碌未遑诺就。今于职务瘁劳,嗽疾复生,思良医不可得,因述数语,邮寄以志仰云。

康熙己巳即墨通家弟郭琇　撰

目　录

宗 旨

石顽老人趺坐绳床,有弟子进问医学宗旨。老人怃然叹曰:崇古圣人立一善政,后世辄增一害民之事。只今伪君子之风,良由文字;夭生民之患,咎始神丹。吾尝纵观万类,无物不有成败之机。人禀造化之灵,不能超乎万类。地水火风,常交战于一体。虽有志者,不无疾疢之危。一有小剧,即从事于医药,往往贪生失生,深可哀悯。逮如愚下无知,罔悟前车已覆之鉴。缘是不得正命者,日以继踵。若夫未达不敢尝者,自古及今,能几人哉。当世之名于医者,有三种大病。一种藉世医之名,绝志圣学,株守家传,恣行削伐,不顾本元,斯皆未闻大道之故;一种弃儒业医,徒务博览,不卒师传,专事温补,极诋苦寒,斯皆不达权变之故;一种欺世盗名,藉口给之便佞,赖声气之交通,高车炫术,曲体趋时,日杀无辜,以充食客之肠,竭厥心力,以博妻孥之笑。斯皆地狱种子,沉沦业识之故。此三种病,非药可除。吾今伏医王力,运六通智,开个教外别传,普救夭札底微妙法门。汝等若有疑团,向前执问,但须迅扫胸中积染,向白地上从新点出个指下工夫。若能顿然超悟,立正宗风,何虑不直接南阳先师一脉乎!

医 学

或问医药之书,汗牛充栋,当以何者为先?答曰:医林著作日繁,葛藤益甚,而识见愈卑。总皆窃取狐涎,搜罗剩语,从无片言发自己灵者。吾故曰:教外别传,不欲汝等堕诸坑堑也。近来留心斯道者,纷如泥沙;求其具凤根者,卒不可得。是不得不稍借文字,以为接引之阶梯。但此夺权造化,负荷非轻。即有真心向道,以天下生民为己任者,入门宗派不慎,未免流入异端。向后虽遇明师检点,头绪决不能清;头绪不清,审证必不能确;审证不确,下手亦无辣气,安望其有转日回天之勋乎?有志之士,务在先明《灵枢》《素问》《伤寒论》《金匮要略》四经,为医门之正法眼藏。然皆义深辞简,质奥难明,读者不可随人作解,以障己之悟门。或遇不能透脱处,撞着银山铁壁相似。于挨拶不入处,忽地顶门迸裂,自然洞若观火,然后看古人注释,却不仍其纰缪。直待胸中学识坚固,随意综览诸家,无往非受其益。即如刘张李朱,世推四大家,观其立言之旨,各执一偏。河间之学,悉从岐伯病机十九条入首,故其立方,一于治热。戴人专于拨乱除邪上起见,故汗吐下法,信手合辙。要知二子道行西北,地气使然之故,不可强也。东垣志在培土以发育万物,故常从事乎升阳;丹溪全以清理形气为本,故独长于湿热。二子之道,虽皆行于东南,然一当颠沛,一当安和,补泻升沉之理,不可不随时迁变也。在学识粗浅者,不能委悉其全,即当因材教诲,指与个捷径工夫,一般到家。惟脉学之言,自古至今,曾无一家可宗者。某不自揣,窃谓颇得其髓。惜不能力正习俗之讹,咸归先圣一脉,是不能无愧于心。或云:夫子之道,昭乎日月,而尚有不辨明暗者,何也?曰:是某之机缘不契,亦众生之机缘不契也。教乘所谓时节因缘,非可强也。吾闻佛法无边,能度一切有情,而不能化导无缘。岂区区智力,能充轫法界,使悉归心至教乎!今观游时师之门者,一皆羊质虎皮,问其所学,无非伪诀、《药性》等书,家弦户诵,不过如斯,今古相仍,莫知其谬。盖伪诀出自高阳生①,皆戴启宗②尝著《刊误》以辟其妄。而聋瞍之师,犹视以为资生至宝者,以其编成俚语,易于习诵也。《药性赋》不知出自何人,乃诬妄东垣所著,尤为发指。吾愿祖龙有知,凡有二书处,请用从火,造福无涯矣。至于王氏《脉经》、杨③氏《太素》,多拾经语,溷厕杂毒于中,偶一展卷,不无金屑入眼之憾。他如紫虚《四诊》、丹溪《指掌》、撄宁《枢要》、濒湖《脉学》、士材《正眼》等,靡不称誉于时,要皆刻舟求剑,按图索骥之说。迨夫得心应手之妙,如风中鸟迹,水上月痕,苟非智慧辨才,乌能测识其微于一毫端上哉!只今诸方云集,向某问个脉法大义,吾当以三昧水涤除尘见,显示个头头是道底活法悟门,不涉纤微陈迹,便可言下荐机,学者毋以余言为尚异也。要知冰即是水,别传之义,原不外乎轩岐仲景祖祖相承之心印。但较当世所言七表八里之法,趋舍殊途,宗旨迥乎角立耳。

色　脉

　　或问:人身四支百骸,藏府经络诸病,皆取决于三部,究竟脉属何类?动是何气?而诊之之法,一如古圣所言否?答言:脉本营气所主,为气血之源,故能出入藏府,交通经络,行于肯綮之间,随气上下鼓动。其指下发现之端,或清或浊,或小或大,或偏小偏大,虽言禀赋不同,实由性灵所发,非可一途而取。纵古圣曲为摩写形象,以推阴阳寒热之机,然亦不过立法大义。明眼之士,贵在圆机活泼,比类而推,何难见垣一方人。盖脉之显著虽微,而所关最钜,其受气在混沌未分之先,流行在胚胎方结之际。天地万物,靡不皆然。如璇玑玉衡,江海潮汐,此天地脉运之常也;白虹贯日,洪水滔天,此天地脉络之病也;穷冬闪电,九夏雹冰,此天地气交之乱也;天愁雨血,地震生毛,此天地非常之变也。至于夏暑冬寒,南暄北冽,乃天地阴阳之偏。人在气交之中,脉象岂能无异?时值天地之变,诊切安得不殊。试观草木无心,其皮干茎叶,皆有脉络贯通,以行津液;顽石无知,亦中怀脉理,以通山泽之气。适当亢燠阴霖,严寒酷暑,则木石皆为变色,况于人乎!姑以脉之常度言之,其始从中焦,循肺一经,而之三部,由中达外,为身中第一处动脉,较诸他处不同。古人虽有浮、沉、滑、涩等辨论之法,然究其源,有形之脉,乃水谷之精所布,禀乎地也;其鼓运之象,是无形之气所激,禀乎天也。而交通天地之气,和合阴阳生生不息之

①高阳生:六朝(一作五代)时医家。

②戴启宗:字同父,元代医家。

③杨:原作"全",按《黄帝内经太素》乃隋杨上善撰,而非全(元起)氏,径改。

机,此则禀乎气交也。况此气血之属,原不可以方圆端倪。即如人之面目,虽五官无异,及细察之,千万人中,从未有一雷同者。《经脉别论》云:诊脉之道,观人勇怯,骨肉皮肤,能知其情,以为诊法。故上古使僦贷季,理色脉而通神明。夫色者神气之所发,脉者血气之所凭。是以能合色脉,万举万全。得其旨,则心目昭如日月,洵非下士可得而拟议焉。《阴阳应象论》言:善诊者,察色按脉,先别阴阳,审清浊而知部分。视喘息,听声音,而知病所苦。观权衡规矩,而知病所主。按尺寸浮、沉、滑、涩,而知病所生,以治则不失矣。此即能合色脉,万举万全之互辞。然其所重,尤在适其性情。故诊不知五过四失,终未免为粗工也。迩来病家亦有三般过差,一者匿其病情,令猜以验医之工拙;一者有隐蔽难言之病,则巧为饰词,以瞒医师;一者未脉先告以故,使医溺于成说。略不加详,虽老成名宿,未免反费推敲。多有自认错谬,喻之不省者。苟非默运内照,鲜不因误致误也。

坐次一人问曰:夫子每云能合色脉,万举万全。设或深闺窈窕,密护屏帏,不能望见颜色,又当何如?曰:是何言之不聪也。尼父有云,举一隅,不以三隅反。但须验其手腕色泽之苍白肥瘠,已见一斑。至若肌之滑涩,理之疏密,肉之坚软,筋之粗细,骨之大小,爪之刚柔,指之肥瘦,掌之厚薄,尺之寒热,及乎动静之安危,气息之微盛,更合之以脉,参之以证,则气血之虚实,情性之刚柔,形体之劳逸,服食之精粗,病苦之逆顺,皆了然心目矣。

复问:五色之应五藏,愚所共知。余皆学人未谙,愿卒闻之,以启蒙昧。曰:某所谓色脉者,仓公五色诊也,乃玉机不刊之秘,知者绝罕。其间奥妙,全在资禀色泽,以参脉证,如影随形,守一勿失。《灵枢》所谓粗守形,上守神者,即此义也。夫神者,色也。形者,质也。假令黄属脾胃,若黄而肥盛,胃中有痰湿也;黄而枯癯,胃中有火也;黄而色淡,胃气本虚也;黄而色黯,津液久耗也。黄为中央之色,其虚实寒热之机,又当以饮食便溺消息之。色白属肺,白而淖泽,肺胃之充也;肥白而按之绵软,气虚有痰也;白而消瘦,爪甲鲜赤,气虚有火也;白而夭然不泽,爪甲色淡,肺胃虚寒也;白而微青,或臂多青脉,气虚不能统血也;若兼爪甲色青,则为阴寒之证矣。白为气虚之象,纵有失血发热,皆为虚火,断无实热之理。苍黑属肝与肾,苍而理粗,筋骨劳勚也;苍而枯槁,营血之涸也;黑而肥泽,骨髓之充也;黑而瘦削,阴火内戕也。苍黑为下焦气旺,虽犯客寒,亦必蕴为邪热,绝无虚寒之候也。赤属心,主三焦。深赤色坚,素禀多火也;赤而腘[1]坚,营血之充也;微赤而鲜,气虚有火也;赤而索泽,血虚火旺也。赤为火炎之色,只虑津枯血竭,亦无虚寒之患。大抵火形人,从未有肥盛多湿者,即有痰嗽,亦燥气耳。若夫肌之滑涩,以征津液之盛衰;理之疏密,以征营卫之强弱;肉之坚软,以征胃气之虚实;筋之粗细,以征肝血之充馁;骨之大小,以征肾气之勇怯;爪之刚柔,以征胆液之淳清;指之肥瘦,以征经气之荣枯;掌之

---

①腘:音 jùn,肌肉突起处,腹中脂肪积聚处。

之厚薄，以征藏气之丰歉；尺之寒热，以征表里之阴阳。《论疾诊尺》云：尺肤热甚，脉盛躁者，病温也。其脉盛而滑者，病且出也。尺肤寒，其脉小者，泄少气。斯皆千古秘密，一旦豁然，询是临机应用，信手拈来，头头是道底第一义，稔须着眼。

脉 位

或问：古人以三部分别藏府，而大小二肠之脉，或隶之于两寸，或隶之于两尺，未审孰是孰非，愿示一定之理，以解学人之惑。答曰：皆是也，皆非也，似是而非者也。缘经无显论，所以拟议无凭。要知两手三部，咸非藏府定位，不过假道以行诸经之气耳。观《灵枢》经脉，虽各有起止，各有支别，而实一气相通。故特借手太阴一经之动脉，以候五藏六府十二经之有余不足。其经虽属于肺，实为胃气所主。以藏府诸气，靡不本之于胃也。《五藏别论》云：气口何以独为五藏主。胃者水谷之海，六府之大源也。五味入口，藏于胃，以养五藏气，气口亦太阴也。是以五藏六府之气，皆出于胃，变见于气口。《经脉别论》云：食气入胃，经气归于肺，肺朝百脉。气归于权衡，权衡以平。气口成寸，以决死生。《营卫生会》云：人食气于谷，谷入于胃，以传于肺。五藏六府皆以受气，其清者为营，浊者为卫，营行脉中，卫行脉外。即此三段经文，可以默识其微矣。或言两手六部，既非藏府脉位，何《脉要精微论》中有逐部推之之法耶？曰：此即所谓假道以行诸经之气耳。吴草庐曰：医者以寸关尺，辄名之曰此心脉，此肺脉，此脾脉，此肝脉，此肾脉者，非也。五藏六府，凡十二经，两寸关尺，皆手太阴之一脉也。分其部位，以候他藏之气耳。脉行始于肺，终于肝，而复会于肺。肺为出气之门户，故名气口，而为六脉之大会，以占一身焉。李濒湖曰：两手六部，皆肺之经脉，特取以候五藏六府之气耳，非五藏六府所居之处也。即《内经》所指藏府部位，乃是因五行之气而推。火旺于南，故心居左寸；木旺于东，故肝居左关；金旺于西，故肺居右寸；土旺于中，而寄位西南，故脾胃居于右关；水旺于北，故居两尺。人面南，司天地之化，则左尺为东北也。东北为天地始生之界，人在胎息之中，则两肾先生，以故肾曰先天。在五行则天一生水。水性东行，膀胱为水注之器。肾司北方之令，又居下部，则其气化从此而推也宜矣！然肾本有二，同居七节左右。右者独非肾乎！独不主精气乎！独不司闭蛰封藏之令乎！盖人身同乎造物，凡呼吸运动，禀乎乾健；藏府躯壳，合于坤舆。以分野言，则肾当箕尾燕冀之界。其地风高土厚，水都潜行地中，结成煤火，以司腐熟之权。人应其气，则三焦之火，彼此交通。况三焦鼎峙两肾之间，以应地运而右转。是虽右尺偏相火，为生人生物之源，因有命门之号。其实两肾皆有水火，原无分于彼此。以故岐伯于寸关二部，俱分左右；尺独不分者，一皆主乎肾也。肾为先天一气之始，故首言尺内两傍，则季胁也。尺外以候肾，尺里以候腹。腹者，大小二肠在其中矣，膀胱亦在其中矣。以经气言之，平居无病之时，则二肠之气，未尝不随经而之寸口也。以病脉言之，则二肠司传化之任，病则气化不顺，而为留滞，又必验之于尺矣。曷观长沙论中,凡正阳明府证,必尺中有力,方用承气,此非尺里以候腹之一验乎!吾故曰:皆是也,皆非也,似是而非者也。盖尺外者,尺脉之前半部也;尺里者,尺脉之后半部也。前以候阳,后以候阴。人身背为阳,肾附于背,故外以候肾;腹为阴,故里以候腹也。东方生木,木应肝而藏于左,故借左关以候肝胆之气。土居中位而旺于四季,独以长夏湿土气蒸之时,为之正令。故经以之分隶右关。所谓中附上,左外以候肝,内以候鬲。右外以候胃,内以候脾。鬲者,鬲膜之谓,中焦所主,胆在中矣。中附上者,附尺之上而居于中,即关脉也。肝为阴中之阳藏,亦附近于背。故借左关之外以候肝,内以候鬲。右关之前以候胃,以候脾。脾胃皆中州之官。以藏府言,则胃为阳,脾为阴,故外以候胃,内以候脾也。火生于木而应乎心,合乎脉,谓之牝藏。牝者阳也,左为阳,寸为阳中之阴,故宜候之左寸。金生于土而应乎肺,与胃一气贯通,而主西方金气,故《经》以之候于右寸。所云上附上,右外以候肺,内以候胸中;左外以候心,内以候膻中。膻中者,心主之宫城,胞络之别名。胸中者,鬲膜之上皆是也。上附上者,言上而又上,则寸口也。五藏之位,惟肺最高,故右寸之前以候肺,后以候胸中。心为虚灵之藏,而为君主之火,性喜上炎,又喜附木而燔,然其行令,皆属胞络。故左寸之前以候心,后以候膻中之气也。详本篇六部,但言五藏,不及六府,而独不遗其胃者,以经络五藏。皆禀气于胃,五藏之本也。藏气不能自致于手太阴,必因胃气乃至手太阴也。原夫两手六部,虽皆肺经之一脉,而胃气实为之总司。足阳明一经,与诸经经经交贯,为后天气血之本源。即先天之气,亦必从此而化。每见阴虚血耗之人,日服六味四物,不得阳生之力,则阴无由而长也。

或问:六部皆属肺经,皆主胃气,以推藏府之病,敬闻命矣。而《灵枢》十二经,独以人迎寸口言者,何也?曰:此辨别藏府诸经之盛衰,及外内诸邪之纲主也。夫寸口即是气口,又谓脉口,以配人迎。昔人所谓关前一分,人命之主,即此脉也。

复问:其后诸经之脉,又以三倍再倍一倍言者,此又何耶?曰:三阴三阳之谓也,逆其旨,则手足太阴谓之三阴,故盛者寸口大三倍于人迎;手足少阴谓之二阴,故盛者寸口大再倍于人迎;手足厥阴谓之一阴,故盛者寸口大一倍于人迎。在阳经则不然,其手足阳明谓之二阳,以二经所主津液最盛,故盛者人迎大三倍;手足太阳谓之三阳,以二经所主津液差少,故盛者人迎只大再倍;手足少阳谓之一阳,以二经所主津液最少,故盛者人迎仅大一倍也。

或言人迎主表,气口主里,此言人迎主府,气口主藏者,何也?盖人迎主表,气口主里,是主邪气而言。人迎盛坚者伤于寒,气口盛坚者伤于食也。此言人迎主府,气口主藏,是指经气而言,原未尝指府藏也。以人迎主在津血,津血灌注六府,而偏丽于左;气口主在神气,神气钟于五藏,而偏丽于右。此阴阳血气流行之道。以上下言之,则寸为阳,尺为阴;以左右言之,则人迎为阳,气口为阴。须知人之血气,与流水无异,水性东行,若得风涌,即随之而逝,不可拘于南北也。人身经脉营运亦然,虽血喜归肝,气喜行脾,而有左右之属,若得其火,即随之而上炎;得其风,则随之而外扰。变幻之机,靡所不至,岂复拘于部分哉?

脉　象

或问:人身脉位,既无一定之法,但以指下几微之象,推原藏府诸病,益切茫无畔岸,愿得显示至教,开我迷云。答曰:汝等今日各从何来?或言某从西南平陆而来,或言某由西北渡水而来,或言某于东南仄径遇师于不期之中。因谕之曰:良由汝等识吾居处,得吾形神,故不拘所从,皆可邂逅,否则觌面错过矣。故欲识五藏诸病,须明五藏脉形。假如肝得乙木春升之令而生,其脉若草木初生,指下软弱招招,故谓之弦。然必和滑而缓,是为胃气,为肝之平脉。若弦实而滑,如循长竿,弦多胃少之脉也;若弦而急强,按之益劲,但弦无胃气。加以发热,指下洪盛,则木槁火炎而自焚矣。所谓火生于木,焚木者,原不出乎火也。若微弦而浮,或略带数,又为甲木之象矣。若弦脉见于人迎,肝气自旺也。设反见于气口,又为土败木贼之兆。或左关虽弦,而指下小弱不振,是土衰木萎之象,法当培土荣木。设投伐肝之剂,则脾土愈困矣。若弦见于一二部,或一手偏弦,犹为可治。若六脉皆弦,而少神气,为邪气混一不分之兆。《灵枢》有云:人迎与寸口气大小等者,病难已。气者,脉气也。凡脉得纯藏之气,左右六部皆然者,俱不治也。或肝病证剧,六部绝无弦脉,是脉不应病,亦不可治。举此以为诸脉之例,不独肝藏为然也。心属丙丁而应乎夏,其脉若火之燃薪,指下累累,微曲而濡,故谓之钩。然必虚滑流利,是为胃气,为心之平脉。若喘喘连属,其中微曲,钩多胃少之脉也;若瞥瞥虚大,前曲后居,但钩无胃气也。若虚大浮洪,或微带数,又为丙火之象。故钩脉见于左寸,包络之火自旺也;或并见于右寸,火乘金位之兆。设关之外微曲,又为中宫有物阻碍之兆也。脾为己土而应于四季,虽禀中央湿土,常兼四气之化而生长万物,故其脉最和缓,指下纤徐而不疾不迟,故谓之缓。然于和缓之中,又当求其软滑,是谓胃气,为脾之平脉。若缓弱无力,指下如循烂绵,缓多胃少之脉也;若缓而不能自还,代阴无胃气也;若脉虽徐缓而按之盈实,是胃中宿滞蕴热;若缓而涩滞,指下模糊,按之不前,胃中寒食固结,气道阻塞之故耳;若缓而加之以浮,又为风乘戊土之象矣。设或诸部皆缓,而关部独盛,中宫湿热也;诸部皆缓,寸口独滑,鬲上有痰气也;诸部皆缓,两尺独显弦状,岂非肝肾虚寒,不能生土之候乎?肺本辛金而应秋气,虽主收敛,而合于皮毛,是以不能沉实。但得浮弱之象于皮毛间,指下轻虚,而重按不散,故谓之毛。然必浮弱而滑,是为胃气,为肺之平脉。若但浮不滑,指下涩涩然如循鸡羽,毛多胃少之脉也。昔人以浮涩而短,为肺藏平脉,意谓多气少血,脉不能滑,不知独受营气之先,营行脉中之第一关隘。若肺不伤燥,必无短涩之理,即感秋燥之气,亦病肺耳,非肺气之本燥也。若浮而无力,按之如风吹毛,但毛无胃气也。加以关尺细数,喘嗽失血,阴虚阳扰,虽神丹不能复图也。若毛而微涩,又为庚金气予不足之象矣;若诸部皆毛,寸口独不毛者,肠虚浊阴用事,兼挟痰气于上也。诸部不毛,气口独毛者,胃虚不能纳食,及为泄泻之征也。肾主癸水而应乎冬,脉得收藏之令,而见于筋骨之间,按之沉实,而举指流利,谓之曰石。然必沉濡而滑,是谓胃气,乃肾之平脉。若指下形如引葛,按之益坚,石多胃少之脉也;若弦细而劲,如循刀刃,按之搏指,但石无胃气也;若按之虽石,举之浮紧,又为太阳壬水受邪之象矣。若诸脉不石,左寸独石者,水气凌心之象;右关独石者,沉寒伤胃之象也。可知五脉之中,必得缓滑之象,乃为胃气,方为平脉。则胃气之验,不独在于右关也。况《内经》所言,四时之脉,亦不出乎弦、钩、毛、石。是知五藏之气,不出五行;四时之气,亦不出于五行。故其论脉,总不出五行之外也。但当察其五脉之中,偏少冲和之气,即是病脉。或反见他藏之脉,是本藏气衰,他藏之气乘之也。每见医守六部之绳墨,以求藏府之虚实者,是欲候其人,不识声形笑貌,但认其居处之地也。若得其声形笑貌,虽遇之于殊方逆旅,暗室隔垣,未尝错认以为他人也。犹之此经之脉见于他部,未尝错认以为他经之病也。至于临病察脉,全在活法推求。如诊富贵人之脉,与贫贱者之脉,迥乎不侔。贵显之脉,常清虚流利;富厚之脉,常和滑有神;贱者之脉,常浊壅多滞;贫者之脉,常蹇涩少神,加以劳勤,则粗硬倍常。至若尝富贵而后贫贱,则营卫枯槁,血气不调,脉必不能流利和滑,久按索然。且富贵之证治,与贫贱之证治,亦截然两途。富贵之人,恒劳心肾,精血内戕,病脉多虚。总有表里客邪,不胜大汗大下,全以顾虑元气为主,略兼和营调胃足矣;一切苦寒伤气,皆在切禁。贫贱之人,藜藿充肠,风霜切体,内外未尝温养,筋骸素惯疲劳,藏府经脉,一皆坚固,即有病苦忧劳,不能便伤神志,一以攻发为主;若参耆桂附等药,咸非是辈所宜。惟尝贵后贱,尝富后贫之人,素享丰腴,不安粗粝,病则中气先郁,非但药之难应,参耆或不能支,反增郁悒之患,在所必至。非特富贵之脉证,与贫贱悬殊,即形体之肥瘠,亦是不同。肥盛之人,肌肉丰厚,胃气沉潜,纵受风寒,未得即见表脉,但须辨其声音涕唾,便知有何客邪。设鼻塞声重,涕唾稠黏,风寒所伤也;若虽鼻塞声重,而屡咳痰不即应,极力咯之,乃得一线黏痰,甚则咽腭肿胀者,乃风热也。此是肥人外感第一关键。以肥人肌气充盛,风邪急切难入,因其内多痰湿,故伤热最易。惟是酒客湿热,渐渍于肉理,风邪易伤者有之。否则形盛气虚,色白肉松,肌腠不实之故,不可以此胶执也。瘦人肌肉浅薄,胃气外泄,即发热头痛,脉来浮数,多属于火。但以头之时痛时止,热之忽重忽轻,又为阴虚火扰之候也。惟发热头痛,无间昼夜,不分重轻,人迎浮盛者,方是外感之病。亦有表邪兼挟内火者,虽发热头痛,不分昼夜轻重,而烦渴躁扰,卧寐不宁,皆邪火烁阴之候。虽宜辛凉发散,又当顾虑其阴。独形瘦气虚,颜白唇鲜,卫气不固者,最易伤风,却无内火之患矣。矧吾江南之人,元气最薄,脉多不实,且偏属东方,木火最盛,治之稍过,不无热去寒起之虑。而膏粱之人,豢养柔脆,调适尤难。故善治大江以南病者,不难遍行宇内也,但要识其所禀之刚柔,情性之缓急耳。西北之人,惯拒风寒,素食煤火,外内坚固,所以脉多沉实,一切表里诸邪,不伤则已,伤之必重,非大汗大下,峻用重剂,不能克应。滇粤之人,恒受瘴热,惯食槟榔,表里疏豁,所以脉多微数,按之少实。纵有风寒,只宜清解,不得轻用发散,以表药性皆上升横散,触动瘴气,发热漫无止期,不至津枯血竭不已也。经云:西北之气,散而寒之;东南之气,收而温之。所谓同病异治也。是以他方之人,必问方隅水土,傍观者以为应酬套语,曷知其为察脉审证用药之大纲。故操司命之权者,务宜外息诸缘,内心无惴,向生死机关下个竿头进步工夫,自然不落时人圈缋。当知医门学问,原无深奥难明处,但得悉其要领,活法推求,便可一肩担荷,又何必搜罗百氏,博览群书,开凿寻文解义之端,愈滋多歧之惑哉。

经 络

或问:奇经诸脉,何以异于十二经,而以奇字目之?答曰:夫十二经者,经脉之常度也,其源各从藏府而发,虽有枝别,其实一气贯通,曾无间断,其经皆直行上下,故谓之经。十五络者,经脉之联属也,其端各从经脉而发,头绪散漫不一,非若经脉之如环无端也,以其斜行左右,遂名曰络。奇经为诸经之别贯,经经自为起止,各司前后上下之阴阳血气,不主一藏一府,随邪气之满溢而为病,故脉之发现诸部,皆乖戾不和,是古圣以奇字称之,非若经气之常升,络气之常降也。所以者何?盖缘经起中焦,恒随营气下行极而上,故其诊在寸;络起下焦,恒附营气上行极而下,故其诊在尺。虽经有明谕,而世罕究其旨者。《通评虚实论》云:经络皆实,寸脉急而尺缓。言经中所受之邪,既随经而盛于上,络气虽实,当无下陷之邪,则尺部不为之热满矣。次云:络气不足,经气有余,脉口热满,尺部寒涩。有余则热满,是指邪气而言,非经气之充实也;不足则寒涩,络气本虚之验也。又云:经虚络满者,尺部热满,脉口寒涩。络满亦指邪气,以经中之邪陷于络,故尺部为之热满也。按《金匮》云:极寒伤经,极热伤络。盖经受寒邪而发热,络受热邪,而传次溢入于奇经矣。然经络之脉,虽各有疆界,各有司属,各有交会,而实混然一区,全在大气鼓运,营血灌注,方无偏胜竭绝之虞。《经》云:气主煦之,血主濡之。又言邪在气,气为是动;邪在血,血为所生病。是以十二经脉,各以分隶气血之所属也。其经络二字,方书中靡不并举,曷知络脉皆不离本经之部分,虽十二经外别有阴络、阳络、脾之大络三种,而为病亦不殊本经之血气也。盖络脉之病,虽略亚于本经,然邪伏幽隐,气难升散,不似经脉之循经上下,易于开发也。而奇经又为十二经之约束,若藏气安和,经脉调畅,八脉之形,无从而见也。即经络受邪,不至满溢,与奇经亦无预也。惟是经络之邪热满,势必溢入于奇经,所以越人有沟渠满溢,诸经不能复拘之喻。试推伤寒之邪,皆从阳维而传次三阳,从阴维而传次三阴,未尝循十二经次第也。或有藏气内结,邪气外溢,竟从奇经受病者有之。

复问:八脉之形象与病苦,可得闻乎?答曰:在经有也。吾尝考诸经中,言冲脉直上直下而中央牢,病苦逆气里急;督脉直上直下而中央浮,病苦脊强,不得俯仰;任脉横寸口边,丸丸紧细而长,病苦少腹切痛,男子内结七疝,女子带下瘕聚;阳维尺外斜上至寸而浮,病苦寒热,溶溶不能自收持;阴维尺内斜上至寸而沉,病苦心痛,怅然失志;阳跷寸口左右弹,浮而细绵绵,病苦阴缓而阳急;阴跷尺内左右弹,沉而细绵绵,病苦阳缓而阴急;带脉中部左右弹而横滑,病苦腹痛,腰溶溶若坐水中。《内经》所言奇经之脉象如是。凡遇五痫七疝,项痉背强,发歇不时,外内无定之证,刚劲不伦,殊异寻常之脉,便于奇经中求之。

或问:奇经之奇字,昔人咸以奇偶之奇为训,未审孰是?因语之曰:读书须要自立主见,切勿浮澼澼地随人脚跟。设泥昔人奇偶之说,不当有阴阳维跷之配偶也。坐客皆举手称善,请著玉版,以为奇恒之别鉴。

师传三十二则

或问:诊切之法,何者为宗?答曰:诊切之法,心空为宗。得其旨,言下可了;不得其旨,虽遍读五车,转增障碍。祇如日月,岂不净耶?而盲者不见,是盲者过,非日月咎。

客云:若尔则古人历陈某脉某病,凿凿诸例,将有适于用乎,无适于用乎?答曰:大似向泥人祈祷,有时灵应,有时不灵应。

客云:法法纰缪,安得涤除玄览,参五色之诊乎?答曰:除却胸中落索,空空地向己灵上究去,了得浮脉之义,便了得沉脉之义,触类旁通,诸脉皆了无余蕴矣!夫脉学者,大医王之心印,非大智慧、大辨才,难以语此。吾尝疾首生民,不闻炎黄之垂诲,永违仲景之至言,逮后唐处士《千金方》,直接长沙一脉,又以立法险峻,不易跻攀,乃致造诣日卑,风斯日下。今我不惜广长,开陈圣教,为众生运无尽灯,譬诸一灯然百千灯,冥者皆明,明终无尽,庶不没宿昔先师垂诲,吾当逐一为汝陈之。

浮① 浮脉者,下指即显浮象,按之稍减而不空,举之泛泛而流利,不似虚脉之按之不振,芤脉之寻之中空,濡脉之绵软无力也。浮为经络肌表之应,良由邪袭三阳经中,鼓搏脉气于外,所以应指浮满。在暴病得之,皆为合脉,然必人迎浮盛,乃为确候。若气口反盛,又为痰气逆满之征,否则其人平素右手偏旺之故。有始病不浮,病久而脉反浮者,此中气亏乏,不能内守,反见虚痞之兆。若浮而按之渐衰,不能无假象发见之虞。伤寒以尺寸俱浮,为太阳受病。故凡浮脉主病,皆属于表,但须指下有力,即属有余客邪。其太阳本经风寒营卫之辨,全以浮缓、浮紧分别而为处治。其有寸关俱浮,尺中迟弱者,南阳谓之阳浮阴弱,营气不足,血少之故。见太阳一经,咸以浮为本脉,一部不逮,虚实悬殊。亦有六脉浮迟,而表热里寒,下利清谷者,虽始病有热,可验太阳,其治与少阴之虚阳发露不异。又有下后仍浮,或兼促兼弦兼紧兼数之类,总由表邪未尽,乃有结胸咽痛,胁急头疼之变端,详结胸、藏结及痞之证,皆为下早,表邪内陷所致。究其脉虽变异,必有一部见浮。死

---

①浮:原无,编者后加,以下各脉同。

生虚实之机,在关上沉细紧小之甚与不甚耳。惟阳明府热攻脾,脉虽浮大,心下反鞕者,急需下之,所谓从证不从脉也。其在三阴,都无浮脉,惟阴尽复阳,厥愈足温而脉浮者,皆为愈证。故太阴例有手足温,身体重而脉浮者;少阴例有阳微阴浮者;厥阴例有脉浮为欲愈,不浮为未愈者。须知阳病浮迟兼见里证,合从阴治;阴病脉浮,证显阳回,合从阳治。几微消息,当不越于圣度也。近世陶尚文①浮中沉三法,举世共推,虽卓立己见,究其所云,不论脉之浮沉迟数,但以按之无力,重按全无者,便是阴证。曷知按之无力者,乃虚散之脉,与浮何预哉?逮夫杂证之脉浮者,皆为风象。如类中风痱之脉浮,喘咳痞满之脉浮,烦瞑衄血之脉浮,风水皮水之脉浮,消瘅便血之脉浮,泄泻脓血之脉浮,如上种种,或与证相符,或与证乖互,咸可治疗。虽《内经》有肠澼下白沫,脉沉则生,脉浮则死之例,然风木乘脾之证,初起多有浮脉,可用升散而愈者,当知阴病见阳脉者生,非若沉细虚微之反见狂妄躁渴,难于图治也。

沉 沉脉者,轻取不应,重按乃得,举指减小,更按益力,纵之不即应指,不似实脉之举指幅幅,伏脉之匿于筋下也。沉为藏府筋骨之应,盖缘阳气式微,不能统运营气于表,脉显阴象而沉者,则按久愈微。若阳气郁伏,不能浮应卫气于外,脉反伏匿而沉者,则按久不衰。阴阳寒热之机,在乎纤微之辨。伤寒以尺寸俱沉为少阴受病,故于沉脉之中辨别阴阳,为第一关捩。若始病不发热,无头痛,而手足厥冷脉沉者,此直中阴经之寒证也。若先曾发热头痛,烦扰不宁,至五七日后,而变手足厥冷,躁不得寐而脉沉者,此厥深热深,阳邪陷阴之热证也。亦有始本阳邪,因汗下太过,而脉变沉迟,此热去寒起之虚证也。有太阳证下早,胸膈痞鞕,而关上小细沉紧者,此表邪内陷,阳分之结胸也。若能食自利,乃阳邪下陷,阴分之藏结矣。有少阴病自利清水,口干腹胀,不大便而脉沉者,此热邪陷于少阴也。有少阴病始得之,反发热脉沉者,麻黄附子细辛汤温之,是少阴而兼太阳,即所谓两感也。此与病发热头痛,脉反沉,身体痛,当温之,宜四逆汤之法,似是而实不同也。有寸关俱浮,而尺中沉迟者,此阳证夹阴之脉也。若沉而实大数盛,动滑有力,皆为阳邪内伏;沉而迟细微弱,弦涩少力,皆属阴寒无疑。有冬时伏邪,发于春夏,烦热躁渴,而反脉沉、足冷,此少阴无气,毒邪不能发出阳分,下虚死证也。凡伤寒温热,时疫感冒,得汗后脉沉,皆为愈证,非阳病阴脉之比。有内外有热,而脉沉伏,不数不洪,指下涩小急疾,无论伤寒杂病,发于何时,皆为伏热,不可以其脉之沉伏,而误认阴寒也。至如肠澼自利而脉沉,寒疝积瘕而脉沉,历节痛痹而脉沉,伏痰留饮而脉沉,石水正水而脉沉,胸腹结痛而脉沉,霍乱呕吐而脉沉,郁结气滞而脉沉,咸为应病之脉。若反浮大虚涩,或虽沉而弦细坚疾,为胃气告匮,未可轻许以治也。

迟 迟脉者,呼吸定息,不及四至,而举按皆迟,不似涩脉之参伍不调,缓脉之

---

①陶尚文:陶华,字尚文,号节庵,明代医家,撰有《伤寒六书》《伤寒点点金书》《伤寒全生集》等。

去来徐缓也。迟为阳气不显，营气自和之象，故昔人皆以隶之虚寒，而人迎主寒湿外袭，气口主积冷内滞，又以浮迟为表寒，沉迟为里寒，迟涩为血病，迟滑为气病。此论固是。然多有热邪内结，寒气外郁，而见气口迟滑作胀者，讵可以脉迟概谓之寒，而不究其滑涩之象，虚实之异哉！详仲景有阳明病脉迟，微恶寒而汗出多者，为表未解，脉迟头眩腹满者，不可下；有阳明病脉迟有力，汗出不恶寒，身重喘满，潮热便鞕，手足濈然汗出者，为外欲解，可攻其里；又太阳病脉浮，因误下而变迟，膈内拒痛者为结胸，若此皆热邪内结之明验也。当知迟脉虽现表证，亦属藏气不充，不能统摄百骸，所以邪气留连不解。即有腹满而头眩脉迟，阳分之患未除，禁不可下，直待里证悉具，然后下之，圣法昭然，岂不详审慎重乎。迟为阳气失职，胸中大气不能敷布之候，详迟为在藏一语，可不顾虑藏气之病乎？

数 数脉者，呼吸定息六至以上，而应指急数，不似滑脉之往来流利，动脉之厥厥动摇，疾脉之过于急疾也。数为阳盛阴亏，热邪流薄于经络之象，所以脉道数盛。火性善动而躁急，故伤寒以烦躁脉数者为传，脉静者为不传，有火、无火之分也。即经尽欲解，而脉浮数，按之不芤，其人不虚，不战汗出而解，则知数而按之芤者，皆为虚矣。又阳明例云：病人脉数，数为热，当消谷引食，而反吐者，以发汗，令阳气微，膈内虚，脉乃数也。数为客热，不能消谷，胃中虚冷，故吐也。又胃反而寸口脉微数者，为胸中冷。又脉阳紧阴数为欲吐，阳浮阴数亦吐。胃反脉数，中气大虚，而见假数之象也。人见脉数，悉以为热，不知亦有胃虚，及阴盛拒阳者。若数而浮大，按之无力，寸口脉细者，虚也。经曰：脉至而从，按之不鼓，诸阳皆然。病热而脉数，按之不鼓甚者，乃阴盛拒阳于外而致病，非热也。形证似寒，按之鼓击于指下者，乃阳盛拒阴而生病，非寒也。丹溪云：脉数盛大，按之而涩，外有热证者，名曰中平声寒。盖寒留血脉，外证热而脉亦数也。凡乍病脉数，而按之缓者为邪退；久病脉数，为阴虚之象。瘦人多火，其阴本虚，若形充色泽主人脉数，皆痰湿郁滞，经络不畅而蕴热，其可责之于阴乎？若无故脉数，必生痈疽。如数实而吐臭痰者为肺痈，数虚而咳涎沫者为肺痿。又历考数脉诸例，有云数则烦心者，有云滑数心下结热者，皆包络火旺而乘君主之位也；有云细数阴虚者，水不制火，真阴亏损也；有云数为在府者，阳邪干阳，藏气无预也；有云数则为寒者，少火气衰，壮火食气也。大抵虚劳失血，喘嗽上气，多有数脉，但以数大软弱者为阳虚，细小弦数者为阴虚。非若伤寒衄血之脉浮大，为邪伏于经，合用发汗之比。诸凡失血，脉见细小微数无力者为顺；脉数有热，及实大弦劲急疾者为逆；若乍疏乍数，无问何病，皆不治也。

滑 滑脉者，举之浮紧，按之滑石，不似实脉之幅幅应指，紧脉之往来劲急，动脉之见于一部，疾脉之过于急疾也。仲景云：翕奄沉，名曰滑。滑者紧之浮名也。言忽浮忽沉，形容流利之状，无以过之。滑为多血少气之脉，而昔人又以滑大无力，为内伤元气。曷知滑脉虽有浮沉之分，却无无力之象。盖血由气生，若果气虚，则鼓动之力先微，脉何由而滑耶？惟是气虚不能统摄阴火，而血热脉滑者有之。尝考诸《内经》,有脉滑曰病风,缓而滑曰热中,脉浮而滑曰新病,脉盛滑坚者曰病在外,脉弱以滑是为胃气,滑者阴气有余也,则知滑脉之病,无虚寒之理。他如伤寒温热时行等病,总以浮滑而濡者为可治。故先师论脉,首言大浮数动滑为阳,而杂病以人迎浮滑为风痰,缓滑为中风,气口缓滑为热中,滑数为宿食,尺中弦滑为下焦畜血,又呕吐而寸口迟滑为胸中实,下利而关上迟滑为下未尽,厥逆而脉滑为里有实,详此则滑脉之病,可不言而喻。即经有滑者阴气有余一语,是指阴邪搏阳而言,岂以阴气有余,多汗身寒之病,便可目为血多;又以滑大之脉,牵合无力,而为内伤元气乎?平人肢体丰盛,而按之绵软,六脉软滑,此痰湿渐渍于中外,终日劳役,不知倦怠,若安息则重着酸疼矣。夫脉之滑而不甚有力者,皆浮滑、缓滑、濡滑、微滑之类,终非无力之比。滑为血实气壅之脉,悉属有余。妇人身有病而脉和滑者为孕,临产脉滑疾者曰离经。若滑而急强,辟辟如弹石,谓之肾绝;滑不直手,按之不可得,为大肠气予不足。以其绝无和缓胃气,故经予之短期。

涩 涩脉者,指下涩滞不前。《内经》谓之参伍不调,叔和喻以轻刀刮竹,通真子[1]譬之如雨沾沙,长沙又以泻漆之绝,此拟虽殊,其义则一。不似迟脉之指下迟缓,缓脉之脉象纤徐,濡脉之来去绵软也。良由津血亏少,不能濡润经络,所以涩涩不调。故经有脉涩曰痹,寸口诸涩亡血,涩则心痛,尺热脉涩为解㑊,种种皆阴血消亡,阳气有余,而为身热无汗之病。亦有痰食胶固中外,脉道阻滞,而见涩数模糊者,阴受水谷之害也。《金匮》云:寸口脉浮大,按之反涩,尺中亦微而涩,知有宿食。有发热头痛,而见浮涩数盛者,阳中雾露之气也。雾伤皮腠,湿流关节,总皆脉涩,但兼浮数、沉细之不同也。有伤寒阳明府实,不大便而脉涩,温病大热而脉涩,吐下微喘而脉涩,水肿腹大而脉涩,消瘅大渴而脉涩,痰证喘满而脉涩,病在外而脉涩,妇人怀孕而脉涩,皆证脉相反之候。间有因胎病而脉涩者,然在二、三月时有之。若四月胎息成形之后,必无虚涩之理。平人无故脉涩,为贫窘之兆,尺中塞涩则艰于嗣。《金匮》云:男子脉浮弱而涩则无子,精气清冷。其有脉塞而鼓如省客[2],左右旁至如交漆[3],按之不得如颓土,皆乖戾不和,殊异寻常之脉,故《素问》列之《大奇》。

虚 虚脉者,指下虚大而软,如循鸡羽之状,中取重按,皆弱而少力,久按仍不乏根。不似芤脉之豁然中空,按久渐出;涩脉之软弱能力,举指即来;散脉之散漫无根,重按久按,绝不可得也。虚为营血不调之候。叔和以迟大而软为虚,每见气虚喘乏,往往有虚大而数者,且言血虚脉虚。独不详仲景脉虚身热,得之伤暑;东垣气

①通真子:刘元宾,字子仪,号通真子,宋代医家,撰有《脉诀机要》三卷,《补注王叔和脉诀》三卷,《补注脉要秘旨》两卷等。

②省客:出《素问·大奇论》:"脉至如省客,省客者脉塞而鼓,是肾气予不足也。"本书《异脉》篇:"省客者,言如省向之客,乍见欲言而迟疑不吐,故以脉塞而鼓四字体贴之。"

③交漆:出《素问·大奇论》:"脉至如交漆,交漆者左右傍至也。"本书《异脉》篇:"交漆者左右傍至也,言指下艰涩不前,重按则不由正道而出,或前大后细,与绵绵如泻漆之绝互发。"

口脉大而虚者，为内伤于气。若虚大而时显一涩，为内伤于血。凡血虚之病，非显涩弱，则弦细芤迟。如伤暑脉虚为气虚，弦细芤迟为血虚，虚劳脉极虚芤迟，或尺中微细小者为亡血失精，男子平人脉虚弱微细者善盗汗出，则气血之分了然矣。慎斋有云：脉洪大而虚者防作泻。可知虚脉多脾家气分之病，大则气虚不敛之故。经云：脉气上虚尺虚，是谓重虚，病在中，脉虚难治。仲景有脉虚者不可吐，腹满脉虚复厥者不可下，脉阴阳俱虚，热不止者死。可见病实脉虚，皆不易治。盖虚即是毛，毛为肺之平脉。若极虚而微如风吹毛之状，极虚而数瞥瞥如羹上肥者，皆为肺绝之兆也。惟癫疾之脉虚为可治者，以其神出舍空，可行峻补。若实大为顽痰固结，搜涤不应，所以为难耳。

实 实脉者，重浊滑盛，相应如参春，而按之石坚，不似紧脉之进急不和，滑脉之往来流利，洪脉之来盛去衰也。实为中外壅满之象。经云：邪气盛则实。非正气本充之谓。即此一语，可为实脉之总归。夫脉既实矣，谅虚证之必无也；证既实矣，谅假象之必无也。但以热邪亢极而暴绝者有之。其为病也，实在表则头痛身热，实在里则膜胀腹满。大而实者，热由中发；细而实者，积自内生。在伤寒阳明病，不大便而脉实则宜下；下后脉实大，或暴微欲绝，热不止者死。厥阴病，下利脉实者，下之死。病脉之逆，从可见矣。盖实即是石，石为肾之平脉；若石坚太过，辟辟如弹石状，为肾绝之兆安。其消瘅、鼓胀、坚积等病，皆以脉实为可治。若泄而脱血，及新产骤虚，久病虚羸，而得实大之脉，良不易治也。

弦 弦脉者，端直以长，举之应指，按之不移，不似紧脉之状如转索，革脉之劲如弓弦也。弦为风木主令之脉，故凡病脉弦，皆阳中伏阴之象。虚证误用寒凉，两尺脉必变弦。胃虚冷食停滞，气口多见弦脉。伤寒以尺寸俱弦，为少阳受病。少阳为枢，为阴阳之交界，如弦而兼浮兼细，为少阳之本脉；弦而兼数兼缓，即有入府传阴之两途。若弦而兼之以沉涩微弱，得不谓之阴乎？经言寸口脉弦者，胁下拘急而痛，令人啬啬恶寒。又伤寒脉弦细，头痛发热者属少阳，此阳弦头痛也，痛必见于太阳。阳脉涩，阴脉弦，法当腹中急痛，此阴弦腹痛也，痛必见于少腹，皆少阳部分耳。少阴病欲吐不吐，始得之，手足寒，脉弦迟者，此胸中实，当吐之。若膈上有寒饮干呕者，不可吐，急温之。详此，又不当以兼沉兼涩概谓之阴，弦迟为胸中实也。审证合脉，活法在人，贵在心手之灵活耳。历诊诸病之脉，属邪盛而见弦者，十常二三；属正虚而见弦者，十常六七。其于他脉之中，兼见弦象者，尤复不少。在伤寒表邪全盛之时，中有一部见弦，或兼迟兼涩，便是夹阴之候。客邪虽盛，急需温散，汗下猛剂，咸非所宜。即非时感冒，亦宜体此。至于素有动气怔忡，寒疝脚气，种种宿病，而挟外感之邪，于浮紧数大之中，委曲搜求，弦象必隐于内。多有表邪脉紧，于紧脉之中按之，渐渐减小，纵之不甚鼓指，便当弦脉例治。于浮脉之中按之敛直，滑脉之中按之搏指，并当弦脉类看。于沉脉之中按之引引，涩脉之中按之切切，皆阴邪内伏，阳气消沉，不能调和百脉，而显弦直之状，良非客邪紧盛之兆。迨夫伤寒坏病,弦脉居多;虚劳内伤,弦常过半。所以南阳为六残贼之首推也。他如病疟寒饮,一切杂病,皆有弦脉。按《金匮》云:疟脉自弦,弦数多热,弦迟多寒。弦小坚者下之差,弦迟者可温之,弦紧者可发汗针灸也,浮大者可吐之,弦数者风发也,以饮食消息主之。饮脉皆弦,双弦者寒也,偏弦者饮也。弦数者有寒饮,沉弦者悬饮内痛。他如腹痛鼓胀,胃反胸痹,癥瘕畜血,中暍伤风,霍乱滞下,中气郁结,寒热痞满等病,种种皆有弦脉。总由中气少权,土败木贼所致。但以弦少弦多,以证胃气之强弱;弦实弦虚,以证邪气之虚实;浮弦沉弦,以证表里之阴阳;寸弦尺弦,以证病气之升沉。无论所患何证,兼见何脉,但以和缓有神,不乏胃气,咸为可治。若弦而劲细,如循刀刃;弦而强直,如新张弓弦,如循长竿,如按横格,皆但弦无胃气也。所以虚劳之脉,多寸口数大,尺中弦细搏指者,皆为损脉,卢扁复生奚益哉!

缓 缓脉者,从容和缓,不疾不徐,似迟而实未为迟,不似濡脉之指下绵软,虚脉之瞥瞥虚大,微脉之微细而濡,弱脉之细软无力也。仲景云:阳脉浮大而濡,阴脉浮大而濡,阴脉与阳脉同等者,名曰缓也。伤寒以尺寸俱微缓者,为厥阴受病。厥阴为阴尽复阳之界,故凡病后得之,咸为相宜。其太阳病,发热头痛,自汗脉浮缓者,为风伤卫证,以其自汗体疏,脉自不能紧盛也。缓为脾家之本脉,然必和缓有神,为脾气之充。若缓甚而弱,为脾气不足;缓而滑利,则胃气冲和。昔人以浮缓为伤风,沉缓为寒湿,缓大为风虚,缓细为痹湿;又以浮缓为风中于阳,沉缓为湿中于阴。盖湿脉自缓,得风以播之,则兼浮缓;寒以束之,则兼沉缓;若中于阴,则沉细微缓,以厥阴内藏风木之气,故脉虽沉,而有微缓之象也。

洪 洪脉者,既大且数,指下累累如连珠,如循琅玕,而按之稍缓,不似实脉之举按幅幅,滑脉之软滑流利,大脉之大而且长也。昔人以洪为夏脉,《内经》以钩为夏脉,遂有钩即是洪之说。以其数大而濡,按之指下委曲旁出,固可谓之曰钩。火性虚炎,所以来盛去衰,按之不实。然痰食瘀积阻碍脉道,关部常屈曲而出,此与夏脉微钩,似同而实不类也。洪为火气燔灼之候,仲景有服桂枝汤大汗出,大烦渴不解。脉洪为温病,温病乃冬时伏气所发,发于春者为温病,发于夏者为热病,其邪伏藏于内而发出于表,脉多浮洪而混混不清,每多盛于右手。亦有动滑不常者,越人所谓行在诸经,不知何经之动也。当此不行内夺,反与解表,不至热交营度不已也。若温热时行,证显烦渴昏热,脉反沉细小弱者,阳病阴脉也;有阳热亢极,而足冷尺弱者,为下虚之证,皆不可治。又屡下而热势不解,脉洪不减,谓之坏病,多不可救。洪为阳气满溢,阴气垂绝之脉,故蔼蔼如车盖者为阳结。脉浮而洪,身汗如油为肺绝。即杂病脉洪,皆火气亢甚之兆。若病后久虚,虚劳失血,泄泻脱元,而见洪盛之脉,尤非所宜。惟愍浊下贱,脉多洪实,又不当以实热论也。

微 微脉者,似有若无,欲绝非绝,而按之稍有模糊之状,不似弱脉之小弱分明,细脉之纤细有力也。微为阳气衰微之脉,经言寸口诸微亡阳。言诸微者,则轻取之微,重按之微,气口之微,尺中之微,皆属气虚。故所见诸证,在上则为恶寒多汗少气之患,在下则有失精脱泻少食之虞,总之与血无预。所以萦萦如蜘蛛丝者,仲景谓阳气之衰。尝见中风卒倒而脉微,暑风卒倒而脉微,皆为虚风之象,其脉多兼沉缓。若中寒卒倒而脉微,为阴邪暴逆,所以微细欲绝也。而伤寒尺寸俱微缓,为厥阴受病,病邪传至此经,不特正气之虚,邪亦向衰之际,是以俱虚,不似少阴之脉微细,但欲寐耳。详二经之脉,同一微也,而有阴尽复阳,阳去入阴之异。即太阳经病之脉微,而有发热恶寒,热多寒少,脉微为无阳者;有面有热色,邪末欲解,而脉微者;有阴阳俱停,邪气不传,而脉反微者。若以微为虚象,不行攻发,何以通邪气之滞耶?必热除身安而脉微,方可为欲愈之机。若太阳证具,而见足冷尺微,又为下焦虚寒之验,可不建其中气,而行正发汗之例乎?

紧 紧脉者,状如转索,按之虽实而不坚,不似弦脉之端直如弦,牢革之强直搏指也。紧为诸寒收引之象,亦有热因寒束,而烦热拘急疼痛者,如太阳寒伤营证是也。然必人迎浮紧,乃为表证之确候。若气口紧坚,又为内伤饮食之兆,《金匮》所谓脉紧头痛,风寒腹中有宿食也。仲景又云:曾为人所难,紧脉从何而来。假令亡汗若吐,以肺里寒,故令脉紧也。假令咳者,坐饮冷水,故令脉紧也。假令下利,以胃中寒冷,故令脉紧也。详此三下转语,可谓曲尽紧脉为病之变端。而少阴经中,又有病人脉阴阳俱紧,反汗出者,亡阳也。此属少阴,法当咽痛而复吐利,是谓紧反入里之微验。又少阴病脉紧,至七八日,下利脉暴微,手足反温,脉紧反去,为欲解也。虽烦,下利必自愈。此即紧去人安之互辞。辨不可下脉证中,则有脉来阴阳俱紧,恶寒发热,则脉欲厥。厥者,脉初来大,渐渐小,更来渐渐大,是其候也。此亦紧反入里之互辞。因误下而阳邪内陷,欲出不出,有似厥逆进退之象,故言欲厥。脉虽变而紧状依然,非营卫离散,乍大乍小之比。而《脉法》中,复有寸口脉微,尺脉紧,其人虚损多汗,知阴常在,绝不见阳之例,可见紧之所在,皆阳气不到之处,故有是象。夫脉按之紧如弦,直上下行者痉,若伏坚者为阴痉,总皆经脉拘急,故有此象。若脉至如转索,而强急不和,是但紧无胃气也,岂堪尚引日乎?

弱 弱脉者,沉细而软,按之乃得,举之如无,不似微脉之按之欲绝,濡脉之按之若无,细脉之浮沉皆细也。弱为阳气衰微之候。夫浮以候阳,今浮取如无,阳衰之明验也,故伤寒首言弱为阴脉。即阳经见之,亦属阳气之衰。经言寸口脉弱而迟,虚满不能食;寸口脉弱而缓,食卒不下,气填膈上。上二条,一属胃寒,一属脾虚,故皆主乎饮食。又形作伤寒,其脉不弦紧而弱;太阳中暍,身热疼重而脉微弱。可见脉弱无阳,必无实热之理。只宜辨析真阳之虚,与胃气之虚,及夏月伤冷水,水行皮中所致耳。在阴经见之,虽为合脉,然阳气衰微已极,非峻温峻补,良难春回寒谷也。惟血痹虚劳,久嗽失血,新产及老人久虚,脉宜微弱。然必弱而和滑,可卜胃气之未艾。若少壮暴病而见脉弱,咸非所宜。即血证虚证,脉弱而兼之以涩,为气血交败,其能荣爨下之薪乎。

长 长脉者,指下迢迢而过于本位,三部举按皆然,不似大脉之举之盛大,按之少力也。伤寒以尺寸俱长,为阳明受病。《内经》又以长则气治,为胃家之平脉。胃为水谷之海,其经多气多血,故显有余之象,然必长而和缓,方为无病之脉。若长而浮盛,又为经邪方盛之兆。亦有病邪向愈而脉长者。仲景云:太阴中风,四肢烦疼,阳脉微,阴脉涩,而长者为欲愈。盖风本阳邪,因土虚木乘,陷于太阴之经,而长脉见于微涩之中,疼热发于诸阳之本,询为欲愈之征,殊非病进之谓。且有阴气不充,而脉反上盛者,经言寸口脉中手长者,曰足胫痛是也。此与秦越人遂上鱼为溢,遂入尺为覆,及上部有脉,下部无脉,关格吐逆,不得小便,同脉异证,不可与尺寸俱长之脉,比例而推也。

短　短脉者,尺寸俱短,而不及本位,不似小脉之三部皆小弱不振,伏脉之一部独伏匿不前也。经云:短则气病。良由胃气厄塞,不能条畅百脉,或因痰气食积,阻碍气道,所以脉见短涩促结之状。亦有阳气不充而脉短者,经谓寸口脉中手短者,曰头痛是也。仲景云:汗多重发汗,亡阳谵[1]语,脉短者死,脉自和者不死。又少阴脉不至,肾气绝,为尸厥。伤寒六七日,大下后,寸脉沉而迟,手足厥冷,下部脉不至,咽喉不利,唾脓血者难治。戴同父云:短脉只当责之于尺寸,若关中见短,是上不通寸为阳绝,下不通尺为阴绝矣。曷知关部从无见短之理,昔人有以六部分隶而言者,殊失短脉之义。

大　大脉者,应指满溢,倍于寻常,不似长脉之但长不大,洪脉之既大且数也。大脉有虚实阴阳之异。经云:大则病进。是指实大而言。仲景以大则为虚者,乃盛大少力之谓。然又以下利脉大者为未止,是又以积滞未尽而言,非大则为虚之谓也。有六脉俱大者,阴不足,阳有余也。有偏大于左者,邪盛于经也;偏大于右者,热盛于内也。亦有诸脉皆小,中有一部独大者;诸脉皆大,中有一部独小者。便以其部,断其病之虚实。且有素禀六阳,或一手偏旺偏衰者,又不当以病论也。凡大而数盛有力,皆为实热。如人迎气口大紧以浮者,其病益甚在外。气口微大,名曰平人。其脉大坚以涩者胀。乳子中风热,喘鸣肩息者,脉实大而缓则生,急则死。乳子,是指产后以乳哺子而言,非婴儿也。产后脉宜悬小,最忌实大,今证见喘鸣肩息,为邪气暴逆,又须实大而缓,方与证合。若实大急强,为邪胜正衰,去生远矣。此与乳子而病热,脉弦小,手足温则生,似乎相左,而实互相发明也。伤寒热病,谵语烦渴,脉来实大,虽剧可治。得汗后热不止,脉反实大躁疾者死。温病大热不得汗,脉大数急强者死,细小虚涩者亦死。厥阴病下利脉大者虚也,以其强下之也。阴证反大发热,脉虚大无力,乃脉证之变,内证元气不足。发热脉大而虚,为脉证之常。虚劳脉大,为血虚气盛。《金匮》云男子平人脉大为劳,气有余便是火也。所以瘦人胸中多气而脉大,病久气衰而脉大,总为阴阳离绝之候。孰谓大属有余,而可恣行攻伐哉?若脉见乍大乍小,为元神无主,随邪气之鼓动,可不慎而漫投汤液耶?

---

①谵,音 zhán,说梦话,病人呓语。

小 小脉者,三部皆小,而指下显然,不似微脉之微弱依稀,细脉之微细如发,弱脉之软弱不前,短脉之首尾不及也。夫脉之小弱,虽为元气不足,若小而按之不衰,久按有力,又为实热固结之象。总由正气不充,不能鼓搏热势于外,所以隐隐略见滑热之状于内也。设小而证见热邪亢盛,则为证脉相反之兆。亦有平人六脉皆阴,或一手偏小者。若因病而脉损小,又当随所见部分而为调适机用,不可不治也。假令小弱见于人迎,卫气衰也;见于气口,肺胃弱也;见于寸口,阳不足也;见于尺内,阴不足也。凡病后脉见小弱,正气虽虚,邪气亦退,故为向愈。设小而兼之以滑实伏匿,得非实热内蕴之征乎?经云:切其脉口滑小紧以沉者,病益甚在中。又云:温病大热,而脉反细小,手足逆者死。乳子而病热,脉悬小,手足温则生,寒则死。此条与乳子中风热互发,言脉虽实大,不至急强,脉虽悬小,四支不逆,可卜胃气之未艾。若脉失冲和,阳竭四末,神丹奚济,非特主产后而言,即妊娠亦不出于是也。婴儿病赤瓣飧泄,脉小手足寒,难已;脉小手足温,泄易已。腹痛,脉细小而迟者易治,坚大而急者难治。洞泄食不化,脉微小流连者生,坚急者死。谛观诸义,则病脉之逆从,可默悟矣。而显微又言,前大后小,则头痛目眩;前小后大,则胸满短气。即仲景来微去大之变辞,虚中挟实之旨,和盘托出矣。

芤 芤脉者,浮大弦软,按之中空,中按虽不应指,细推仍有根气,纵指却显弦大,按之减小中空,不似虚脉之瞥瞥虚大,按之豁然无力也。芤为血虚不能濡气,故虚大如芤,然其中必显弦象。刘三点以为绝类慈葱,殊失弦大而按之减小中空之义。盖虚则阳气失职,芤则经络中空,所以有虚濡无力,弦大中空之异。仲景云:脉弦而大,弦则为减,大则为芤,减则为寒,芤则为虚,虚寒相搏,此名曰革。革则胃气告匮,而弦强搏指,按之无根,非芤脉中空之比。按太阳病有脉浮而紧,按之反芤,本虚战汗而解者。暑病有弦细芤迟,血分受伤者。芤为失血之本脉。经云:脉至如搏,血温身热者死。详如搏二字,即是弦大而按之则减也。又云:脉来悬钩浮为常脉。言浮而中空,按之旁至,似乎微曲之状,虽有瘀积阻滞,而指下柔和,是知尚有胃气,故为失血之常脉。若弦强搏指,而血温身热,为真阴槁竭,必死何疑。凡血脱脉芤,而有一部独弦,或带结促涩滞者,此为阳气不到,中挟阴邪之兆,是即瘀血所结处也。所以芤脉须辨一部两部,或一手两手,而与攻补,方为合法。

濡 濡脉者,虚软少力,应指虚细,如絮浮水面,轻手乍来,重手乍去,不似虚脉之虚大无力,微脉之微细如丝,弱脉之沉细软弱也。濡为胃气不充之象,故内伤虚劳,泄泻少食,自汗喘乏,精伤痿弱之人,脉虽濡软乏力,犹堪峻补峻温。不似阴虚脱血,纯见细数弦强,欲求濡弱,绝不可得也。盖濡脉之浮软,与虚脉相类,但虚则浮大,而濡则小弱也。濡脉之细小,与弱脉相类,但弱在沉分,而濡在浮分也。濡脉之软弱,与微脉相类,但微则欲绝,而濡则力微也。濡脉之无力,与散脉相类,但散则从大而按之则无,濡则从小而渐至无力也。夫从小而渐至无力,气虽不充,血犹未败;从大而按之即无,则气无所统,血已伤残,阴阳离散,将何所恃,而可望其生乎？以此言之，则濡之与散，不啻霄壤矣。

动 动脉者,厥厥动摇,指下滑数如珠,见于关上,不似滑脉之诸部皆滑数流利也。动为阴阳相搏之候,阳动则汗出,阴动则发热,是指人迎气口而言。然多有阴虚发热之脉,动于尺内,阳虚自汗之脉,动于寸口者,所谓虚者则动,邪之所凑,其气必虚。《金匮》有云:脉动而弱,动则为惊,弱则为悸。因真虚而旺气乘之。惟伤寒以大浮数动滑为阳,是专主邪热相搏而言,非虚劳体痛,便溺崩淋脉动之比。而妇人尺脉动甚,为有子之象。经云:阴搏阳别,谓之有子。又云:妇人手少阴脉动甚者,妊子也。以肾藏精,心主血,故二处脉动,皆为有子。辨之之法,昔人皆以左大顺男,右大顺女为言。然妊娠之脉,往往有素禀一手偏大偏小者,莫若以寸动为男,尺动为女,最为有据。

伏 伏脉者,隐于筋下,轻取不得,重按涩难,委曲求之,附着于骨。而有三部皆伏,一部独伏之异。不似短脉之尺寸短缩,而中部显然;沉脉之三部皆沉,而按之即得也。伏脉之病,最为叵测,长沙有趺阳脉不出,脾不上下,身冷肤鞕;少阴脉不至,令身不仁,此为尸厥等例。详伏为阴阳潜伏之候,有邪伏幽隐而脉伏不出者,虽与短脉之象有别,而气血涩滞之义则一。故关格吐逆,不得小便之脉,非偏大倍常,即偏小隐伏,越人所谓上部有脉,下部无脉是也。凡气郁血结久痛,及疝瘕留饮,水气宿食,霍乱吐利等脉,每多沉伏,皆经脉阻滞,营卫不通之故。所以妊娠恶阻,常有伏匿之脉,此又脉证之变耳。在伤寒失于表散,邪气不得发越,而六脉俱伏者,急宜发汗,而脉自复。刘元宾[①]曰:伏脉不可发汗,谓其非表脉也。而洁古又言:当以麻黄附子细辛汤发之。临病适宜,各有权度,不可执一。若六七日烦扰不宁,邪正交并而脉伏者,又为战汗之兆。如久旱将雨,六合阴晦,雨过庶物皆苏也。不可以伏为阴脉,误投辛热,顷刻昆仑飞焰矣。

细 细脉者,往来如发,而指下显然,不似微脉之微弱模糊也。细为阳气衰弱之候。伤寒以尺寸俱沉细,为太阴受病。太阴职司敷化之权,今为热邪所传,营行之气,不能条畅百脉,所以尺寸皆沉细,不独太阴为然。即少阴之脉,亦多沉细,故仲景有少阴病脉沉细数,不可发汗之禁。此皆外阴内阳,非若严冬卒中暴寒,盛夏暑风卒倒,内外皆阴之比。《内经》细脉诸条,如细则少气,脉来细而附骨者积也,尺寒脉细谓之后泄,头痛脉细而缓为中湿,种种皆阴邪之证验。所以胃虚少食,冷涩泛逆,便泄腹痛,湿痹脚软,自汗失精,皆有细脉,但以兼浮兼沉,在尺在寸,分别而为裁决。如平人脉来细弱,皆忧思过度,内戕真元所致。若形盛脉细,少气不足以息,及病热脉细,神昏不能自持,皆脉不应病之候,不可以寻常虚细论也。

疾 疾脉者,呼吸之间,脉七八至,虽急疾而不实大,不似洪脉之既大且数,却无躁疾之形也。疾脉有阴阳寒热真假之异,如疾而按之益坚,乃亡阳无制,真阴垂

---

①刘元宾:即通真子。

绝之候;若疾而按之不鼓,又为阴邪暴虐,虚阳发露之征。尝攻先辈治按,有伤寒面赤目赤,烦渴引饮而不能咽,东垣以姜附人参汗之而愈。又伤寒畜热内盛,阳厥极深,脉疾至七八至以上,人皆误认阴毒,守真以黄连解毒治之而安。斯皆证治之明验也。凡温病大热躁渴,初时脉小,至五六日后,脉来躁疾,大颧发赤者死,谓其阴绝也。躁疾皆为火象。《内经》有云:其有躁者在手。言手少阴、厥阴二经,俱属于火也。阴毒身如被杖,六脉沉细而疾,灸之不温者死,谓其阳绝也。然亦有热毒入于阴分而为阴毒者,脉必疾盛有力,不似阴寒之毒,虽疾而弦细乏力也。虚劳喘促声嘶,脉来数疾无伦,名曰行尸,《金匮》谓之厥阳独行,此真阴竭于下,孤阳亢于上也。惟疾而不躁,按之稍缓,方为热证之正脉。《脉法》所谓疾而洪大苦烦满,疾而沉细腹中痛。疾而不大不小,虽困可治;其有大小者,难治也。至若脉至如喘,脉至如数,得之暴厥暴惊者,待其气复自平。迨夫脉至浮合,浮合如数,一息十至以上,较之六数七疾八极更甚,得非虚阳外骛之兆乎?

牢 牢脉者,弦大而长,举之减小,按之实强,如弦缕之状。不似实脉之滑实流利,伏脉之匿伏涩难,革脉之按之中空也。叔微[1]云:牢则病气牢固,在虚证绝无此脉,惟湿痉拘急,寒疝暴逆,坚积内伏,乃有是脉。历考诸方,不出辛热开结,甘温助阳之治,庶有克敌之功。虽然,固垒在前,攻守非细,设更加之以食填中土,大气不得流转,变故在于须臾,可不为之密察乎?若以牢为内实,不问所以,而妄行迅扫,能无实实虚虚之咎哉?大抵牢为坚积内着,胃气竭绝,故诸家以为危殆之象云。

革 革脉者,弦大而数,浮取强直,重按中空,如鼓皮之状,不似紧脉之往来劲急,弦脉之按之不移,牢脉之按之益坚也。撄宁生[2]曰:革乃变革之象,虽失常度,而按之中空,未为真藏。故仲景厥阴例中,有下利肠鸣脉浮革者,主以当归四逆汤,得非风行木末,扰动根株之候乎?又云:妇人则半产漏下,男子则亡血失精,《金匮》半产漏下,主以旋覆花汤,得非血室伤惫,中有瘀结未尽之治乎?其男子亡血失精,独无主治,云岐补以十全大补,得非极劳伤精,填补其空之谓乎?是以长沙直以寒虚相搏例之。惟其寒,故柔和之气失焉。惟其虚,故中空之象见焉;岂以革浮属表,不顾肾气之内夺乎?

促 促脉者,往来数疾中忽一止复来,不似结脉之迟缓,中有止歇也。促为阳邪内陷之象。经云:寸口脉中手上击者,曰肩背痛。观上击二字,则脉来搏指,热盛于经之义,朗然心目矣。而仲景太阳例,有下之后脉促胸满者,有下之利遂不止而脉促者,有下之脉促不结胸者,有脉促手足厥冷者。上四条,一为表邪未尽,一为并入阳阴,一为邪去欲解,一为传次厥阴,总以促为阳盛,里不服邪之明验。虽证见厥逆,只宜用灸以通畅,不宜四逆以回阳。明非虚寒之理,具见言外。所以温热发斑,

---

①许叔微,字知可,宋代医家。撰有《仲景三十六种脉法图》《普济本事书》《伤寒百证歌》《伤寒九十论》《伤寒发微论》等。

②撄宁生:滑寿,字伯仁,晚号撄宁生。撰有《诊家枢要》《难经本义》《十四经发挥》等。

瘀血发狂,及痰食凝滞,暴怒气逆,皆令脉促。设中虚无疑,必无歇止之脉也。

结 结脉者,指下迟缓中,频见歇止,而少顷复来,不似代脉之动止不能自还也。结为阴邪固结之象。越人云:结甚则积甚,结微则气微。言结而少力,为正气本衰,虽有积聚,脉结亦不甚也。而仲景有伤寒汗下不解,脉结代,心动悸者;有太阳病身黄,脉沉结,少腹鞕满,小便不利,为无血者。一为津衰邪结,一为热结膀胱,皆虚中挟邪之候。凡寒饮死血,吐利腹痛,癫痫虫积等气郁不调之病,多有结脉。暴见即宜辛温扶正,略兼散结开痰,脉结自退。尝见二三十至内有一至接续不上,每次皆然,而指下虚微,不似结促之状,此元气骤脱之故,峻用温补自复。如补益不应,终见危殆。若久病见此,尤非合脉。夫脉之歇止不常,须详指下有力无力,结之频与不频。若十余至或二三十至一歇,而纵指续续,重按频见,前后至数不齐者,皆经脉窒碍,阴阳偏阻所致。盖阳盛则促,阴盛则结,所以仲景皆为病脉。

代 代脉者,动而中止,不能自还,因而复动,名曰代阴,不似促结之虽见歇止,而复来有力也。代为元气不续之象。经云:代则气衰。在病后见之,未为死候。若气血骤损,元神不续,或七情太过,或颠仆重伤,或风家痛家,脉见止代,只为病脉。伤寒家有心悸脉代者。腹痛心疼,有结涩止代不匀者。凡有痛之脉止歇,乃气血阻滞而然,不可以为准则也。若不因病而脉见止代,是一藏无气,他藏代之,真危亡之兆也。即因病脉代,亦须至数不匀者,犹或可生。若不满数至一代,每次皆如数而止,此必难治。经谓五十动不一代者,以为常也。以知五藏之期,予之短期者,乍疏乍数也。又云:数动一代者,病在阳之脉也。此则阳气竭尽无余之脉耳。所以或如雀啄,或如屋漏,或如弦绝,皆真代脉,见之生理绝矣。惟妊娠恶阻,呕逆最剧者,恒见代脉。谷入既少,气血尽并于胎息,是以脉气不能接续。然在二三月时有之,若至四月,胎已成形,当无歇止之脉矣。

散 散脉者,举之浮散,按之则无,去来不明,漫无根蒂,不似虚脉之重按虽虚,而不至于散漫也。散为元气离散之象。故伤寒咳逆上气,其脉散者死,谓其形损故也。可知散脉为必死之候。然形象不一,或如吹毛,或如散叶,或如悬雍,或如羹上肥,或如火薪然,皆真散脉,见之必死,非虚大之比。经曰:代散则死。若病后大邪去,而热退身安,泄利止而浆粥入胃,或有可生者,又不当一概论也。古人以代散为必死者,盖散为肾败之应,代为脾绝之兆。肾脉本沉,而散脉按之不可得见,是先天资始之根本绝也;脾脉主信,而代脉去来必愆其期,是后天资生之根本绝也。故二脉独见,均为危亡之候;而二脉交见,尤为必死之征。

清 清脉者,轻清缓滑,流利有神,似小弱而非微细之形,不似虚脉之不胜寻按,微脉之软弱依稀,缓脉之阿阿迟纵,弱脉之沉细软弱也。清为气血平调之候。经云:受气者清。平人脉清虚和缓,生无险阻之虞。如左手清虚和缓,定主清贵仁慈。若清虚流利者,有刚决权变也。清虚中有一种弦小坚实,其人必机械峻刻。右手脉清虚和缓,定然富厚安闲。若清虚流利,则富而好礼。清虚中有种枯涩少神,其人虽丰,目下必不适意。寸口清虚,洵为名裔,又主聪慧;尺脉清虚,端获良嗣,亦为寿征。若寸关俱清,而尺中蹇涩,或偏小偏大,皆主晚景不丰,及艰子嗣。似清虚而按之滑盛者,此清中带浊,外廉内贪之应也。若有病而脉清楚,虽剧无害。清虚少神,即宜温补以助真元。若其人脉素清虚,虽有客邪壮热,脉亦不能鼓盛,不可以为证实脉虚,而失于攻发也。

溺 浊脉者,重浊洪盛,腾涌满指,浮沉滑实有力,不似洪脉之按之软阔,实脉之举之减小,滑脉之往来流利,紧脉之转索无常也。浊为禀赋昏浊之象。经云:受谷者浊。平人脉重浊洪盛,垂老不得安闲。如左手重浊,定属污下;右手重浊,可卜庸愚。寸口重浊,家世卑微;尺脉重浊,子姓卤莽。若重浊中有种滑利之象,家道富饶;浊而兼得蹇涩之状,或偏盛偏衰,不享安康,又主夭枉。似重浊而按之和缓,此浊中兼清,外圆内方之应也。大约力役劳勤之人,动彻劳其筋骨,脉之重浊,势所必然。至于市井之徒,拱手曳裾,脉之重浊者,此非天性使然欤!若平素不甚重浊,因病鼓盛者,急宜攻发以开泄其邪。若平昔重浊,因病而得蹇涩之脉,此气血凝滞,痰涎胶固之兆,不当以平时涩浊论也。

口问十二则

三焦命门脉[①] 门人问曰:读师传诸义,发智慧光,如大火聚,扫却胸中无限阴霾矣。但某等根器疏陋,尚有积疑未泮,如三焦命门,各有歧说,未获定鉴,愿师垂诲真铨,以破学人之惑。答曰:夫所谓命门者,即三焦真火之别名也。以其职司腐熟之令,故谓之焦。经谓中精之府,言其所主精气也。又云上焦如雾,中焦如沤,下焦如渎者,言其气化之象也。岐伯曰:寸以射上焦,关以射中焦,尺以射下焦,此言三焦之脉位也。射者,自下而射于上,其脉即分属寸关尺。凡鼓动之机,靡不本诸三焦,则知六部之中,部部不离三焦之气也。三焦为真火之源,故有命门之号。《难经》独以右尺当之,而《脉诀》复有男女左右之分。男以精气为主,故右尺为命门;女以精血为主,故左尺为命门。是命门之诊,尤重在乎尺内也。三焦鼎峙两肾之间,为水中之火,既济阴阳。赵氏[②]所谓天非此火不能生物,人非此火不能有生,为性命之主宰,故曰命门。越人谓其有名无形者,以火即气,气本无形,非若精津血液之各有其质也。然以气化为无形则可,以三焦为无形则不可。《灵枢·本藏》云:肾应骨,密理厚皮者,三焦膀胱厚;粗理薄皮者,三焦膀胱薄;疏腠理者,三焦膀胱急;毫毛美而粗者,三焦膀胱直;稀毫毛者,三焦膀胱结也。详此明言厚薄急结之状,讵可谓之无形乎?

神门脉 复问:神门为心经之动脉,而王氏又云神门决断,两在关后者,是指尺中肾脉而言,其故何也?答曰:神门之脉有二,如前所言神门即是命门,命门即是三

---

①三焦命门脉:口问十二则中的十二个黑体小标题均为编者后加。
②赵氏:明代医家赵献可,字养葵,撰有《医贯》六卷。

焦,属于七节之上,故于尺中求之,以尺为六脉之根也。越人云:人之有尺,譬如树之有根。水为天一之元,先天之命根也。若肾脉独败,是无根矣。此与诸脉之重按有力为有根,脉象迥异,而为肾气之所司则一也。如虚浮无根,是有表无里,孤阳岂能独存乎?若尺内重按无根,不独先天肾水之竭,亦为后天不足之征,仲景所谓营气不足,血少故也。《脉微》①所云,是指心经动脉而言。按《气交变论》中岁水太过一节,内有神门绝者死不治,言水胜而火绝也。其穴在掌后兑骨之端,即如人迎与气口并称,皆主关前一分而言。其穴在喉之两傍,乃足阳阴之动脉,能于是处求诸经之盛衰乎?可知神门二说,各有主见,各有至理,不可附会牵合而致疑殆也。

冲阳太溪脉 问:冲阳太溪,皆足之动脉,每见时师求之于垂毙之时,验乎不验乎?答曰:是即仲景趺阳少阴也。尝闻气口成寸,以决死生,未尝决之于二处也。或谓以此本属胃与肾脉,虽变其名,仍当气口尺中诊之。《脉法》以寸口趺阳少阴三者并列而论,是即寸关尺三部之别号,但未明言其故耳。喻嘉言释仲景平脉首条云:条中明说三部,即后面趺阳少阴,俱指关尺而言,然何以止言趺阳少阴?盖两寸主乎上焦,营卫之所司,不能偏于轻重,故言寸口;两关主乎中焦,脾胃之所司,宜重在右,故言趺阳;两尺主乎下焦,宜重在左,故言少阴。此先得我心之所同然,但二处动脉,犹可求其绝与不绝,非推原某脉主某病也。设闺中处子,而欲按其足上之脉,殊为未便。

反关脉 昔人所云反关之脉,但言脉位之异,未审所见之脉,与平常之人可例推乎,抑别有所异乎?答曰:凡脉之反关者,皆由脉道阻碍,故易位而见,自不能条畅如平常之脉也。其反关之因,各有不同,而反关之状,亦自不一。有胎息中惊恐颠仆而反关者,有襁褓束缚致损而反关者,有幼时跌仆动经而反关者。有龁齘疳积,伐肝太过,目连劄而左手偏小,有似反关者。有大惊丧志,死绝复苏而反关者。有一手反关者,有两手反关者。有从关斜走至寸而反关者。有反于内侧,近大陵而上者。有六部原有如丝,而阳溪、列缺,别有一脉大于正位者。有平时正取侧取俱无,覆手取之而得者;有因病而正取无脉,覆手诊之乃得者。总皆阴阳伏匿之象。有伤寒欲作战汗,脉伏而误认反关者。大抵反关之脉,沉细不及,十常八九;坚强太过者,十无二三;欲求适中之道,卒不易得也。亦有诸部皆细小不振,中有一粒如珠者,此经脉阻结于其处之状,故其脉较平人细小者,为反关之常,较平人反大者绝少,不可以为指下变异,谓之怪脉也。凡遇反关殊异平常之脉,须细询,其较之平时稍大,即为邪盛;比之平时愈小,即为气衰;更以所见诸证参之。

人迎气口脉 门人问曰:人迎主表,气口主里,东垣《内外伤辨》言之详矣。而盛启东②又以新病之死生,系乎右手之关脉;宿病之死生,主乎左手之关尺。斯意某所未达,愿闻其义云何?答云:病有新久,证有逆顺。新病谷气犹存,胃脉自应和

---

①脉微:明施沛撰,两卷。又名《脉要精微》。集作者40年研究医经之心得,撮要纂成。
②盛启东:盛寅,字启东,明代医家。撰有《医经秘旨》两卷。

缓,即或因邪鼓大,因虚减小,然须至数分明,按之有力,不至浊乱,再参语言清爽,饮食知味,胃气无伤,虽剧可治。如脉至浊乱,至数不明,神昏语错,病气不安,此为神识无主,苟非大邪瞑眩,岂宜见此? 经云:脉浮而滑,谓之新病;脉小以涩,谓之久病。故新病而一时形脱者死,不语者亦死。口开眼合,手撒喘汗遗尿者,俱不可治。新病虽各部脉脱,中部独存者,是为胃气,治之必愈。久病而左手关尺软弱,按之有神,可卜精血之未艾,他部虽危,治之可生。若尺中弦紧急数,按之搏指,或细小脱绝者,法在不治。盖缘病久胃气向衰,又当求其尺脉,为先天之根气也。启东又云:诊得浮脉,要尺内有力,为先天肾水可恃,发表无虞;诊得沉脉,要右关有力,为后天脾胃可凭,攻下无虞。此与前说互相发明,言虽异而理不殊也。

初诊久按不同说 问:脉有下指浮大,按久索然者;有下指濡软,按久搏指者;有下指微弦,按久和缓者,何也? 答曰:夫诊客邪暴病,应指浮象可证。若切虚羸久病,当以根气为本。如下指浮大,按久索然者,正气大虚之象,无问暴病久病,虽证显灼热烦扰,皆正衰不能自主,随虚阳发露于外也;下指濡软,久按搏指者,里病表和之象,非藏气受伤,则坚积内伏,不可以脉沉误认为虚寒也;下指微弦,按久和缓者,久病向安之象,气血虽殆,而藏气未败也。然多有证变多端,而脉渐小弱,指下微和,似有可愈之栈者,此元气与病气俱脱,反无病象发现,乃脉不应病之候,非小则病退之比。大抵病人之脉,初下指虽见乏力,或弦细不和,按至十余至渐和者,必能收功。若下指似和,按久微涩不能应指,或渐觉弦硬者,必难取效。设病虽牵缠,而饮食渐进,便溺自调,又为胃气渐复之兆。经云:安谷者昌。浆粥入胃,则虚者活。此其候也。

病同脉异病异治同 问:有病同而脉异,病异而脉同;病同而治异,病异而治同,何也? 答曰:夫所谓病同而脉异者,人在气交之中,所感六淫七情,八风九气,一时之病,大率相类,故所见之证,亦多相类。而人之所禀,各有偏旺偏衰之不同,且有内戕神志,外役肢体,种种悬殊,脉象岂能如一? 如失血证,脉有浮大而芤者,有小弱而数者,伤胃及藏之不同也。气虚证有气口虚大而涩者,有气口细小而弱者,劳伤脱泄之不同也。病异而脉同者,内伤夹外感,阳证夹阴寒,虚中有实结,新邪挟旧邪,表里交错,为患不一,而脉之所现,不离阴阳寒热虚实之机,其细微见证,安得尽显于指下哉? 如太阳中风,瘫痪不仁,脉皆浮缓,一为暴感之邪,一为久虚之病;虚劳骨蒸,病疟寒热,关尺皆弦紧,一为肾藏阳虚,一为少阳邪盛。可不互参脉证,一概混治乎? 病同而治异者,风气之病,时气之病,疟利之病,内伤虚劳之病,初起见证,往往相似,而人之所禀,各有贞脆,且有多火多痰多气,平时之资质既殊,病中之调治自异。如《金匮》之短气有微饮者,从小便去之,苓桂术甘汤主之,肾气丸亦主之。消渴小便不利,蒲灰散主之,滑石白鱼散、茯苓戎盐汤并主之。若治病不求其本,不问脉证之真象假象,但见病医病,殊失逆从反正之旨矣。病异而治同者,所见之证虽异,总不外乎邪正之虚实。如伤寒尺中脉迟之营气不足,阳邪内陷之腹中痛,虚劳里急之悸衄失精,并宜小建中汤。伏气郁发之热病,太阳中热之暍病,并宜白虎汤。寒疝之腹急胁急,产后之腹中疞①痛,并宜当归生姜羊肉汤。岂以一方主治一病,而不达权变之用哉?

从脉不从证从证不从脉 问:古人治例,有从证不从脉,从脉不从证,一病而治各不同,或愈或不愈者,其故何也?答曰:此节庵先生②以南阳治例,下一注脚也,惜乎有所未尽耳。盖从证从脉,各有其方。如脉浮为表,治宜汗之,然亦有宜下者。仲景云:脉浮而大,心下反鞕,有热属藏者攻之,不令发汗。脉沉为里,治宜下之,然亦有宜汗者。如少阴病始得之,反发热,脉沉者,麻黄附子细辛汤汗之。脉促为阳盛,当用芩葛清之;若脉促厥冷,非灸百会以通其阳不可,此非促为阳盛也。脉迟为寒,当用姜附温之;若阳明病脉迟,不恶寒,身体濈然汗出,则用大承气,又非迟为阴寒也。此皆不从脉之治,以其证急也。又如表证汗之,乃常法也。仲景云:病发热头痛,脉反沉,身体痛,当温之,宜四逆汤。里证下之,亦其常也。日晡发热者属阳明,脉浮虚者宜发汗,用桂枝汤。结胸证具,当与陷胸下之。脉浮大者不可下,当与桂枝人参汤温之。身体疼痛,当以麻桂汗之。然尺中脉迟者不可汗,当与小建中汤和之。此皆不从证治,以其脉虚也。一病而治各不同,或愈或不愈者,良由不明受病之故。尝考《内经》多有同一见证,而所受之经各别,所见之脉迥殊,其可执一例治乎?况医有工拙,病有标本,假令正气有权之人,无论治本治标,但得药力开发病气,元神自复。若正气本虚之人,反现假证假脉,而与苦寒伐根之药,变证莫测矣。故凡治邪气暴虐,正气骤脱之病,制方宜猛。盖暴邪势在急追,骤虚法当峻补。若虚邪久淹,羸弱久困之病,不但制方宜缓,稍关物议之味,咸须远之。是以巨室贵显之家,一有危疑之证,则遍邀名下相商,补泻杂陈之际,不可独出己见,而违众处方。即不获已,亦须平淡为主。倘病在危逆,慎勿贪功奏技,以招铄金之谤也。

《内经》脉有阴阳说 客问:《内经·阴阳别论》所言,二阳之病发心脾,三阳为病发寒热,一阳发病少气诸例,俱论脉法之阴阳,王太仆误作经脉注解。观其提纲,悉从脉有阴阳一句而来,次言知阳者知阴,知阴者知阳。凡阳有五,五五二十五阳,即仲景大浮数动滑为阳,以五藏之脉,各有大浮数动滑,是为五五二十五阳也。不言五五二十五阴者,先言知阳者知阴,则沉涩弱弦微之阴,可不言而喻也。答曰:读书虽要认定提纲,一气贯彻,然中间转折,尤宜活看,不可执着。盖脉有阴阳句,岐伯原是答黄帝人有四经十二从等问,所言凡阳有五,五五二十五阳,是言五藏之阳气,应时鼓动于脉,五五相乘,为二十五阳。与《玉机真藏》之故病有五,五五二十五变,异名同类。夫《脉法》之阴阳,原不离乎经脉之阴阳,况下文所言,三阳在头,三阴在手,得非明言经脉阴阳之确据乎?若以脉有阴阳,为通篇之提纲,皆附会于脉,未免支离牵强,殊失先圣立言之旨矣。曷知《阴阳别论》,原从《阴阳应象》《阴阳离

---

①疞:音jiǎo,病。
②节庵先生:陶华,号节庵,明代医家。

合》鱼贯而下，皆论经脉之阴阳，又为提纲中之挈领，可不体会其全，妄讥先辈乎？

高章纲愒卑损诸脉 旅泊苕溪，偶检嘉言先生①仲景脉法解，坐有同人谓石顽曰：夫脉之显著共闻者，尚且指下难明，况乎险奥幽微，人所共昧。如高章纲愒卑损之脉，既非恒有之象，何长沙博采古训，以眩耳目，喻子曲为释辞，以夸博识乎？答曰：此古圣至微至显之的诀，不能晦藏于密，一时为之阐发，岂故为诡异以欺后世耶？其所谓纲者，诸邪有余之纲领；损者，诸虚积渐之损伤。恐人难于领悟，乃以高章愒卑四字，体贴营卫之盛衰。虽六者并举，而其所主，实在纲损二脉也。以其辞简义深，末由窥测，喻子独出内照，发明其义。惜乎但知高章为高章取象，愒卑为愒卑措辞，不知高章为纲脉之纪，愒卑为损脉之基耳。盖高者，自尺内上溢于寸，指下涌涌，既浮且大，而按之不衰，以卫出下焦，行胃上口，至手太阴，故寸口盛满，因以高字名之；章者，自筋骨外显于关，应指幅幅，既动且滑，而按之益坚，以营出中焦，亦并胃口而出上焦，故寸关实满，因以章字目之；纲者，高章兼该之象，故为相搏，搏则邪正交攻，脉来数盛，直以纲字揭之；愒者，寸口微滑，而按之软弱，举指瞥瞥，似数而仍力微，以卫气主表，表虚不能胜邪，故有似乎心中怵惕之状，因以愒字喻之；卑者，诸脉皆不应指，常兼沉涩之形，而按之隐隐，似伏而且涩难，以营气主里，里虚则阳气不振，故脉不显，有似妾婢之卑屑不能自主，故以卑字譬之；损者，愒卑交参之谓，故为相搏，搏则邪正俱殆，脉转衰微，直以损字呼之。而损脉之下，复有迟缓沉三者，言阿阿徐缓，而按之沉实，为营卫俱和，阴阳相抱之象，不过借此以显高章等脉。大都高章纲愒卑损之脉，皆从六残贼来。其浮滑之脉，气多上升而至于高；弦紧之脉，邪必外盛而至于章；沉涩之脉，阳常内陷而至于卑。非阴寒脉沉，不传他经之此。凡此六者，能为诸脉作病，故谓残贼。纵邪气盛满，而汗下克削太过，皆能致虚。虚则脉来愒愒，按之力微，逮所必至。至于高章相搏，未有不数盛者；愒卑相搏，未有不弦劲者。所以沉伏之中，尺内时见弦细搏指，则为损脉来至，必难治也。详高愒之脉，往往见于寸口，章脉每多显于趺阳，卑脉恒于少阴见之。然愒卑之脉，寸口趺阳未尝不有也；高章之脉，尺内少阴从未一见耳。观后寸口趺阳少阴诸条，皆言高章愒卑之病，其阴阳死生之大端，端不出大浮数动滑为阳，沉涩弱弦微为阴之总纲，以其非专言《伤寒·脉法》，故长沙另辑《平脉法篇》，隶诸辨脉法下，由是余皆诠释缵论，略未之及。兹因同人下问，不觉为之饶舌。

辨声色法 或问：医以声色之辨，为神圣妙用，而审切反居其次，何也？答曰：夫色者神之华，声者气之发，神气为生阳之征验。在诊察之际，不待问而阴阳虚实之机，先见于耳目间矣。予于《伤寒》绪论，言之颇详，姑以大略陈之。色贵明润，不欲沉夭。凡暴感客邪之色，不妨昏浊壅滞；病久气虚，只宜瘦削清癯。若病邪方锐而清白少神，虚羸久困而妩媚鲜泽，咸非正色。五色之中，青黑黯惨，无论病之新

---

①嘉言先生：喻昌，字嘉言，明末清初时医家。撰有《医门法律》六卷，《尚论篇》八卷，《寓意草》一卷，合称《喻氏三书》。

久,总属阳气不振。惟黄色见于面目,而不至索泽者,皆为向愈之候。若眼胞上下如烟煤者,寒痰也;眼黑颊赤者,热痰也;眼黑而行步艰难呻吟者,痰饮入骨也;眼黑而面带土色,四肢痿痹,屈伸不便者,风痰也。病人见黄色光泽者,为有胃气,不死;干黄者,为津液之槁,多凶。目睛黄者,非瘅即衄。目黄大烦为病进。平人黑气起于口鼻耳目者危。若赤色见于两颧,黑气出于神庭,乃大气入于心肾,暴亡之兆也。至于声者,虽出肺胃,实发丹田,其轻清重浊,虽由基始,要以不异平时为吉。如病剧而声音清朗如常者,形病气不病也。始病即气壅声浊者,邪干清道也。病未久而语声不续者,其人中气本虚也。脉之呻者,病也。言迟者,风也;多言者,火之用事也。声如从室中言者,中气之湿也。言而微,终日乃复言者,正气之夺也。衣被不敛,言语善恶,不避亲疏者,神明之乱也。出言懒怯,先重后轻者,内伤元气也;出言壮厉,先轻后重者,外感客邪也。攒眉呻吟者,头痛也。噫气以手抚心者,中脘痛也。呻吟不能转身,坐而下一脚者,腰痛也。摇头以手扪腮者,齿颊痛也。呻吟不能行步者,腰脚痛也。诊时呼气者,郁结也。摇头言者,里痛也。形羸声哑者劳瘵,咽中有肺花疮也。暴哑者,风痰伏火,或怒喊哀号所致也。语言謇涩者,风痰也。诊时独言独语,不知首尾者,思虑伤神也。伤寒坏病,声哑,唇口有疮者,狐惑也。平人无寒热,短气不足以息者,痰火也。声色之诊最繁,无庸琐述,以混耳目。

脉沉因温补转剧 门人问曰:尝闻肥人之脉宜沉,肾肝之脉宜沉,冬月之脉宜沉,于此有人,年盛体丰,冬时腰痛不能转侧,怯然少气,足膝常逆,证脉皆寒,与肾气丸不应,转增寒热喘满,何也? 答曰:不在证治也。夫肥人之脉沉者,湿伤血脉也。腰痛不能转侧者,湿滞经络也。怯然少气者,湿干肺胃也。足膝常逆者,湿遏阳气,不能旁达四末也。法当损气以助流动之势,则痛者止而逆者温。反与滋腻养营之药,则痰湿愈壅,经络不能条畅,而寒热喘满,势所必至也。昔有朔客,初至吴会,相邀诊视。时当夏月,裸坐盘飧,倍于常人,而形伟气壮,热汗淋漓于头项间。诊时不言所以,切其六部沉实,不似有病之脉,惟两寸略显微数之象。但切其左,则以右掌抵额;切其右,则易左掌抵额。知为肥盛多湿,夏暑久在舟中,时火鼓激其痰于上,而为眩晕也。询之果然。因与导痰清湿而安。设不察所苦,但以脉沉,求其病之所属,失之远矣。医之手眼,可不临机活泼乎?

逆 顺

诊切之要,逆顺为宝。若逆顺不明,阴阳虚实死生不别也。故南阳先师,首言伤寒阴病见阳脉者生,阳病见阴脉者死。即此一语,可以推卒病之逆顺,亦可广诸病之死生。一着先机,至微至显。奈何先辈专守王氏之绳墨,不达至圣之璇玑? 以至脉学之言,愈阐愈昧,求脉之道,愈趋愈蹶,良由不解活法推源之故。因是汇辑逆顺诸例,庶学者披卷晓然,虽以死生并列,而逆证尤不可忽。如伤寒未得汗,脉浮大为阳,易已;沉小为阴,难已。伤寒已得汗,脉沉小安静为顺,浮大躁疾者逆。然多有发热头痛，而足冷阳缩，尺中迟弱，可用建中和之者；亦有得汗不解，脉浮而大，心下反鞕，合用承气攻之者；更有阴尽复阳，厥愈足温，而脉续浮者。苟非深入南阳之室，恶能及此。迨夫温病热病，热邪亢盛虽同，绝无浮紧之脉。观《内经》所云：热病已得汗而脉尚盛躁，此阴脉之极也，死；其得汗而脉静者生。热病脉尚盛躁而不得汗者，此阳脉之极也，死；脉盛躁，得汗静者生。他如温病穰穰大热，脉数盛者生，细小者死。热病汗下后，脉不衰，反躁疾，名阴阳交者死。历参温热诸病，总以数盛有力为顺，细小无力为逆，得汗后，脉不衰，反盛躁，尤逆也。至于时行疫疠，天行大头，咸以脉数盛滑利为顺，沉细虚涩为逆。然湿土之邪内伏，每多左手弦小，右手数盛者，总以辛凉内夺为顺，辛热外散为逆。当知温热时疫，皆热邪内蕴而发，若与表散，如炉冶得鼓铸之力耳。然疫疠虽多人迎不振，设加之以下利足冷，又未可轻许以治。故昔人有阴阳俱紧，头痛身热，而下利足冷者死，谓其下虚也。至若温毒发斑，谵语发狂等证，总以脉实便秘为可治，脉虚便滑者难治。若斑色紫黑如果实黡，虽便秘能食，便通即随之而逝矣。其狂妄躁渴，昏不知人，下后加呃逆者，此阳去入阴，终不可救。卒中风口噤，脉缓弱为顺，急实大数者逆。中风不仁，痿躄不遂，脉虚濡缓为顺，坚急疾者逆。中风遗尿盗汗，脉缓弱为顺，数盛者逆。中风便溺阻涩，脉滑实为顺，虚涩者逆。中寒卒倒，脉沉伏为顺，虚大者逆。中暑自汗喘乏，腹满遗尿，脉虚弱为顺，躁疾者逆。暑风卒倒，脉微弱为顺，散大者逆。大抵卒中天地之气，无论中风中寒，中暑中暍，总以细小流连为顺，数实坚大为逆。散大涩艰，尤非所宜。不独六淫为然，即气厥痰厥，食痰蛔厥，不外乎此。盖卒中暴厥，皆真阳素亏，故脉皆宜小弱，不宜数盛；中恶腹满，则宜紧细微滑，不宜虚大急数；中百药毒，则宜浮大数疾，不宜微细虚涩。详中风中暑，一切暴中，俱有喘乏遗尿。如中风中寒，则为肾气之绝；中暑中暍，则为热伤气化；痰食等厥，又为气道壅遏所致。死生逆顺悬殊，可不辨而混治乎？凡内伤劳倦，气口虚大者为气虚，弦细或涩者为血虚。若躁疾坚搏，大汗出，发热不止者死，以里虚，不宜复见表气开泄也。内伤饮食，脉来滑盛有力者，为宿食停胃，涩伏模糊者，为寒冷伤脾，非温消不能克应。霍乱脉伏，为冷食停滞，胃气不行，不可便断为逆，搏大者逆。既吐且利，不宜复见实大也。霍乱止而脉代，为元气暴虚，不能接续，不可便断为逆，厥冷迟微者逆。阳气本虚，加以暴脱，非温补不能救疗。噎膈呕吐，脉浮滑大便润者顺，痰气阻逆，胃气未艾也。弦数紧涩，涎如鸡清，大便燥结者逆，气血枯竭，痰火郁结也。腹胀，关部浮大有力为顺，虚小无神者逆。水肿，脉浮大软弱为顺，涩细虚小者逆。又沉细滑利者，虽危可治，虚小散涩者不治。鼓胀，滑实流利为顺，虚微短涩者逆。肿胀之脉，虽有浮沉之不同，总以软滑为顺，短涩为逆。咳嗽，浮软和滑者易已，沉细数坚者难已。久嗽缓弱为顺，弦急实大者逆。劳嗽骨蒸，虚小缓弱为顺，坚大涩数者逆，弦细数疾者尤逆。上气喘咳，脉虚宁宁伏匿为顺，坚强搏指者逆，加泻尤甚。上气喘息低昂，脉浮滑，手足温为顺，脉短涩，四肢寒者逆，上气脉数者死，谓其形损故也。历陈上气喘咳诸例,皆以软弱缓滑为顺,涩数坚大者逆。盖缓滑为胃气尚存,坚涩则胃气告匮之脉也。肺痿,脉虚数为顺,短涩者逆,数大实者,亦不易治。肺痈初起,微数为顺,洪大者逆;已溃,缓滑为顺,短涩者逆。气病而见短涩之脉,气血交败,安可望其生乎?吐血衄血下血,芤而小弱为顺,弦急实大者逆。汗出若衄,沉滑细小为顺,实大坚疾者逆。吐血,沉小为顺,坚强者逆。吐血而咳逆上气,芤软为顺,细数者逆,弦劲者亦为不治。阴血既亡,阳无所附,故脉来芤软。若细数则阴虚火炎,加以身热不得卧,不久必死。弦劲为胃气之竭,亦无生理。畜血,脉弦大可攻为顺,沉涩者逆。从高顿仆,内有血积,腹胀满,脉坚强可攻为顺,小弱者逆。金疮出血太多,虚微细小为顺,数盛急实者逆。破伤,发热头痛,浮大滑为顺,沉小涩者逆。肠澼下白沫,脉沉则生,脉浮则死。肠澼下脓血,沉小留连者生,数疾坚大身热者死。久利,沉细和滑为顺,浮大弦急者逆,虽沉细小弱,按之无神者不治。肠澼下利,《内经》虽言脉浮身热者死,然初病而兼表邪,常有发热脉浮,可用建中而愈者,非利久虚阳发露,反见脉浮身热,口噤不食之比。泄泻,脉微小为顺,急疾大数者逆。肠澼泄泻,为肠胃受病,不当复见疾大数坚之脉也。小便淋秘,脉滑疾者易已,涩小者难已。消瘅脉实大,病久可治,脉悬小坚病久不可治。消渴,脉数大软滑为顺,细小浮短者逆。又沉小滑为顺,实大坚者逆。头痛目痛,卒视无所见者死。清阳失守,邪火僭逆于上也,其脉浮滑为风痰上盛,可治;短涩为血虚火逆,不治。心腹痛,痛不得息,脉沉细迟小为顺,弦长坚实者逆。癥瘕脉沉实者可治,虚弱者死。疝瘕脉弦者生,虚疾者死。心腹积聚,脉实强和滑为顺,虚弱沉涩者逆。癫疾,脉搏大滑,久自已;小坚急,死不治。又癫疾脉虚滑为顺,涩小者逆。狂疾,脉大实为顺,沉涩者逆。痿痹,脉虚涩为顺,紧急者逆。蠹蚀阴肛,虚小为顺,坠急者逆。痈疽初起,脉微数缓滑为顺,沉涩坚劲者逆;未溃,洪大为顺,虚涩者逆;溃后,虚迟为顺,数实者逆。肠痈,软滑微数为顺,沉细虚涩者逆。病疮,脉弦强小急,腰脊强,瘛疭,皆不可治。溃后被风,多此痉病,脉浮弦为阳,沉紧为阴,若牢细坚劲搏指者不治。妊娠,脉宜和滑流利,忌虚涩不调。临月,脉宜滑数离经,忌虚迟小弱,牢革尤非所宜。新产,脉宜缓弱,忌弦紧。带下,脉宜小弱,忌急疾。崩漏,脉宜微弱,忌实大。乳子而病热,脉悬小,手足温则生,寒则死。凡崩漏胎产久病,脉以迟小缓滑为顺,急疾大数者逆。以上诸例,或采经论,或摭名言,咸以病脉相符为顺,病脉相反为逆。举此为例,余可类推,颖悟之士,自能闻一知十,无烦余之屑屑也。

异　脉

异脉者,乖戾不和,索然无气,不与寻常诸脉相类。《内经·大奇论》贯列诸脉,摹写最微。苟非逐一稽研,乌能心领神会。如心脉满大,痫瘛筋挛;肝脉小急,痫瘛筋挛。二条见证皆同,而脉象迥异,受病各别,其同病异治等法,良有见乎此也。若肝脉惊暴,有所惊骇,脉不至,若喑,皆惊气失常,所以肝脉驰骤,气平自已,毋治也。

肾脉小急,肝脉小急,心脉小急,不鼓,皆为瘕。言诸经之脉,皆有小急,但以按之不鼓者为瘕。若纵之鼓指,又为火伏之象,非瘕也。肾肝并沉为石水,并浮为风水,并虚为死,并小弦欲惊。并者,六位皆然,非见一二部也。水脉当沉,以风势鼓激则浮,浮则重按不乏,虚则按之即空,以水气内畜,不当并见虚脉,故死。并小弦欲惊者,以少阳生气,为阴邪所埋,故惕惕如惊,而实非惊也。肾脉大急沉,肝脉大急沉,皆为疝。心脉搏滑急为心疝,肺脉沉搏为肺疝,疝脉无不弦急者。观下文三阳急为瘕,三阴急为疝,则疝瘕之阴阳辨治,可了然矣。二阴急为痫厥,厥属肾,而痫属心包也。二阳急为惊,闻水音则惕然而惊也。脾脉外鼓沉为肠澼,久自已。肝脉小缓为肠澼,易治。肾脉小搏沉为肠澼下血,血温身热者死。心肝病亦下血,二藏同病者可治,其脉小沉涩为肠澼,其身热者死,热见七日死。肠澼之脉,总以缓小为易治,坚搏为难治。外鼓沉者,言虽浮大而根气不乏也;小搏沉者,阴邪内注而脉显阴象,不当复见虚阳外扰也。心肝二藏,水火同气,故同病者易治。脾肾同病,为土崩水竭,故死不治。胃脉沉鼓涩,胃外鼓大,心脉小坚急,皆鬲。偏枯,男子发左,女子发右,不喑,舌转可治。三十日起,其从者喑,三岁起,年不满二十者,三岁死。言胃脉重按则涩,浮取则大,阴血受伤而阳气失守也。心脉小坚急,阴邪胜而上侮君主也。胃气既伤,血又病,故心下痞鬲,而半体偏枯也。偏枯以男子发左,女子发右为逆,然虽逆而非不治也。如不喑舌转,非藏受病,见证虽逆,治亦易起。若喑不能言,肾气内亏,证虽不逆,治亦难痊。若年不满二十,气血方盛之时,而见偏废之疾,此根气之夭,不出三年必死也。脉至而搏,血衄身热者死。脉来悬钩浮为常脉,血衄身热而脉来搏指,虚阳外脱,阴血内亡,安得不死?脉来悬钩浮,言浮而中空之状,隐然言外。脉至如喘,名暴厥。暴厥者,不知与人言。言暴逆气浮,故脉喘喘乏力,肾气不能下守可知。脉至如数,使人暴惊,三四日自已。言暴惊气乱,故脉至如数,而实未常数,故不须治。脉至浮合,浮合如数,言一息十至以上,如浮波之合,后至凌前,虚疾而动无常候,是经气予不足也。脉至如火薪然,言浮数而散,彗彗如羹上肥,是心精之予夺也。脉至如散叶,言飘忽无根,是肝气予虚也。脉至如省客,省客者,言如省问之客,乍见欲言而迟疑不吐,故以脉塞而鼓四字体贴之,是肾气予不足也。脉至如丸泥,言指下动滑,如循薏苡子,是胃精予不足也。脉至如横格,言坚强如横木之拒于指下,是胆气予不足也。脉至如弦缕,言弦急而强,如转索之状,是胞精予不足也。脉至如交漆,交漆者,左右傍至,言指下艰涩不前,重按则不由正道而出,或前大后细,与绵绵如泻漆之绝互发。脉至如涌泉,言寸口洪盛,如泉出穴之涌,而按之散漫,浮鼓肌中,太阳气予不足也。脉至如颓土之状,言涩大模糊,如雨中颓土,按之不得,是肌气予不足也。脉至如悬雍,悬雍者,浮揣切之益大,重按即无,故以腭间下垂之肉喻之,是十二俞之予不足也。脉至如偃刀,偃刀者,浮之小急,按之坚大急,五藏郁热,寒热独并于肾也。脉至如丸,滑不直手,按之不可得,是大肠气予不足也。脉至如华者,言如花之虚浮,令人善恐,不欲坐卧,行立常听,是小肠气予不足也。如上诸脉，古圣目之大奇，洵非寻常可拟。余尝反覆互参，始得其旨。前九条，咸以脉证异同，究其病之所属，如脾脉外鼓沉，及胃脉沉鼓涩，胃外鼓大之脉皆仿佛，而为病迥殊。后十四条，又以指下乖异，辨诸经之气予不足，而悉予之短期。近世但知弹石、解索、雀啄、屋漏、鱼翔、虾游，谓之六绝。若浮合等脉，真藏七诊，茫然不知何义，而漫治取谤者有之。多有病本濒危，药之不应，而显绝脉绝证。如病人身热脉大，服药后，忽然微细欲绝，厥冷下利，呃逆不止者死，脉转躁疾亦死。病人厥逆下利，脉微欲绝，服药后，脉暴出者死。与厥逆下利，本不能食，今骤能食，为除中者死，同义。又脉来忽沉忽浮，乍疏乍数，来去无次，皆不可治。经谓不大不小，病犹可治。其有大小者，为难治也。真藏者，独弦独钩独毛独石独代，而指下坚强，绝无和缓之象，藏气病气，打成一片，故曰真藏，见之必死。七诊者，独小独大独疾独迟，诸部皆然，非一部两部见病脉也。独热者，尺炬然热；独寒者，尺肤寒是也。独陷下者，诸部皆陷伏不应也。真藏悉为死候，七诊犹为病脉，其所重全在胃气。胃主肌肉，故言形肉已脱，九候虽调犹死；七诊虽见，九候皆从者不死，胃为五藏之本也。若有七诊之病，其脉候亦败者死矣。前篇汇次逆顺，此篇专辑异脉。欲人贯彻其旨，庶无轻诺许治之失。

妇 人

问：妇人脉法，与男子何异？答曰：女子二七天癸通，月事以时下，故其所重，全在冲任。冲任为精血之海，其脉常随肝肾而行，故以左尺为命门。《阴阳应象论》云：阴阳者，血气之男女也；左右者，阴阳之道路也。盖天道左旋而主阳气，地道右转而主阴血。阴常从阳，为阳之守，故左尺反有命门之号。然阴禀多暴，脉多随气上章；阴性多郁，脉亦随气内懔。古人虽有女子右脉常盛，及女脉在关下之说，要非定论；其病惟经候胎产，异于男子，他无所殊也。若肾脉微涩，或左手关后尺内脉浮，或肝脉沉而急，或尺脉滑而断绝不匀，皆经闭不调之候。如体弱之妇，脉常微弱，但尺内按之不绝，便是有子。月断呕逆不食，六脉不病，亦为有子。所以然者，体弱而脉难显也。《脉经》曰：妇人脉三部浮沉正等，按之不绝，无他病而不月者，妊子也。尺数而旺者亦然。经曰：何以知怀子之且生？身有病而无邪脉也。又云：阴搏阳别，谓之有子。言尺内阴脉搏指，与寸口阳脉迥别，其中有阳象也。阴阳相彀鹉①，故能有子。阴虚阳搏谓之崩，言尺内虚大弦数，皆内崩而血下。若消瘦喘息，月事不来者，二阳之病发心脾也。妇人不月，脉来滑疾，重手按之散者，胎已三月也。和滑而代者，此二月余之胎息也。重手按之，滑疾而不散者，五月也。妊娠四月，欲知男女法，古人悉以左尺滑大为男，右尺滑大为女，两尺俱滑大为双胎。然往往有左寸动滑为男者，以经行血泻，阴常不满，故尺常不足，不可执于尺内滑大方为

---

①彀鹉：彀，音 kòu，待母鸟哺食的幼鸟。彀鹉，动词，犹哺育。

胎脉之例。经云：妇人手少阴脉动甚者，妊子也。寸为阳位，故见动滑，则为血充而显阳象。左叶熊黑，右应鸾凰之兆，可预卜而无疑也。凡妇人经水三月不来，诊其脉两寸浮大，两关滑利，两尺滑实而带数，此胎脉也。若有形而不动，或当脐下翕翕微动，如抱瓮之状，按之冰冷，又两尺乍大乍小，乍有乍无，或浮或沉，或动或止，早暮不同者，乃鬼胎也。须连视二三日乃见。宜补气活血，温养脾胃，则水行经自通矣。若脉来疾如风雨乱点，忽然而去，久之复来如初者，是夜叉胎也。亦有左关之脉，指下见两歧而产夜叉者，总与平常之脉不类也。妊娠脉弱，防其胎堕，以气血无养也，急宜补养。若弦急亦堕，是火盛也。孕妇脉沉细弦急，憎寒壮热，唇口俱青黑，是胎气损也。当问胎动否，若不动，反觉上抢心闷绝，按之冰冷者，当作死胎治之。妇人经断有躯，其脉弦者，后必大下，不成胎也。然有因病脉弦，又当保胎为务，气旺则弦自退矣。妇人尺脉微迟为居经，月事三月一下，血气不足故也。妇人尺脉微弱而涩，少腹恶寒，年少得之为无子，年大得之为绝孕。若因病而脉涩者，孕多难保。凡妊娠外感风邪，脉宜缓滑流利，最忌虚涩躁急。虚涩则不固，躁急则热盛伤胎，多难治也。胎前下利，脉宜滑小，不宜洪数。洪数则防其胎堕，堕后七日多凶。治疗之法，攻积必死，兜涩亦死，急宜伏龙肝汤，煎温养脾胃药，多有生者。凡妊娠之脉，宜实大有力，忌沉细弦急虚涩。半产漏下，宜细小流连，忌急实断绝不匀。临产宜滑数离经，忌虚迟弦细短涩。产后宜沉小微弱，忌急实洪数不调。新产伤阴，出血不止，尺脉不能上关者死。新产中风热病，脉宜浮弱和缓，忌小急悬绝。崩漏不止，脉宜细小芤迟，忌虚涩数实。凡诊妇人室女伤寒热病，须问经事若何，产后须问恶露多少，及少腹中有无结块，此大法也。

婴　儿

问：婴儿三岁以下，看虎口三关纹色，其义云何？答曰：婴儿气血未盛，经脉未充，无以辨其脉象，故以食指络脉形色之彰于外者察之。其络即三部之所发，其色以紫为风热，红为伤寒，青为惊恐，白为疳积。惟黄色隐隐，或淡红隐隐为常候。至见黑色，危矣。若虎口三关多乱纹为内钓，腹痛，气不和，脉乱，身热，不食，食即吐；而上唇有珠状者，为变蒸也。其间纹色，在风关为轻，气关为重，命关尤重也。此言次指上三关近虎口一节为风关，中节为气关，爪甲上节为命关。然纹直而细者，为虚寒少气，多难愈；粗而色显者，为邪干正气，多易治。纹中有断续如流珠形者为有宿食。其纹自外向里者为风寒，自内向外者为食积也。岐伯曰：阴络之色应其经，阳络之色变无常，随四时而行也。寒多则凝泣，凝泣则青黑；热多则淖泽，淖泽则黄赤。此皆常也。至三岁以上，乃以一指按三关，此言寸关尺三部也。其脉常以六至为则，添则为热，减则为寒，浮弦为乳痫，弦紧为风痫，虚涩为慢惊，沉弦为腹痛，弦实为气不和，牢实为便秘，沉细为冷乳不消，沉滑为宿食不化。或小或涩，或沉或细，皆为宿食停滞。浮大为伤风，伏结为物聚，弦细为疳劳,沉数为骨蒸有热也。婴儿病赤瓣飧泄,脉小手足寒,难已;脉小手足温,泄易已。小儿见其腮赤目赤,呵欠烦闷,乍凉乍热,或四末独冷,鼓栗恶寒,面赤气涌,涕泪交至,及耳后有红丝纹缕,脉来数盛者,皆是痘疹之候,汤药之所当忌者最多,慎勿漫投,以贻其咎也。

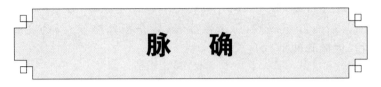

脉　确

[清] 黄　琳　撰

概　要

　　《脉确》一卷，清·黄琳撰，约刊于清·乾隆十一年(1746)。黄琳，字韫兮，江西石阳(今江西吉水)人。有感于时医论脉不确乃作，故名。据本书程釜序，"琳于脉学，究心已久"，乃以"轩岐之经为主，而于诸贤论脉之书，采其理之的然可信者，而据以为确"；"间有未的，则证之于经，复出己意，以旁探博求"。总之，黄氏上溯医经、前贤之论，结合个人深思熟虑，而成本书。黄氏于脉，追求一个"确"字，认为"脉以测病，不确岂能无误"。这种执着认真的态度，应予充分肯定。

　　书中分述脉原、脉名、脉类、寸关尺脏腑部位、诊法、平脉、病脉、主诸病脉、可治病脉、死脉、胎脉等，而尤详于浮、洪、虚、芤、革、散、微、沉、伏、实、迟、缓、数、结、促、代、弦、紧、长、短、细、涩、滑、动凡二十四脉之脉象、主病。其于诸脉主病，以《内经》为主，参以《脉经》及历代名医之说，逐句笺释，务求晓畅明白。作者认为这种释脉方式，"较前人脉赋脉诗，颇有胜处"，亦可视为本书特点。本书传本不多，现存清王文藻(侣芹)抄本。清顾世澄《疡医大全》曾节录本书二十四脉及胎脉部分。1981年中医古籍出版社曾据广陵鹤来轩藏王文藻抄本影印。此次整理，即据此影印本为底本，并参《疡医大全》本而成。

序

　　石阳黄韫兮著《脉确》一书，或从而叩其义。韫兮曰：医凭乎脉，而脉衷乎理。从来医家论脉，不患其言之无理，而患其言之于理甚精。以之测病，而所谓精者，终未确也。夫脉以测病，不确岂能无误。浮游沉塞，起伏传变，全寄之乎三指。轻取重按，反复呼吸，实有毫厘千里之判。微乎渺乎！确诚未易言矣。砯于脉学，究心已久，当以轩岐之经为主，而于诸贤论脉之书，采其理之的然可信者，而据以为确。间有未的，则证之于经，复出己意，以旁探博求。其所谓确者，第识见有限，窃恐自以为确，而终未必其能确也。倘高明于其未确者，更加校正，则幸甚矣。韫兮之言若此。岁壬戌，余以母病，延之来淮，出视是书。山阳医士李铸九见之，深为折服。晚年其学益进。余复携其帙至真州以示李乔年。乔年亦世医也。谓余曰：是书实足发蒙启瞆，先生既刊行《伤寒论翼》矣，曷极付剞劂，附之于后，俾得表里印证，厥功岂不伟哉。余曰：诺。因次述其语，以弁简端。

　　　　　　　　　　　　　　乾隆丙寅小春歙州程鉴识

目　录

脉 原

气口者,手太阴肺经之动脉,而五脏六腑之气,于此候之也。益人以气生,营卫之气,先天也;水谷之气,后天也;先天后天之气,脉皆主之。故饮入于胃,其精气自脾归肺;食入于胃,其精气自心归肺。肺布饮食之精气于诸脏腑,而后血气充,营卫调。诸脏腑之气,各随其经,同营卫之气,而呼吸朝之于肺。故手太阴肺经,乃诸脏腑之气所聚也。圣人于气口,候其盛衰,泄天地化育莫测之秘,岂不神乎。

脉 名

王叔和《脉经》有浮、芤、洪、滑、数、促、弦、紧、沉、伏、革、实、微、涩、细、软、弱、虚、散、缓、迟、结、代、动二十四名。叔和以后诸家,又增长、短、牢、疾、大、小共三十名。按察病以脉,必辨之精确,而后见之明,不至游疑而无主。据经之论脉,不止三十名,如鼓、搏、喘、横之类,今亦未窥其奥,不敢采入。即三十名,尚有可删者。如《脉经》谓浮细为软,沉细为弱,是软以浮细辨,弱以沉细辨也。然经曰:长夏胃微软弱曰平,使软弱皆细脉,细则气少,经何以谓为长夏之平脉乎。又曰:软弱有石曰冬病。石,沉脉也。软弱而沉,是水之侮土也。使软脉果以浮细辨,经何谓以沉言乎。由是观之,凡脉柔而无力者,概谓之软弱,非浮细沉细之谓。今以软弱附于细,以存其旧也。仲景曰:弦则为寒,芤则为虚,虚寒相搏,此名曰革,男子亡血失精,女子半产漏下。据此,则革脉即芤之兼弦者。芤主阴虚病,革亦主阴虚病,今以革附于芤也。沉伏实大,《千金翼》谓之牢,主寒主痛,是即沉脉而有力者,今附于沉。经一脉有数名者,如秋脉谓之毛,又谓之浮,非二脉也。是疾脉即数,大即洪,小即细也。今删软、弱、革、牢、疾、大、小七名,定为二十三脉。盖脉以候病,其可去取者,不加详辨,则名目愈多,脉理愈晦,故不敢避僭妄之讥也。

脉 类

脉者,阴阳之气也。有浮即有沉,有大即有小,有迟即有数。故吴草庐、滑伯仁、李濒湖皆以对待编之。今欲其易于分别,凡以浮辨者为一类,以沉辨者为一类,以浮沉合辨者为一类,不以浮沉辨而以至数辨者为一类,不以浮沉至数辨,而以形辨者为一类。

寸关尺脏腑部位

经:尺内两旁,则季胁也肋骨尽处名季胁。尺外以候肾,尺内以候腹。中附上越人谓之关,左外以候肝,内以候膈;右外以候胃,内以候脾。上附上越人谓之寸口,右外以候肺,内以候胸中;左外以候心,内以候膻中膻中在两乳之间。前以候前,后以候后。上竟上者关以上,胸喉中事也;下竟下者关以下,少腹、腰股、膝胫、足中事也。推而外之,内而不外外浮也,内沉也,心腹疾也。推而内之,外而不内,身有热也。推而上之,上而不下,腰足清也。推而下之,下而不上,颈项痛也。按之至骨,脉气少者,腰脊痛而有痹也。

《脉经》:从鱼际至高骨,却行一寸,其中名曰寸口。从寸至尺,名曰尺泽,故曰尺寸。寸后尺前,名曰关。阳出阴入,以关为界,阳出三分,阴入三分,故曰三阳三阴。阳生于尺,动于寸;阴生于寸,动于尺。寸主上焦,头及皮毛竟手;关主中焦、腹及腰;尺主下焦,少腹即足。

经于寸关尺分部,以候五脏,而六腑止及胃者,盖五脏先天之气,赖后天水谷之气以养之也,余腑不及者,统于脏也。盖肾开窍于二阴,小肠、膀胱属前阴,大肠属后阴,则肾统乎大肠、小肠、膀胱也。胆附于肝,则肝统乎胆也。三焦不统于脏,故于寸内候胸中,关内候膈,尺内候腹,胸中上焦也,膈中焦也,腹下焦也。且五脏者,身之主也,外则耳目鼻口,四肢皮毛肌肉,内则筋骨脉络,气血精神魂魄,皆其所司也,故人之一身皆可病,而病入脏者死,见真脏脉者死。此所以经之论脉,惟详五脏也。四时之脉,有胃气者生,无胃气者死,此所以经之论脉,而六腑止及胃也。

经论脉,不以六腑配五脏,而王叔和《脉经》,以心与小肠候在左寸,肺与大肠候在右寸,肝胆候在左关,脾胃候在右关,肾与膀胱候在左尺。又谓左尺属肾,右为子户,名曰三焦。又谓肾与命门,俱出尺部。其书前后,多自相矛盾,疑不尽出于叔和。世但辟高阳生《脉诀》,而不知《脉诀》亦实本于《脉经》也。至右尺主三焦命门之误,李濒湖辨之详矣。

经论脉不及腑,腑病何以候之耶?曰:腑病辨之于症,而以脏脉候内外之因。假如头角耳前后痛,往来寒热,此胆经之病症也;而肝脉浮紧,则胆经之风寒;肝脉弦数,则胆经之痰火也。假如胸中胀闷,上焦之病症也;而肺脉滑数,则上焦之痰火;肺脉沉迟,则上焦之寒气也。

寸关尺,经有外候内候之说。王太仆[①]曰:外谓外侧,内谓内侧。李士材[②]曰:外谓前半部,内谓后半部。二说皆有可议者。试即尺论之,外以候肾,内以候腹。假令肾病腹不痛,而其脉外侧见病脉,内侧见平脉乎?前半部见病脉,后半部见平脉乎?即使如此,而一指举按之间,所谓外侧内侧,前半后半之界,能划然清乎?今据经曰:推而外之,内而不外,有心腹积也;推而内之,外而不内,身有热也。外指浮,内指沉。沉而不浮,故有心腹积;浮而不沉,故身有热。由是观之,则所谓外候内候,指沉浮而言也明矣。盖五脏六腑之气,朝于脉口,而各有所辨于寸关尺之间,此天地生人神化莫测之妙。圣人知其故,而于寸关尺浮沉以候之。浮,阳也;沉,阴

---

①王太仆:唐代医家。曾任太仆令,故名。

②李士材:明末清初时医家,字中梓。撰有《医宗必读》《诊家正眼》等。

也。以脏腑论，则脏阴而腑阳；以脏腑之气论，则脏气清而腑气浊。清气上升，浊气下降。脉之见于寸关尺者，五脏六腑之气，脏气清，故浮候之；腑气浊，故沉候之也。胃亦腑，何为又浮以候之乎？曰：五脏皆禀气于胃者也。五脏之脉，有胃气者则平，是五脏之清气，皆胃气之所散布也。脾受胃之清气，则胃为脾之主也，故浮候胃，而沉候脾也。

赵继宗[①]曰：心肺居上，为阳为浮；肝肾居下，为阴为沉；脾居中州，半阴半阳，半浮半沉。当以左寸为心，右寸为肺；左尺为肝，右尺为肾；两关为脾。按赵氏之说，可谓妄矣。夫寸关尺之部位，皆手太阴肺经之动脉也，圣人于此分候脏腑。此其故，惟圣人知之。而其所以然之故，圣人终不得明言之也。赵氏不自知其量，而创论欲异于圣人，抑何妄乎。至褚澄[②]谓女人之脉，当以左寸为命门，左关为脾；左尺为肺，右寸为肾；右关为肝，右尺为心，则其妄更甚矣。

《脉经》：心肺俱浮，然浮而大散者，心也；浮而短涩者，肺也；肝肾俱沉，然牢而长者，肝也。按之软，举指来实者，肾也。脾者中州，故其脉在中。按此皆论心肺肝肾与脾之脉体，非论寸关尺。而凡浮者为心肺脉，沉者为肝肾脉也。王宗正[③]不察，为之说曰：诊脉之法，当从心肺俱浮，肝肾俱沉，脾在中州之说。王叔和独守寸关尺，分部位以测五脏六腑之脉，非也。按宗正以叔和独守寸关尺为非，不知执心肺俱浮，肝肾俱沉之说，亦非也。今即守寸关尺论之，假如气虚痰郁，而两寸俱沉之脉，岂以其沉，而遂谓肝肾之乘心肺乎？失血伤精，而关尺俱浮之脉，岂以其浮，而遂谓心肺之乘肝肾乎？若使不守寸关尺，将不论何部浮，而皆以为心肺病乎？不论何部沉，而皆以为肝肾病乎？况同一浮也，心病肺不病。不论部位，其何以辨乎？同一沉也，肝病肾不病，不论部位，其何以辨乎？且使心肺俱以浮候，肝肾俱以沉候，经何为又分心肺肝肾与脾胃之部乎？夫脉以候病也，守寸关尺以候之，尚不能洞悉其精微。若不守寸关尺，则茫然而无据矣。经曰：脉者，血气之先。血气者，阴阳也；故脉有三部俱浮者，阳盛也；非三部之浮，皆心肺脉也。三部俱沉者，阴盛也。非三部之沉，皆肝肾脉也。当以部位辨之。又以脉之本体辨之，假如浮，必浮洪来盛去衰者，心也；假如沉，必沉而弦长者，肝也。

经但言尺外以候肾，尺内以候腹；而叔和则以两尺兼候膀胱；吴鹤皋[④]、李士材辈则以左尺兼候小肠与膀胱，其意皆欲补经之所不及也。不知经之论脉，惟详五脏者，盖以五脏能统乎六腑也。即如伤寒，头痛腰痛项强，此膀胱经之病症也，而其脉不候于左尺，而候于左寸。愚故曰腑病辨之以症，而以脏脉辨内外之因也。由是观之，则以左尺候肾，兼小肠与膀胱，以为补经之所不及，可以不必矣。且一部候两

①赵继宗：明代医家，弘治三年(1490)进士。撰有《儒医精要》《痘疹全书》。
②褚澄：南北朝时医家。撰有《杂药方》二十卷，已佚。现存题褚澄撰《褚氏遗书》一卷。
③王宗正：宋代医家。撰有《难经疏义》两卷，已佚。
④吴鹤皋：明代医家。名崑，号鹤皋山人。撰有《医方考》六卷，《脉语》两卷。

脉,犹有浮沉阴阳之可辨;至一部候肾与小肠、膀胱之脉,试问何以确辨其为肾脉,为小肠脉,为膀胱脉乎?

诊　法

经诊以平旦者,阴气未动,阳气未散,饮食未进,经脉未盛,络脉调均,气血未乱,故乃可诊有过之脉。

经:人一呼脉再动,一吸脉再动,呼吸定息,脉五动。闰以太息,命曰平人。按一呼一吸为一息,脉四动。然呼吸之间,必有一息长者,谓之太息,犹岁月之有闰,故脉五动。四动五动,平脉也。若三动则为不及,六动则为太过,皆病脉也。《难经》曰:呼出心与肺,吸入肾与肝。按呼吸之气,系卫气,吸非吸入,乃吸起也。盖卫气出下焦,而主之于肺。肺自下焦吸起,而呼出于鼻。一呼一吸,卫气流行,昼夜循环,周而复始。故气譬则火,火之气不通则不发,人之气不通则病。呼之气,犹火之气出而不入者也。《难经》呼出心与肺,吸入肾与肝之说似误。

崔紫虚《四言脉诀》:脉有七诊,曰浮中沉。上下左右,消息求寻。按初持脉,轻手于皮毛间候其表,曰浮;次稍重手于肌肉间,候其半表半里,曰中;次重手按至筋骨间,候其里,曰沉。上谓上部,下谓下部,左谓左三部,右谓右三部,合为七诊。又经有七诊,谓独大、独小、独疾、独迟、独寒、独热、独陷下也。

《四言脉诀》又有九候,举按轻重。按轻下指曰举,重下指曰按。寸关尺,每部有浮中沉三候,合为九候。又经有九候,《脉经》曰:九候者,每部中有天地人也。按经所谓天地人,另指头无手足三部之动脉,不指寸关尺也。

经:持脉有道,虚静为保。内虚则心不纷,外静则心不扰。春日浮,如鱼之游在波。浮非浮脉,乃浮起也。春日阳气升,其脉浮起,然如鱼之在波,虽浮起而不甚浮也。夏日在肤,泛泛乎万物有余。夏日阳气盛,万物有余,故其脉浮大在肤。秋日下肤,蛰虫将去。秋日阳气降,蛰虫将去,故其脉沉而下肤。冬日在骨,蛰虫周密,君子居室。冬日阳气伏,蛰虫周密,君子居室,故其脉亦沉而在骨。知内者,按而纪之。脉合内之脏腑,其盛衰按脉而纲纪之,是谓知内。知外者,终而始之。四时阴阳之气,终而复始,以脉之阴阳,合四时之阴阳,是谓知外。此六者,持脉之大道。

平　脉

经:平人之常气禀于胃。胃者,平人之常气也。春胃微弦曰平,夏胃微钩曰平,长夏胃微软弱曰平,秋胃微毛曰平,冬胃微石曰平。按经所谓胃气,在微字上体认。若弦则胃少,弦甚则无胃。惟微弦则其气和,故曰平。余仿此。

经:春脉如弦。春脉者,肝也,东方木也,万物之所以始生也。故其气来软弱,轻虚而滑,端直以长,故曰弦。反此者病。夏脉如钩。夏脉者,心也。南方火也,万物之所以盛长也。故其气来盛去衰,故曰钩。反此者病。秋脉如浮。秋脉者,肺也,西方金也,万物之所以收成也。故气来轻虚以浮,来急去散,故曰浮。反此者病。冬脉如营。冬脉者,肾也,北方水也,万物之所以合藏也。故其气来沉以搏,故曰营。反此者病。营者内守之意。脾者,土也,孤藏以灌四方者也。善者不可得见,恶者可见。按脾脉之善者,即胃气四时见于弦钩毛石之间,故曰善者不可得见。若脾胃受伤,则恶者可见矣。

《脉经》:春肝脉弦细而长曰平,夏心脉浮大而散曰平,长夏脉大阿阿而缓曰平,秋肺脉浮涩而短曰平。冬肾脉沉软而滑曰平。按《脉经》之说,与经合参,则脉理精且备矣。

凡脉不大、不小、不数、不迟、不滑、不涩、不短、不长,浮沉正等者,平脉也。

凡病人脉不大不小,浮沉正等而缓者,为阴阳平,病将愈也。

《四言脉诀》谓春弦夏钩,秋毛冬石,为平脉。不知弦钩毛石,有胃气始为平脉;若但弦、但钩、但毛、但石,即病脉也。滑伯仁《诊家枢要》谓长夏四季脉,迟缓为平,本《脉经》脾胃部德则为缓,思则为迟之说。不知一息四至,闰以太息则五至,此脾胃之平脉也;三至为迟,则主寒主虚,病脉也。

朱丹溪曰:男子寸盛尺弱,女子尺盛寸弱。按寸为阳,男子阳盛,故寸盛;尺为阴,女子阴盛,故尺盛。此男女尺寸之平脉也。《脉法赞》:左大顺男,右大顺女。按男子本气旺血虚,左主血,左大于右,是血足也,血足则阳不至独亢矣;女子本血旺气虚,右主气,右大于左,是气足也,气足则阴有所统摄矣。且男子阳,故左大;女子阴,故右大。此男女左右之平脉也。丹溪《格致余论》以左右指医者手之左右,谓右大顺男,左大顺女,其说似牵强。

凡人肥脉沉,人瘦脉浮,人长脉长,人短脉短,人大脉大,人小脉小,顺也。反此则逆。

病　脉

五脏病脉　扁鹊曰:脉长而弦,病出于肝;脉大而洪,病出于心;脉下坚上虚,病出于脾;脉涩而浮,病出于肺;脉小而紧,病出于肾。

四时病脉　经:春不沉,夏不弦,秋不数,冬不涩,是谓四塞。如春木旺,其脉弦,然春初之时,兼冬脉而沉弦,则水生木,母子之气相通也;若弦而不沉,是不得母气,故曰塞,塞则病矣。参见曰病。如春脉弦,参见他脉,则他脏之气乘肝也。未去而去曰病。如春脉弦,未交夏之时,便不见弦而见钩,是肝气不足,未当去而即去也。去而不去曰病。如春脉弦,入夏已深,仍见弦不见钩,是肝气有余,当去而不去也。复见曰病。如春脉弦,或秋时复见弦脉,是肝之乘肺也。

三部病脉　《脉经》:寸脉浮大而疾者,名曰阳中之阳。寸,阳部也。浮大疾,阳脉也,曰阳中之阳。病若烦满,身热头痛,腹中热,寸脉沉细者,名曰阳中之阴。沉细,阴脉也。见寸阳部,故曰阳中之阴。病若悲伤不乐,恶闻人声,少气,时汗出,阴气不通,臂不能举,尺脉沉细者,名曰阴中之阴。病若两胫酸痛,不能久立,阴气衰,小便余沥,阴下湿痒,尺脉滑而浮大者,名曰阴中之阳。病若小腹痛,满不能溺,溺即阴中痛,大便亦然,寸脉壮大,尺中无有,此为阳干阴。其人苦腰背痛,阴中伤,足胫寒,尺脉牢而长,关上无有,此为阴干阳。其人若两胫重,少腹引腰痛。

上鱼际病脉　《脉经》:脉入鱼际者,遗尿。脉出鱼际者,逆气喘息。

外内久新病　《脉经》:脉盛滑坚者,病在外。脉小实而坚者,病在内。脉小弱而涩者,谓之久病。脉浮滑而疾者,谓之新病。

六病脉　《脉经》:弦紧滑涩浮沉。此六脉为残贼,能为诸经作病。

主诸病脉

外邪脉　浮主风,迟主寒,紧主寒,缓主湿,细主湿,沉主湿,虚主暑。

内邪脉　数主火,洪主火,实主火,长主热,滑主热,滑主痿主食,弦主痰主食,弦主痛,紧主痛,牢主痛,短主痛,促结主痛主久积,涩主痛主痹,动主痛主惊,代主痛主泄,实主胀,紧主胀,微主胀,细主胀主吐,伏主吐。

外邪兼见脉　浮紧主风寒,浮迟主风寒,浮缓主风湿,浮细主风湿,沉迟主寒湿。

外邪内邪兼见脉　浮洪主风火,浮数主风火,浮弦主风痰,浮滑主风痰、风热,浮长主风热、风痫,迟滑主胀,迟涩主瘕,紧滑主吐,紧涩主痹,缓滑主热中。

气虚脉　滑主气虚,代主气虚,沉无力主气虚。

血虚脉　涩主血虚,芤主血虚,洪主血虚,浮无力主血虚。

气血两虚脉　微主气血两虚,散主气血两虚,虚主气血两虚,细主气血两虚,浮迟无力主气血两虚,沉数无力主气血两虚。

可治病脉

《脉经》:凡脉浮大数动长滑为阳,沉微弦弱短涩为阴。阳病见阴脉者,过也;阴病见阳脉者,顺也。按之说,本仲景《伤寒论》。在伤寒症,则阳病见阳脉者顺,阴病见阳脉者亦顺。若内伤病,阴病见阳脉者,又为逆也。经曰:阴病而阴脉大者为逆,如虚劳失血之病,喜沉细阴脉,忌洪数阳脉是也。《脉经》不辨,误。

经:脉从阴阳,病易已。按男子阳,左脉大为从;女子阴,右脉大为从;春夏阳,脉浮大为从;秋冬阴,脉沉细为从。外感病,阳症见阳脉为从,阴症见阳脉亦为从;内伤病,阳症见阳脉为从,阴症见阴脉亦为从。

《四言脉诀》:脉贵有神。李东垣曰:脉之不病,其神不言当自有也。脉既病,当求其中神之有无焉。如六数七极,热也。脉中有力,即有神也。三迟二败,寒也。脉中有力,即有神也。热有神,当泄其热,则神在焉。寒有神,当去其寒,则神在焉。寒热之脉,无力无神,将何药而泄热去寒乎?按东垣以脉中有力为神,固是也。然所谓神者,即胃气也。经曰:脉弱以滑,是有胃气。又曰:滑则从,涩则逆。故五脏骨肉,滑利可以长久。以此与脉中有力合参,则得之矣。滑伯仁谓东垣脉中有力之中字,乃浮中沉之中,其意盖谓脾居中州,以中候有力为神。然则沉脉者,其神将何以候之乎?伯仁误矣。

诸可治病脉皆出扁鹊及叔和《脉经》。其症未备者,摘崔紫虚《四言脉诀》数条备之。

长病三部脉细而软者生,三部脉弦而数者生。

中恶腹大,四肢满,脉大而缓者生,脉紧细而微者生。

中风脉浮缓者生。

风病不仁痿蹶,脉虚者生。伤寒热盛,脉浮大者生。已得汗,脉沉小者生。

温病三四日以下,不得汗,脉大疾者生。谵言妄语,身热,脉洪大者生。

癫病,脉实坚者生。脉搏大滑者,久久自已。

痫病脉虚者生。

四肢厥逆,脉沉细而长者生。

骨蒸劳热,脉数而虚者生。

咳嗽,脉浮软者生。

衄血,脉小弱滑者生。

吐血脉滑者生,小弱滑者生。

上气喘息低昂,脉滑手足温者生。

呕吐反胃,脉沉滑者生。

消渴脉数大者生,沉小者亦生。

消瘅脉实大,病久可治。

腹痛不得息,脉细小迟者生。

积聚,脉坚急强者生。

腹胀满,脉浮大者生。

水病,脉浮大软者生。水病腹大如鼓,脉实者生。

病泄,脉缓时小结者生。

肠澼下白沫,脉沉者生。肠澼下脓血,脉滑大者生。肠澼下脓血,脉沉小流连者生。

蜃蚀阴疟,脉虚小者生。

妇人瘕聚,脉弦急者生。

妇人漏下赤白不止,脉小虚滑者生。

产后脉沉小滑者生。

金疮出血,脉沉小者生。

跌仆内有血,腹胀满,脉坚强者生。

死　脉

真脏死　《脉经》:真肝脉至,中外急,如循刀刃,责责然,如按琴瑟弦。真心脉至,坚而搏,如循薏苡子,累累然。真肺脉至,大而虚,如似毛羽中人肤。真肾脉至,搏而绝,如指弹石,辟辟然。真脾脉至,弱而乍数乍疏。见真脏乃死。何也?五脏皆禀气于胃,胃者五脏之本也。脏气不能自至于手太阴,因胃气乃至于手太阴。肺朝百脉,故脏气必先会于手太阴,而缓行于诸经也。故经谓五脏各以其时自为而至于手太阴,皆胃气为之也。五脏各以其时自为弦钩毛石之象,因胃气而至于手太阴之脉口。若邪气胜者,精气衰,胃气不能与之俱至于手太阴,故真脏之气独见。独见者,病胜脏也,故曰死。按:五脏之气为阴,胃气为阳。五脏有胃气则其脉和,如微弦微钩之类是也。若无胃气,但见弦钩等本脏之脉,曰真脏。见真脏则阳气绝,故死。

四时贼邪死 《脉经》:五邪所见,春得秋脉,夏得冬脉,长夏得春脉,冬得长夏脉,名曰阴出之阳,不治。按:所谓阴者真脏也,故死。《脉经》谓夏脉沉软而滑者,为肾乘心,水克火,十死不治。不知夏月停水停痰之人,其脉有沉软而滑者,未必即为死病也。且滑为阳脉,沉软而滑,是有阳也,有阳者亦不死也。经所谓夏得冬脉,乃沉而坚硬,如指弹石,纯阴无阳者也。又谓长夏脉弦细而长,为肝乘脾,木克土,十死不治。不知长夏病疟之人,其脉多弦细而长者,未必即为死病也。且长为阳脉,弦细而长,是有阳也,有阳者亦不死也。经所谓长夏得春脉,乃弦而坚硬,如循刀刃,纯阴无阳者也。《脉经》之说误。李士材曰:一岁之中,脉象不可再见。如春宜弦而得洪脉者,至夏必死;得涩脉者,至秋必死;得沉脉者,至冬必死。为真脏之气先泄也,当其时不能再见矣。按:士材之说,本《脉经》死脉要诀篇,然亦有不可泥者。经以春不沉谓之塞,则春得沉脉,未可即以为死脉也。春脉弦,未交夏之时,便得钩脉,经谓未去而去者病,亦未可即以为死脉也,又当以病症合辨之,庶几始确。且所谓真脏者,纯阴无阳之脉也,非夏脉钩,或见于春时,即为真脏也,又当以有神无神细辨之,庶几始确。大抵惟春得秋脉而涩者,乃经所谓贼邪,为不宜耳。余仿此。

三部死脉 《脉经》:尺脉上不至关,为阴绝;寸脉下不至关,为阳绝,死不治。上部有脉,下部无脉,其人当吐,不吐者死;上部无脉,下部有脉,虽困无害。所以然者,如树之有根也。按:上部无脉,下部有脉,若其脉微细如丝,按之无有者,此肾脏将尽未尽之气也,亦死。

形盛形衰死脉 经:形盛脉细,少气不足以息者死。形瘦脉大,胸中多气者死。

死脉名状 脉如屋漏、雀啄者死。屋漏者,脉一来忽绝,久又来也。雀啄者,脉来疾时绝,又一来也。脉来如弹石,去如解索者死。弹石者,急而劲也。解索者,散乱无绪也。脉如鱼翔、虾游者死,鱼翔、虾游者,脉浮而无根也。脉如涌泉者死。涌泉者,燥乱而有来无去也。脉一息二至以下,八至以上者死。

诸病死脉 皆出扁鹊及叔和《脉经》。其症未备者,摘崔紫虚《四言脉诀》数条补之

长病三部脉虚而涩者死,实而大者亦死。愚按:急数者亦死。

中恶脉紧大而浮者死。

中风脉坚大急病者死。

风病不仁痿蹶,脉紧疾急者死。

伤寒热盛,脉沉小者死。已得汗,脉浮大者死。

温病三四日以下,不得汗,脉细小者死。

谵语妄语四逆,脉沉细微者死。

癫病,脉小而坚急者死,沉细者亦死。

痫病,脉急实者死。

四肢厥逆,脉反浮大而短者死。

头痛,脉短涩者死。

骨蒸劳热,脉涩小者死。愚按:脉洪数者亦死。

久嗽,脉坚大者死,脉沉紧者死。咳且溲血脱形,脉小劲者死。愚按:弦涩而数者亦死。

衄血不止,脉大者死。愚按:血不止,脉急数者亦死。

吐血,脉实大者死,脉紧强者死。吐血而咳上气,其脉数有热,不得卧者死。

上气,脉数者死。上气喘息低昂,脉涩四肢寒者死。上气面肿肩息,脉大者死。

呕吐反胃,脉弦数紧涩者死。

消渴,脉细小浮短者死。

消瘅病,久脉悬小坚急者死。

腹痛,脉反浮大而长者死。

积聚,脉虚弱者死,沉小者死。

腹胀满而喘,脉反滑而沉者死,脉虚小者亦死。

水病,脉沉细虚微者死。水病腹大如鼓,脉虚者死。

病泄,脉浮大数者死,脉紧急者死。

肠澼下脓血,脉浮大紧者死,身热脉悬绝及涩者死。

蜃蚀阴疰,脉紧急者死。

妇人瘕聚,脉虚弱者死。

妇人漏下赤白不止,脉大紧实数者死。

产后脉实大紧弦急者死,寸脉燊疾不调者死。

金疮出血,脉浮大者死。

跌仆内有血,腹胀满,脉小弱者死。

奇　经

奇经八脉,亦候于手太阴肺经者也。李濒湖《奇经八脉考》极其详悉,然非神而明之,莫能洞窥其奥,晓然于指下也。要之用针用灸,则奇经之病,必求奇经之穴以治之。至于用药,则奇经之表里寒热虚实,而脏腑之脉,可以测之,则亦可以统之

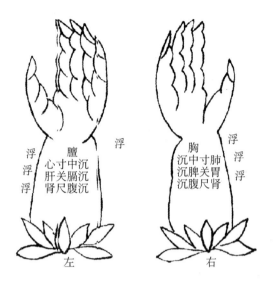

也。故兹编姑阙而不录。

脉理作为歌，便诵习也。其以浮沉至数辨，及不以浮沉至数辨者，各从其类，欲其易分别也。浮沉等脉，即用浮沉等字之韵，欲其不混淆也。脉之应病，以《内经》为主；《内经》未详者，以《脉经》补之；《脉经》未详者，以历代名医之说补之，欲其简而赅也。有是脉，即有主是病之由，复逐句笺释于其下，欲其明且畅也。较前人脉赋脉诗，颇有胜处。有志医学者，由此入门，虽曰捷径，实为正路矣。

脉以轻取辨者，曰浮，轻手便得，如木浮水上。其以浮辨者，曰洪，浮大来有力，去无力；曰虚，浮大按之无力；曰芤，浮大无力，按之中央空，两边实；曰散，浮大无力，至数不齐，涣漫不收；曰微，浮细无力，按之如欲绝，若有若无。凡六脉。

浮《内经》谓之毛

浮脉轻手得，如木水中浮。浮，秋脉也，春夏冬见之，则病脉也。然在秋轻虚以浮，来急去散，则为平脉。若中央坚，两边虚，此谓太过。细而微，此谓不及，亦病脉也。**有力表邪清涕嗽，恶寒发热令人愁。**风邪自皮毛入，皮毛合肺，肺开窍于鼻，肺恶寒，金寒则生水，故鼻流清涕。风邪迫肺则气逆，故嗽。肺主卫，风邪入则皮毛闭固，卫气不能温外，故恶寒。肺与心皆在上，肺邪传心则心火郁；心主营，营行血脉，故一身发热。仲景谓：冬月寒伤营，则发热恶寒无汗；风伤卫，则发热恶风有汗。此固然矣。然四时感冒者，亦发热恶寒，必用表药而愈。盖表药其味皆辛，辛开毛孔，散火郁，毛孔开则卫气外达，火郁散则营血内安，营卫调和则汗出而寒热解矣。**寸主头疼关腹满，尺司癃闭好推求。**自胸至头，寸主之。诸阳经起于头，风邪自皮毛深入则归经，故头痛。肝脾与肾，其脉常沉，今脉浮，乃阳之乘阴也，阳盛则热。木之性，寒则凋，热则旺，肝木旺则克脾土，脾虚则不欲食而腹满。肾开窍于二阴，其性恶燥，热盛则血燥而大肠不润，故闭；气燥而膀胱不化，故癃。癃者，小便不利也。**浮紧伤寒浮虚暑，**寒伤营，营行脉中，寒气劲急，伤气故脉紧；暑伤气，伤气故脉虚。**浮缓风湿自宜搜，**湿气濡滞故脉缓，凡头重身重，腿膝痛，浮肿，大便泄，小便黄者，风湿证也。**浮滑风痰浮数热**，滑主痰，带浮则为风痰；数主热，带浮则为风热。**无力须将血弱谋**。阳盛故脉浮，阴虚故无力。遇此等脉，不宜轻用表药。

洪《内经》谓之钩，又谓之大

应指虽浮大，来盛去衰便曰洪。洪，夏脉也，春秋冬见之，则病脉也。然在夏来盛去衰如钩，则为平脉。若来盛去亦盛，此为太过；来不盛去反盛，此为不及，亦病脉也。如钩者，浮候之，来盛下垂，曲如钩状，去衰则又柔和矣，故为平脉。**真阴不足，邪气相攻**。人之正气，阴阳相配者也。阴阳和则无病，阴不足则阳盛，阳盛则生火，火者偏胜之气也，偏胜之气为邪气，邪气即邪火。**寸洪身热兼肤痛，咳唾烦心亦可穷**。阳盛故生热。火不得泄，故肤痛。火伤肺，故咳唾。心恶热，故烦。**呕与胀，察关中**。胃喜清凉而恶热，呕者，火上炎也，火郁而不散也。**尺虚宜壮水，泄痢不宜逢**。尺脉洪，相火旺也，宜壮水以制阳光。若泄痢尺脉洪者，难治。

李濒湖谓：洪脉非夏，升阳散火宜。愚按：新病身强及洪见寸关者，升阳散火可也。若久病身弱及洪见两尺者，又宜以滋阴降火为是。

虚　濒湖引《内经》云：气来虚微为不及，病在内

愚按：虚脉浮大无力，微脉浮细无力，大中不能见细，则虚不可兼言微矣。今考《内经》谓：气来不实而微，为不及。不实者细，无力之谓也，故可言微。濒湖硬以不实改作虚字，误。

虚来浮大软无力，夏月逢之暑病居。暑病，发热有汗脉虚者，宜清暑益气。若发热恶寒无汗，脉浮数而不虚者，宜清暑解表。**寸虚自汗多惊悸**，虚脉主气血虚，正气虚则邪气实，邪气实便是火，火食气则表虚。汗者，心之液也，血所化，表既虚则营亦不固，血随火化，外泄于表自为汗。心藏神，血虚则神失所养，故多惊。火气冲心，故跳动而多悸。**关主中宫胀不舒**，血虚肝郁则胀。脾胃虚，中气不足，亦胀。**潮热骨蒸痿候尺**，阳气终巳，阴气始午，阴虚则交午时阴分，而阳气并之，阳胜则外越为肌肤热，内烁为骨髓热。热在骨，谓之骨蒸。日如潮水之应时而至，谓之潮热。骨枯髓竭，足不任身，谓之骨痿。**却怜久病定亡躯**。

芤　革　芤而弦曰革，主阴虚失血，与芤同，今附于此

《脉经》谓：芤脉浮大而软，按之中央空，两边实。旧谓前后为两边者，固非矣。李士材以浮沉为两边，亦不是。有力谓之实，浮中沉相去无几，岂有浮候实，沉候实，而中候独见其空者乎？据《内经》论浮脉云：其气来毛，中央坚，两旁虚，此谓太过。由是推之，则两边指两旁也。盖芤脉浮大而软，按之两旁浮实而中央独陷下，此血不充之象，故主失血诸证。

轻手取之浮大软，重按中空边实芤。芤，草名，中空如葱。血行脉中，失血者其脉中空，故以芤比之。**寸关吐衄肠痈病，尺部崩淋便血流**。吐血、衄血、肠痈、血崩、血淋、大便下血等证，皆阳盛阴虚也，惟阳盛故其脉浮大，惟阴虚故其脉中空。

散

有表无里大而散，至数不齐，杨花无定空中泛，左寸怔忡，右寸自汗。散主气实血虚。心主血，血虚则心神恍惚不宁，曰怔忡。气实，邪气实也。邪气实则热，热则气泄，故自汗。**左关溢饮兮**，阴虚生内热，胃热则津液耗而发渴，渴多饮，渗入肌肤肠胃之外，谓之溢饮。**右关食痹䯒肿亦堪断**，胃热则不和，不和则不消谷，因而痞闷，曰食痹。䯒，足胫也。阳明胃经下循胫外廉，胃热故䯒肿。**尺为血大虚，两尺如斯终寿算**。经以肾脉散为血少。戴同父

曰：肾脉散，诸病脉代散，皆不可治也。

微

重手按之如欲绝，若有若无极其微。微属阴阳虚弱候，惟阴阳皆虚，故其脉见若有若无之象，而名之曰微。恶寒发热汗霏霏。阳虚则生寒，阴虚则生热。阳不外固，阴不内守则多汗。寸微衄血惊兼喘，关主中寒拘急泥，气血虚则中寒，寒则心下拘急。拘急，不宽畅也。尺中厥逆元阳损，阳火生于阴精，阴精虚则阳火弱，阳火弱则手足寒而为厥。阴阳不交，气上冲而为逆也。女子崩中带下亏。

脉以重取辨者，曰沉，重按始得。其以沉辨者，曰伏，重按之著骨乃得。凡二脉。

沉 《内经》谓之石，又谓之营

牢 牢即沉脉长大弦而有力者，主寒主痛。与沉同，今附于此

按始有则为沉。沉，冬脉也。春夏秋见之，则病脉也。然在冬，其气来沉以搏，则为平脉。若来如弹石者，此谓太过；其去如数者，此谓不及，亦病脉也。寸沉胸胁痛，水气膈间停。若居关与尺，腹背及腰痛。沉主阴，阴盛则克伐元气，故三部得沉者，皆主痛，宜温之。有水气者，宜利之。沉缓寒湿沉数热，沉滑当知痰食真。沉如无力，气虚甚明。沉有力为实邪，故主寒主积。沉无力，则气虚也。

崔紫虚《四言举要》云：沉牢痼冷，沉实热极。愚按：牢脉沉而长大有力，实脉沉取亦长大有力，同一沉取长大有力，何以辨其为痼冷热极乎？

伏

何以谓之伏，推筋按至骨。伤寒欲汗阳邪解，厥逆脐疼温药服。濒湖曰：伤寒一手伏曰单伏，两手伏曰双伏。不可以阳证见阴为诊。乃火邪内郁，不得发越，阳极似阴，故脉伏必有大汗而解，不可发表。又有夹阴伤寒，先令伏阴在内，外复感寒，阴盛阳衰，四肢厥逆，六脉俱伏，须投姜附及灸元元，脉乃复出。若太溪、冲阳皆无脉者，必死。寸司呕吐关司痛，尺部疝瘕利水谷。霍乱、呕吐、腹痛、男子疝、女子瘕聚、痛甚者，其脉多伏。暑泄者，脉亦多伏。

脉以浮沉合辨者，曰实，大而长，浮沉皆得。凡一脉。

实

实脉大而长，浮沉皆有力。风热蕴蓄深，谵语发狂疾。邪气盛则实。浮有力，表实也；沉有力，里实也。所以然者，由风邪深入，郁而变热。热甚则丧其神守，故谵语；更甚，则发狂。所谓重阳者，狂也。左手脉实者，宜发之；右手脉实腹满者，宜下之。寸实呕吐频，心胸苦气逆。积聚腹痛候在关，大便不通候在尺。

濒湖曰：《脉诀》言尺实小便不禁，与《脉经》尺实小腹痛、小便难之说何反？洁古不知其谬，药用姜附，愈谬矣。愚按：《脉诀》所言，亦出《脉经》。《脉经》云：尺脉实，小腹痛，小便不禁，宜服当归汤加大黄一两。据用大黄，则《脉经》以尺实为热，明矣。洁古用姜附，可谓大误。但虚寒不足之证，火不能摄水，则小便不禁。此系实热，而《脉经》何以亦有小便不禁之言？意者，热渴饮多，大便秘塞，水独归膀胱则小便数，小便数则不及溺之，即自出，亦谓为小便不禁耶。

脉以至数辨者，曰迟，一息三至；曰缓，一息四至；曰数，一息六至；曰结，缓时一

至;曰促,数时一至;曰代,止有常数,还入脉中,良久方来。凡六脉。

迟

一息三至,号之曰迟。浮迟寒在表,沉迟作里医。有力无力皆寒证,抑阴扶阳不用疑。寸迟心痛吐酸水,寒气攻心故痛。胃虚而寒气客之,则水入于胃,不输于脾,停于胃脘,水得寒气熏蒸,变而为酸。此为寒证,故《脉经》治以附子汤、茱萸汤。然此证亦有热者,肝移热于胃,土受木制,不能胜水,水得木味,蕴而成酸,经所谓诸呕吐酸,皆属于热是也,当清热燥湿。此以脉之滑数辨之。关尺寒疼厥可知。阴气盛,则从足五指至膝上寒,谓之寒厥。迟涩癥结,迟涩则血虚寒,血虚寒则凝滞不行,渐成癥结。迟滑胀宜。滑主气虚,主食积,气虚则寒,寒则气收,故胀。寒饮食积于肠胃,亦作胀。

缓

缓脉均均来四至,贵无偏胜软而和。缓主脾胃,又主风湿,在四季之月,不大不小,浮沉同等。软而和者,平也。若三部不齐,则为偏胜。或又兼他脉者,病脉也。不在四季之月,他脉中带缓者,胃气也;若独见缓者,病脉也。肌肉不仁缓在寸,风气之伤人多在上。寸部,心肺也。心主血脉,肺主皮毛,风邪入皮毛,客血脉,故肌肉之间不知痛痒,曰不仁。关知脾胃食难磨,风气通肝,肝气移之于脾胃,脾胃实故不欲食。实者,邪实也。尺为脚弱下身肿,湿气之伤人多在下,湿濡筋故脚弱,湿渗肌肤故下肿。小便难而余沥多。湿积下焦,蕴而成热,湿热壅滞,则膀胱之气不化,故小便难,有余沥也。浮缓为风沉缓湿,若逢缓滑热为痢。经以缓而滑为热中。李士材以缓滑为湿痰,误。缓涩营虚缓细痹。风寒湿三气皆能为痹,风胜为行痹,寒盛为痛痹,湿盛为著痹,脉缓细者主风湿痹。推详三部自无讹。

数

一息六至称为数,只有儿童独安乐。儿童以六至为平脉,外此皆为火。浮沉实数散且清,浮数有力,为实火在表,宜散;沉数有力,为实火在里,宜清。无力为虚宜补药。数而无力,虚火也,宜补气或益火之元。寸为喉舌疼,呕吐嗽烦渴。胃口当心,亦寸主之,胃有火,故呕吐。火迫肺,故为嗽、为烦。肺金燥,故渴。关中消谷易于饥,胃有火则消谷善饥。尺部恶寒气淋作。《脉经》谓:尺脉数,恶寒,小便黄赤。又曰:少阴脉数,男子气淋。盖肾为阴属水,阴虚而阳凑之,内热故外恶寒。火伏水中,故小便黄赤。甚则膀胱之气不化,小便不利,痛而为淋。

结 《脉经》载扁鹊之言曰:脉有表无里者死,经名曰结。何谓结?脉在指下如麻子动摇。按如麻子动摇者,轻取之则散乱无纪,重按之则不可得,故曰有表无里,乃肾绝也。与缓时一止之结不同

缓时止,谓之结。阴盛阳衰凝气血。气,温血行血者也。气虚不能温血,则血寒;气虚不能行血,则血滞。血寒而滞则结,血结气亦结矣。浮为痛积外相攻,沉为痛积内相迫。

促

数时一止何其促,阳有余,阴不足,痰火煎熬,或为喘嗽或斑毒。肉上红紫成片者,斑也,黑斑难治。痛疽,皆毒也。

代

动而中止不能还,止有常数斯名代。不是伤寒心悸多,即有腹疼泄痢害。久病

固为凶,扁鹊曰:脉五来一止,不复增减,或七来一止,不复增减者,经名曰代,死。平人亦脏败。《灵枢》曰:一日一夜五十营,以营五脏之精。所谓五十营者,持其脉口,数其至也。五十动而不一代者,五脏皆受气;四十动一代者,一脏无气;三十动一代者,二脏无气;二十动一代者,三脏无气;十动一代者,五脏无气,予之短期。据《脉经》谓:四十动一止,四岁死;三十动一止,三岁死;二十动一止,二岁死;十动一止,岁内死;五动一止,五日死。此亦概言之也,不必泥。女胎三月余,见之不为碍。旧谓胎三月,其脉代。按胎脉有五月七月亦代者,当于两尺候之。如脉来或九至,或十一止,良久方来,又九至或十一止,良久方来,此所谓有常数也;再来或九至或十至不止,又于十二至或十五至一止,但又常数,皆是代脉。代之止有常数,乃信也。土主信,此脾胃之气至也。土为万物之生气,脾胃乃五脏之生气,生气至,故有胎也。且天一生水,次生火、木、金、土而五行备。胎之初结,乃天一之水也,次生火、木、金、土而五行备。胎之初结,乃天一之水也,次生火、木、金、土而五脏之气全,五脏之气全,故脉代也。代又何以为死脉?以生数论,五脏之气全,应天五生土之数,故其脉代以成数论,有形之后,则营卫之气与天地之昼夜周流而无一息之止者也,五脏无气,独胃气尚在,故其脉亦代,然此胃气乃油尽之灯,故不久必死。

脉不以浮沉至数辨,而以形辨者,曰弦,直而长,如按弓弦;曰紧,往来有力,左右弹人手,如转索无常;曰长,迢迢自若,如揭长竿末梢;曰短,不能满部,两头缩缩;曰细,直而软,应指如丝线;曰涩,细而往来难,应指如轻刀刮竹;曰滑,往来前却,流利如珠;曰动,大如豆,厥厥摇动。凡八脉。

弦《脉经》谓:弦脉举之无有。按:疟脉有浮弦者,未尝举之无有也。经曰:疟皆生于风,惟生于风,故其脉浮弦,且头痛如破也。即《脉经》伤寒条中,亦有阳明中风脉弦浮之语,则所谓弦脉,举之无有,疑其误也。

挺然在指下,端直似弓弦。弦,春脉也。夏秋冬见之,则病脉也。然在春软弱而滑,平脉也。若实而强,此谓太过;不实而微,此谓不及,亦病脉也。夏秋则主疟相缠。风寒暑湿之气,皆为疟,其脉皆弦。惟夏秋患疟者甚多,冬春亦间有之。弦数热,弦迟寒。寸弦头痛膈多痰,弦主痰,痰随厥气上升,故头痛。关苦癥瘕胃气逆,血凝气滞,久而坚硬,在脐旁曰癥瘕。胃中寒气冲塞心下,曰逆。尺当癫疝脚拘挛。癫疝者,睾丸肿痛,上连小腹也。盖肝脉络阴器,主癫疝,或寒或湿,或热或虚,或气分,或血分,临证以脉之迟数强弱辨之。肝主筋,肾主骨,筋束骨者也,寒则筋急故拘挛。拘挛者,屈伸不利也。

紧《内经》谓之急

左右弹手其力强,状如转索名为紧。紧主寒,浮紧表寒,沉紧里寒。人迎主伤寒,还把风痛诊。左手寸关之间曰人迎。人迎紧,主伤寒头痛,恶寒发热。风气通肝,木得风则动摇,故身瘛疭。肝火鼓动心火,火炎神越,故卒不知人,吐涎沫,曰风痛。气口主伤食,喘嗽亦宜审。右手寸关之间曰气口。气口紧,主伤食,心下苦满。肺恶寒,寒则气逆,故为喘与咳。《脉经》曰:紧为实。以上皆实邪,故其脉紧。关尺见紧时,痹疝极其准。经谓青脉之至也,长而左右弹人手,有积气在心下支胠,名曰肝痹,得之寒湿,与疝同法。

长

迢迢自若指间长,倘带搏坚便失常。长脉在春,乃肝脉也。软弱如揭长竿末梢,曰肝平;实而滑如循长竿,曰肝病。按长则气治,若应指搏坚而不软弱,则气不治矣。伤寒传变,阳明可详。伤寒二三日，脉长，目痛，鼻干，不得眠，阳明病也。**左寸足疼舌卷缩**，经曰：寸口脉长，曰足胫痛。按：左寸心为阳，主血脉，长主有余之病，上有余则下不及，血脉不通，故足胫痛。肾脉挟舌本，舌为心苗，心火盛则水急，水急则舌本缩而舌卷，不能言矣。**右寸分明唾血伤**。肾主唾，其脉入肺中，循喉咙，血随火升，故唾血。**关中少气髀如折**，长本肝脉，木邪克土，故脾虚中气不足。股内曰髀，胃脉之所下，胃虚故髀痛如折。又脾有邪，其气亦留于两髀。**尺则腰痛不可当**。火盛则水衰，腰为肾府，肾虚则腰痛。

短

本位不能及，缩缩其形短。短则气病，若秋时肺脉短涩，乃平脉也。**滑短酒伤浮短嗽，寸主头疼尺腹满**。短主不及之病，酒伤与嗽则气不及也，上不及则头痛，下不及则腹满也。

细《内经》谓之小

濡同软

弱《脉经》以浮细为软，沉细为弱。岂细脉无浮沉二候，独于不浮不沉候之乎？而《内经》何以有沉细之说也。且经曰：脉弱以滑，是有胃气。滑者，流利如珠之谓。若以沉细为弱，则沉细如丝之中，不能见滑矣。且《经脉》既以沉细为弱，而论肺痿，何以又有浮弱之言乎？今据《内经》以弦脉软弱为肝之平脉，则所谓软弱者，无力之谓，不得以浮细为软，沉细为弱矣。况软弱所主之病，大概与细同，今附于此。

直软如丝细，劳伤损血气。细主气血两虚。**身汗来，心慌至**。浮细属阴虚，多盗汗；沉细属阳虚，多自汗。汗多心虚故慌。**寸须呕吐关须胀**，脾胃虚寒，上则呕吐，下则腹满。**尺属骨蒸痢与痹**。骨蒸久痢，皆属肾虚，故脉细。痹为寒湿之阴邪，故脉亦细。

涩

往来难，细短涩，轻刀刮竹形容切，血少气有余。**寸涩心疼神亦怯**，胃属阳明，多血多气，其上口当心，血虚则气凑之，气血攻冲则当心而痛。阳明又主惊，惊气归心故神怯。**关中胁胀胃虚呕**，肝藏血，属厥阴，其脉布胁肋，血少气腾故胁肋胀。胃为水谷之海，血少则燥，气腾则逆，燥则血枯，逆则气上，故不纳水谷而呕吐也。**尺部肠枯五心热**。血虚则肠枯涩，血虚而相火动则肝热；肝热上移之于母，则肾热；上移之于子，则心热。肾之脉起于足心，心之脉入于手心，故手足心热。**妇女当为经不通，或为胎病宜区别**。血养胎，故脉涩。崔紫虚谓：涩主自汗。濒湖、士材皆宗之。愚按：《内经》云：涩者，阳有余也。阳气有余则为身热无汗，当以经言为是。

滑

流利如珠便是滑。多汗阴有余，风痰更可察。经曰：滑者，阴气有余也。阴气有余为多汗身寒。滑脉主风，又主痰。**寸滑吞酸咳嗽呕**，滑又主热，胃中湿气与热气熏蒸，蕴而成酸，停在胃脘故吞酸。湿热生痰，故咳嗽及呕吐。**当关积热掌中发**，食积胃，胃生热，胃热上熏，则包络与心肺皆热。包络之脉入掌中，肺脉行其前，心脉行其后，故掌中亦热。经所谓掌中热者，腹中热是也。**痢疾癀瘕尺部看**，滑又主宿食，食积成痢。癀者，睾丸肿大，痛连小腹也。瘕者，小便不通。《脉经》谓：尺滑当溺血也。**女子或为经闭煞**。《脉经》谓：尺脉滑，女子经脉不利。按:滑为血有余,若滑而结,及浮滑迟滑者,蓄血也。不然则是胎脉。

动 仲景《伤寒论》曰:数脉见于关上,上下无头尾,如豆大,厥厥动摇者,名曰动。愚按:两上字,其一乃后人误添者,当是数脉见于关上下。经曰:女子手少阴脉动甚者,妊子也。手少阴属心,是寸有动脉矣。又曰:阴虚阳搏谓之崩。肾之阴虚阳搏之,故见崩证,是尺有动脉矣。王叔和著《脉经》,不知两上字其一乃衍字,因曰动脉见于关上,遂令后之论脉者,皆曰动脉只见于关,与经不合矣

动脉如豆形,数而厥厥动。阳动出汗兮,惊痛堪忧;成无己曰:阴阳相搏则虚者动。按:阴搏阳则阳虚,阳虚故出汗。经谓肝主惊,阳明主惊。按:胆附于肝,肝气强者胆大,肝气弱者胆小,胆小尝有畏惧之心,故易惊,此惊之生于内者也;阳明属土,土性静,故闻木声惕然而惊,此惊之生于外者也。由是观之,则自惊者属肝,物触而惊者属阳明,然而惊则皆归于心也。阴阳相搏,阴邪胜故痛。阴动发热兮,血崩为重。阳搏阴则阴虚,阴虚故发热。阳邪盛,迫血妄行,故崩。

胎脉

尺脉滑疾,心脉动来。三部浮沉脉正等,五十不止确为胎。疾而按散兮,其胎三月;但疾不散兮,五月可猜。沉则为男浮则女,阴阳推测贯三才。女子以血脉为本,尺脉尝滑,然滑属血,阴也;疾属气,阳也;滑而疾,是阳之交阴也。女子心脉尝沉,今阴阳相搏而其脉动,是阴之交阳也。阴阳相交,而三部之脉无偏浮偏沉,五十不止,无或结或促,其为胎也,明矣。三月之胎,其形未实,故其脉按之而散;五月之胎,其形渐实,故其脉按之不散。而其疾如故者,盖疾为阳气,万物得天地之阳气以生成,阴必得母之阳气以长养也。沉,阴脉,何以反为男?浮,阳脉,何以反为女?盖男胎得阳气多,胎得阳气多,则母之阳不足,阴有余矣。阴有余,阳不足,故其脉沉。女胎得阴气多,胎得阴气多,则母之阴不足,阳有余矣。阳有余,阴不足,故其脉浮。亦犹坎为男,阴多于阳,且阴外而阳内也;离为女,阳多于阴,且阳外而阴内也。疾与滑何以不主病?盖疾而不滑,则为阴虚火盛;滑而疾,则非病矣。尺既滑而疾,则寸之动,亦非病矣。《脉经》辨男女法:左手沉实为男;右手浮大为女;左右手俱沉实生二男;俱浮大生二女。又左尺脉偏大为男;右尺脉偏大为女;左右俱大生二子。

脉理求真

[清]黄宫绣 撰

概　要

　　《脉理求真》三卷,清·黄宫绣撰。黄宫绣(1720－1817),字锦芳,号绿圃。江西宜黄棠阴君山人,清代著名医学家,为江西历史上十大名医之一。自幼聪颖,少习儒业,为太学监生。嘉庆九年(1804)恩赐举人,十年(1805)赐翰林院检讨。通晓各家,熟谙岐黄,尤善脉学,精通医理,著有医书一百四十卷,现存有《本草求真》七卷,《锦芳太史医案求真初编》五卷及本书。

　　本书卷一"新著脉法心要",详述诊脉部位及浮、沉、数、迟、长、短、大、小、洪、微、实、虚、紧、缓、芤、濡、弦、弱、滑、涩、动、伏、促、结、革、牢、疾、细、代、散诸脉之脉象、主病,其说折衷于张璐、李时珍、张景岳、林之翰、李士材各家,择善而从,并加辨析。卷二"新增四言脉要",乃取李士材《诊家正眼》加意增删而成,以求文义简明,脉症悉赅,读者可一览而知。并加注文,解难释疑。卷三收录汪昂"十二经脉歌""奇经脉歌",并"新增脉要简易便知",简释诸脉及脉诊相关术语。作者广引诸家,除《素问》《灵枢》《难经》《脉经》,李东垣、朱丹溪诸大家,与上述诸家外,尚有著述身世不详之医家,如钱溥、吴草庐、盛同文、萧子颙等人的论述,弥足珍贵。而其化颇难领会之脉诊为通俗易学,厥功匪浅。今据清乾隆三十九年(1774)文奎堂绿圃斋刻本《本草求真》附刊之《脉理求真》标点附印。

目　录

卷　一

新著脉法心要

绣按：脉为血脉，一身筋骨，皆于是宗；一身疾痛，皆于是征。考诸先哲遗论，固多精义独标，旨归若揭，以为后世章程。然有牵引时令，巧借生死刻应，敷衍满幅；与夫就脉就症，分断考求，毫无变换，似非临症要语。是篇缀精聚华，僭为鄙句，既以去乎肤廓，复更化裁尽变，推行尽通，洵医中之活泼，脉法之吃紧至要处也。用是另为篇帙，聊赘数言，以弁其首。又按：篇中所论脉要，前半止就脉象部位，闲闲叙入，各就要处指明。至后始将诊脉大要，层层剥进，不令诊法稍有遗义，如《中庸》所论极致之功，反求其本，以至声色俱泯而后已。读者慎毋取其脉象部位，而置后幅变活要义于不审也。晦庵朱子①曰：古人察脉非一道，今世惟守寸关尺之法，所谓关者多不明。独俗传《脉诀》，词最鄙浅，非叔和本书，乃能直指高骨为关。然世之高医，以其书赝，遂委去而羞言之。云间钱溥曰：晋太医令王叔和著《脉经》，其言可守而不可变。及托叔和，《脉诀》行而医经之理遂微。盖叔和为世所信重，故假其名而得行耳。然医道之日浅，未必不由此而误之也。张璐《诊宗三昧》云：王氏《脉经》，全氏②《太素》③，多拾经语，溷厕杂毒于中。偶一展卷，不无金屑入眼之憾。至于紫虚《四诊》、丹溪《指掌》、撄宁《枢要》、濒湖《脉学》、士材《正眼》等书，靡不称誉于时，要皆刻舟求剑，按图索骥之说，而非诊要切语矣。

部位　持脉之道，贵乎活泼。脉，按《内经》谓之经隧，后人谓之经脉，林之翰④指为肌肉空松之处，包藏营气，而为昼夜运行不息之道路，所以载脉者。若拘泥不适，病难以测。姑以部位论之：如左寸心部也，其候在心与膻中；右寸肺部也，其候在肺与胸中；左关肝部也，其候在肝胆；右关脾部也，其候在脾胃；左尺肾部也，其候在肾部膀胱小肠。右尺三焦部也，其候在肾与三焦命门大肠。寸上为鱼际，尺下为尺泽。故察两寸而知头面、咽喉、口齿、头痛、肩背之疾，察关而知胁肋腹背之疾，察尺而知腰腹、阴道、脚膝之疾，此皆就上以候上，中以候中，下以候下之谓也。《内经》曰：尺内两傍，则季胁也。尺外以候肾，尺里以候腹中。附上，左外以候肝，内以候膈；右外以候胃，内以候脾。上附上，右外以候胸，内以候胸中，左外以候心，内以候膻中。前以候前，后以候后。上竟上者，

---

① 晦庵朱子：即朱熹，南宋时期理学家、哲学家、思想家。

② 全氏：全元起，南北朝齐梁医家。《注黄帝素问》八卷。

③ 太素：《黄帝内经太素》简称《太素》，隋杨上善撰。

④ 林之翰：清代医家。浙江乌程（今吴兴）人。撰有《四诊抉微》八卷，附《管窥附余》一卷。

胸喉中事也;下竟下者,少腹腰股膝胫中事也。张景岳[1]曰:小肠大肠,皆下部之腑,自当应于两尺。而二肠又连于胃,气本一贯。故《内经》亦不言其定处,而但曰大肠小肠,皆属于胃,是又于胃气中察二肠之气。自叔和以心与小肠合于左寸,肺与大肠合于右寸,其谬甚矣。绣按:论脉经络贯接,则大小肠自当诊于两寸;论脉上下位置,则大小肠又当诊于两尺。而乌程林之翰专推王氏《脉经》,本以经络贯注,当诊于寸之说,著为《管窥附余》,其理虽属不易;但将诸家大小肠诊尺之说,借为诋毁,以表独得,不惟与《内经》相违,且更生其上下倒置之弊矣。然五脏六腑,其脉靡不悉统于肺。肺虽五脏之一,而实为气之大会,故于右关之前一分,号为气口,候之以占终身焉。吴草庐曰:脉行始于肺,终于肝,而复会于肺。肺为气所出之门户,故名曰气口,而为脉之大会,以占终身。且诸气不能自致于肺,又必借胃水谷以为输将,以为灌溉。故胃又为先天之气化,后天之本源,而为诸气之统司焉。每见阴虚血耗之人,日服六味四物而不得阴长之力,其故实基此耳。岂尽于六部是求,而不归于气口胃气是诊乎。提出胃气为诊脉之要。胃气者,谷气也。谷气减少,即为胃气将绝,血何从生。今人好用四物,而不顾瞻谷食多寡,以阻生血之源者,比比皆是。《经脉别论》云:食气入胃,经气归于肺,肺朝百脉,气归于权衡,权衡以平,气口成寸,以决死生。《营卫生会》云:人食气于谷,谷入于胃,以传于肺,五脏六腑,皆以受气。其清者为营,浊者为卫,营行脉中,卫行脉外。命门相火,虽寄在右,肾水虽寄在左,然肾同居七节,一阴一阳,精气皆主,闭蛰封藏,令各得司,岂肾独归于左,而不于右可诊乎。至于三部并取而为九候,则在表在里在中,又各见于六部之浮中沉。是盖外以候外,里以候里,中以候中,岂尽寸阳尺阴,所能统其表里者乎。头痛在上,本应寸见,而少阳阳明头痛,则又在于两关;邪传足少阳胆经,头痛在左关;邪传足阳明胃经,头痛在右关。太阳膀胱头痛,则又在于左尺。是痛在于上者,又不可以上拘矣。淋遗在下,本应尺求,而气虚不摄,则病偏在右寸;神衰不固,则病偏在左寸。是淋遗在下者,又不可以下拘矣。中气虚而吐泻作,则吐似在于寸,泻亦应在于尺,如何偏于关求以固脾胃。二气混而中道塞,则治应在两关,如何偏宜升清以从阳,苦降以求阴。则病在于上中下者,又不可尽以所见之部拘之矣。部位难拘如此。绣按:六部之浮,皆可以候心肺;六部之沉,皆可以候两肾;六部之中,皆可以候肝脾。且两肾之脉,有时偏以浮见寸见,心肺之脉,有时偏以沉见尺见,肝脾之脉,有时偏以浮沉见尺寸见。王宗正曰:诊脉当从心肺俱浮,肝肾俱沉,脾在中州之说。若王叔和独守寸关尺部位以测病,甚非。

胃脉 再以脉象论之。如肝脉宜弦,弦属本脏,然必和滑而缓,则弦乃生;若使中外坚搏强急之极,则弦其必死矣。心脉宜洪,洪属本脏,然必虚滑流利,则洪乃生;若使洪大至极,甚至四倍以上,则洪其必死矣。脾脉宜缓,缓属本脏,然必软滑不禁,则缓乃平;若使缓而涩滞,及或细软无力,与乍数乍疏,则缓其必死矣。肺脉宜浮,浮即肺候,然必脉弱而滑,是为正脉;若使虚如鸡羽,加以关尺细数,喘嗽失血,则浮其见毙矣。肾脉沉实,实即肾候,然必沉濡而滑,方为正脉;若使弦细而劲,

---

[1]张景岳:明代医家。撰有《景岳全书》六十四卷,内有《脉神章》三卷。

如循刀刃,按之搏指,则实其莫救矣。说脏脉只好如斯,不可搬演过甚,以致要处反略。景岳曰:凡肝脉但弦,肾脉但石,名为真脏者,以无胃气也。盖元气之来,脉来和缓;邪气之至,脉来劲急。必得脉如阿阿,软若阳春柳,方为脾气胃脉气象耳。胃气脉象,不过如是。更须察其谷食是否减少,是否消化。若谷食日少,速当于此审治,不得于此混进濡滞等药。夫胃气中和,旺于四季。其于于春,脉宜微弦而和。说时令脉,只好如斯,多则便涉支蔓矣。独怪世人专以时令生克,强记满腹;其脉如何形象,如何变换,如何真假,全不体会。夏宜微洪而和,秋宜微浮而和,冬宜微实而和。使于四季,而不见有和缓之气,则为真脏脉见,而为不治之症矣。胃脉宜审如此,故六脉皆可察胃有无,岂必在于右关之胃,而始定其吉凶哉。扫尽时令生克肤辞,独标和缓、微弦、微洪等语,以名胃脉,真得诊家要诀。绣按:《四诊抉微》《脉诀归正》诸书,所论时令脉体,多以生死刻应敷衍,理虽不易,然非临症切脉确论。

浮脉 其有所云浮者,下指即显浮象,举之泛泛而流利,按之稍减而不空。凡芤大洪革,虚濡微散,皆属浮类。不似虚脉按之不振,芤脉按之灭小,濡脉绵软无力也。语出张璐[①]。又《濒湖[②]·体状诗》曰:浮脉惟从肉上行,如循榆荚似毛轻。三秋得令知无恙,久病逢之却可惊。又《相类诗》曰:浮如木在水中浮,浮大中空乃是芤;拍拍而浮是洪脉,来时虽盛去悠悠。浮脉轻平如捻葱,虚来迟大豁然空;浮而柔细方为濡,散似杨花无定踪。浮为虚损不足。凡风暑胀满不食,表热喘急等症,皆有上浮之义。若使浮而兼大,则为伤风;浮而兼紧,则为伤寒;张璐曰:外感暴得,多见人迎浮盛。浮而兼滑,则为宿食;浮而兼缓,则为湿滞;浮而兼芤,则为失血;浮而兼数,则为风热;浮而兼洪,则为狂躁。然总不越有力无力,有神无神,以为区别。若使神力俱有,是为有余,或为火发,或为气壅,或为热越,可类推也;神力俱无,是为不足,或为精衰,或为气损,可因明也。岂可概指为表为热乎。张景岳曰:凡浮大弦硬之极,甚至四倍以上者,《内经》谓之关格,此非有神之谓,乃真阴虚极,而阳亢无根,大凶兆也。林之翰曰:浮脉须知主里。凡内虚之症,无不兼浮。如浮芤失血;浮革亡血;内伤感冒,而见虚浮无力;痨瘵阴虚,而见浮大兼疾;火衰阳虚,而见浑浑革至,浮大有力。又如真阴竭于下,孤阳浮于上,脉必浮大而无力,按之微细欲绝者,当益火之源。岂可以脉浮不审虚实,而妄用发表之剂乎。

沉脉 沉则轻取不应,重按乃得。凡细小实伏牢弱,皆属沉类。不似实脉之举指逼逼,伏脉之隐于筋骨也。语出张璐。又《濒湖·体状诗》曰:水行润下脉来沉,筋骨之间软滑匀;女子寸兮男子尺,四时号此为和平。《相类诗》曰:沉帮筋骨自调匀,伏则推筋着骨寻,沉细如绵真弱脉,弦长实大是牢形。沉为痰寒不振,水气内伏,停饮不化,宿食不消,气逆不通,洞泄不闭,故见内沉。若使沉而兼细,则为少气;沉而兼迟,则为痼冷;沉而兼滑,则为宿食;沉而兼伏,则为霍乱绞痛;沉而兼数,则为内热;沉弦而紧一则为心腹疼痛。然总不越有力无力,以为辨别。盖沉实有力,宜消宜攻;沉虚无力,宜温宜

---

①张璐:清代医家。撰有《张氏医通》《伤寒缵论》《伤寒绪论》《千金方衍义》《诊宗三昧》等。本书所引张璐,出于《诊宗三昧》,而文字略有改动。

②濒湖:李时珍,字东璧,号濒湖山人。撰有《濒湖脉学》。

补。然亦有有力宜温,无力宜攻,另有义详于后,当细互参。若使沉紧而数,又兼头痛发热恶寒,虽曰脉沉,仍属寒蔽,当作表治。岂可概认为里,而不用以升发乎。张璐曰:脉显阴象而沉者,则按久愈微。若阳气郁伏,不能浮应卫气于外,脉反伏匿而沉者,则按久不衰。阴阳寒热之机,在乎纤微之辨。伤寒以尺寸俱沉,为少阴受病。故于沉脉之中,辨别阴阳为第一关捩。林之翰曰:沉脉须知主表。如寒闭腠理,卫气不通,经气涩滞,脉不见浮而沉;气郁脉闭,下手便见,而脉亦沉;真阴久虚,真阳衰惫,外邪乘虚直入,而脉亦沉。是沉仍属表症。

数脉 数则呼吸定息每见五至六至,应指甚速。凡滑动紧促四脉皆属数类。不似滑脉之往来流利,动脉之厥厥动摇,疾脉之过于急疾也。语出张璐。又《濒湖·体状诗》曰:数脉息间常六至,阴微阳盛必狂烦;浮沉表里分虚实,惟有童儿作吉看。又《相类诗》曰:数比平人多一至,紧来如数似弹绳;数而时止名为促,数见关中动脉形。又曰:七至为极为疾,八至为脱,九至为绝。数为寒热内搏,风火冲激。是以人见数脉,多作热治。讵知脉有真假,数有虚实,仍须察其兼症兼脉眼意周到,及脉有力无力,以为分耳。若使数兼洪滑,且极有力,或是内热蒸腾,伏火发动,当作实看。如系细小强滑细数绵软,纵有身热,须宜温治。或引阳归阴,其数自平;或补精化气,其数自除;或温中发表,其气自舒;或宣壅去滞,其数自消。矧有并无热候,症有虚寒,脉见虚数,温补尚恐不及,其可以数为热,妄用苦寒之味乎。景岳曰:里数为热,而真热者未必数。凡虚损之症,阴阳俱困,气血张皇,多有是候。林之翰曰:数脉须知主寒。如脉浮数大而无力,按之豁然而空,此阴盛逼阳外浮,是寒焰也。医家竟不审病新久,有力无力,鼓与不鼓,一概混投寒剂,遽绝胃气,可不畏哉。

迟脉 迟则呼吸定息不及四至,举按皆迟。凡代涩结伏,皆属迟类。不似涩脉之三五不调,缓脉之去来徐缓也。语出张璐。又《濒湖》诗曰:迟来一息至惟三,阳不胜阴气血寒;但把浮沉分表里,消阴须益火之原。又《相类诗》曰:脉来三至号为迟,少鞭于迟作缓持;迟细而难知是涩,浮而迟大以虚推。又曰:二至为败。迟为虚寒不振,阳气不舒,故见迟滞。若迟而见浮,则为表寒;迟而见沉,则为里寒;迟而见涩,则为血病;迟而见滑,则为气病;迟兼滑大,则多风痰头痹;迟兼细小,则为真阳亏弱;或阴寒留蓄而为泄泻,或元气不营于表而寒栗拘挛,总皆元气亏损,不可妄施攻击。然亦有热邪内结,寒气外郁,而见气口脉迟者;又有阳明腑症悉具,而见脉迟有力者;又有太阳脉浮,因误下结胸,而见脉迟者;又有余热未清,而脉多迟滞。总在知脉起止,及察证候以分虚实,讵可一见脉迟,便认为寒,而不究其滑涩虚实之异哉。景岳曰:迟虽为寒,凡伤寒初退,余热未清,脉多迟滑,见迟不可以概言寒。林之翰曰:迟脉须知主热。如热邪壅结,隧道不利,失其常度,脉反变迟。又云:辨脉必须合症审察。如举按无力,是主寒之迟脉;举按有力,症兼胸膈饱满,便闭溺赤,是主热之迟脉。涩滞正是热邪蕴结于内,致经脉涩滞而行迟也。

长脉 长则指下迢迢,上溢鱼际,下通尺泽,过于本位,三部举按皆然。凡实牢弦紧,皆属长类。不似大脉举之盛大,按之少力也。语出张璐。又《濒湖·体状相类诗》曰:过于本位脉名长,弦则非然但满张;弦脉与长争较远,良工尺度自能量。李士材曰:状如长竿,直上直下,首尾相应,非若他脉上下参差,首尾不匀者也。长为气治无病之象,经曰:长则气治。然必长而和缓方为无病。若使长而浮盛,其在外感,则为经邪方张;内损,则为阴气不足而脉上盛。至于风邪陷阴,脉应微涩;乃于阴脉微细之中,而忽兼有长脉,是为热邪外发,而有将愈之兆矣,又岂可作病进之象乎。仲景曰:太阴中风,四肢烦疼,阳脉微阴脉涩而长者,为欲愈。

短脉 短则寸上尺下,低于寸尺。凡微涩动结,皆属短类。不但小脉之三部皆小弱不振,伏脉之独伏匿不前也。语出张璐。又《濒湖·体状相类诗》曰:两头缩缩名为短,涩短迟迟细且难;短涩而浮秋喜见,三春为贼有邪干。短则止见尺寸。若关中见短,则上不通寸为阳绝,下不通尺为阴绝矣,故关从无见短之理。盛同文云:关不见短。李士材曰:短脉只见于尺寸。然尺寸可短,依然落于阴绝阳绝矣。殊不知短脉非两头断绝也,特两头俯而沉下,中间突而浮起,仍自贯通者也。短为阳气不接,或中有痰气食积而成。然痰气食积阻碍气道,亦由阳气不力,始见阻塞。故凡见有阻塞之症者,当于通豁之内加以扶气之品,使气治而豁自见矣。若使中无阻塞而脉见短隔,急当用大温补以救垂绝,否则便尔不治矣。

大脉 大则应指满溢,既大且长,按似少力。凡浮芤洪长,皆属大类。不似长脉但长不大,洪脉既大且数也。张璐。大有虚实阴阳之异,不可一律。如见大而有力,则为阳气有余,其病则进;大而无力,则为正气不足。大偏于左,则为邪盛于经;大偏于右,则为热盛于阴。大而兼涩兼芤,则为血不内营;大而兼实兼沉,则为实热内炽。大而浮紧,则为病甚于外;大而沉短,则为痞塞于内。大实而缓,虽剧且生;大实而迫,虽静即死。故凡脉大,必得症与脉应,方云无碍。若使久虚而见脉大,利后而见脉大,喘止而见脉大,产后而见脉大,皆为不治之症矣。张璐曰:诸脉皆小,中有一部独大者,诸脉皆大,中有一部独小者,便以其部断其病之虚实。

小脉 小则三部皆小,而指下显然。凡微细短弱,皆属小类。不似微脉之微弱依稀,细脉之微细如发。弱脉之软弱不前按之乃得,短脉之首尾不及也。张璐。小为元气不足,及病已退之势。如因病损小,其脉兼弱,见于人迎,则为胃气衰也;见于气口,则为肺气弱也;见于寸口,则为阳不足也;见于尺内,则为阴不足也。此皆无力之象。若使小而有力,脉兼滑实,则为实热固结。然脉不至急强,四肢不逆,犹云胃气之未绝。若胃气既无,生气已失,其奚济乎。经曰:切其脉口滑小紧益沉者,病益甚在中。又曰:温病大热而脉反细小,手足逆者死。显微曰:前大后小,则头痛目眩;前小后大,则胸满短气。

洪脉 洪则既大且数,累累珠联,如循琅玕。来则极盛,去则稍衰。《素问》。凡浮芤实大,皆属洪类。不似实脉之举按逼逼,滑脉之软滑流利,大脉之大而且长也。语出张璐。又《濒湖·体状诗》曰:脉来洪盛去还衰,满指滔滔应夏时;若在春秋冬月分,升阳散火莫狐疑。《相类诗》曰:洪脉来时拍拍然,去衰来盛似波澜;欲知实脉参差处,举按弦长愊愊坚。《诊家正眼》云:洪只是根脚阔大,却非硬坚。若使大而坚硬,则为实脉,而非洪脉矣。洪为火气燔灼,凡烦渴、狂躁、斑疹、腹胀、头疼、面热、咽干、口疮、痈肿等症,靡不由此曲形。如见脉洪而浮,则为表热;脉洪而沉,则为里热;脉洪而滑,则为兼痰。至于阳亢之极而足冷尺弱,屡下而热势不除,洪数不减,与脉浮而洪,身汗如油,泄泻虚脱,脉见洪盛者,皆为难治,不可强也。经曰:形瘦脉多气者死。景岳曰:若洪大至极,甚至四倍以上者,是即阴阳离绝关格之脉也。林之翰曰:凡久嗽久病之人,及失血下痢者,俱忌洪脉。

微脉 微则似有若无,欲绝不绝,指下按之,稍有模糊之象。凡细小虚涩,皆属微类。不似弱脉之小弱分明,细脉之纤细有力也。语出张璐。又《濒湖·体状相类诗》曰:微脉轻微瞥瞥①乎,按之欲绝有如无。微为阳弱细阴弱,细比于微略较粗。微为阳气衰微之候。凡种种畏寒、虚怯、胀满、呕吐、泄泻、眩晕、厥逆并伤精失血等症,皆于微脉是形,治当概作虚治。语出景岳。又李士材曰:仲景云:瞥瞥如羹上肥状,其软而无力也。萦萦如蜘蛛丝状,其细而难见也。轻取之而如无,故曰阳气衰;重按之而欲绝,故曰阴气竭。长病得之死,谓正气将次灭绝也;卒病得之生,谓邪气不至深重也。然有痛极脉闭,脉见沉伏,与面有热色,邪未欲解,并阴阳俱停,邪气不传,而脉俱见微者。若以微为虚象,不行攻发,何以通邪气之滞耶。必热除身安,方为欲愈之兆耳。李时珍曰:轻诊即见,重按如欲绝者,微也。往来如线而常有者,细也。

实脉 实则举按皆强,举指逼逼。凡弦洪紧滑,皆属实类。不似紧脉之迸急不和,滑脉之往来流利,洪脉之来盛去衰也。语出张璐。又《濒湖·体状相类诗》曰:浮沉皆得大而长,应指无虚幅幅强。热蕴三焦成壮火,通肠发汗始安康。《相类诗》曰:实脉浮沉有力强,紧如弹索动②无常。须知牢脉帮筋骨,实大微弦更带长。实为中外壅满之象。其在外感而见脉实而浮,则有头痛、发热、恶寒、鼻塞、头肿、肢体疼痛、痈毒等症可察;脉实而沉,则有腹满硬痛等症可察。内伤脉实洪滑,则有诸火、潮热、癥瘕、血瘀、痰饮、腹痛、喘逆等症可察;脉实沉弦,则有诸寒壅滞等症可察。更以气血诸实等症兼观,则病情在我,而无可遁之病矣。但脉云实,尚有何虚;既有虚象,便不云实。总在医人诊其脉气果实不实耳。实脉有寒实热实之分。但今人止知病有热实,而不知有寒实,殊为可惜。景岳云:火邪实者,洪滑有力,为诸实热等症;寒邪实者,沉弦有力,为诸痛滞等症。又曰:实脉有真假,真实者易知,假实者易误,故必问其所因,而兼察形症,方是高手。

虚脉 虚则豁然浮大而软,按之不振,如寻鸡羽,久按根底不乏不散。凡芤濡迟涩,皆属虚类。不似芤脉之豁然中空,按之渐出;涩脉之软弱无力,举指即来;散脉之散漫无根,重按久按,绝不可得也。语出张璐。又《濒湖·体状相类诗》曰:举之迟大按之松,脉状无涯类谷空。莫把芤虚为一例,芤来迟大如慈葱。虚为气血空虚之候。故浮而虚者为气衰,沉而虚者为火微,虚而迟者为虚寒,虚而数者为水涸,虚而涩者为血亏,虚而弦者为土衰木盛,虚而尺中微细小为亡血失精,虚而大者为气虚不敛。要皆分别施治,无有差错,斯为之善。然总不可用吐用下,以致益见其虚矣。仲景云:脉虚者不可吐,腹满脉虚复厥者不可下,脉阴阳俱虚热不止者死。

紧脉 紧则往来劲急,状如转索,虽实不坚。脉紧有力,左右弹人,如绞转索,如切紧绳。凡弦数之属,皆属紧类。不似弦脉之端直如弦,牢革之强直搏指也。语出张璐。

---

①瞥瞥:按《濒湖脉学》作"潎潎"。
②动:按《濒湖脉学》作"转"。

又《濒湖·体状诗》曰:举如转索切如绳,脉象因之得紧名。总是寒邪来作寇,内为腹痛外身疼。《汇辨》[①]云:紧较于弦,更加挺劲之异。丹溪云:紧如二股三股纠合为绳,必旋绞而转,始得紧而成绳。可见紧之为义,不独纵有挺急,抑且横有转侧也。紧为阴邪内闭。如脉见浮紧,则必见有头痛、发热、恶寒、咳嗽、鼻塞、身痛不眠表症。脉见沉紧,则必见有胀满、厥逆、呕吐、泻利、心胁疼痛、风痫疝癖里症。然总皆是阳气不到,以至如是耳。仲景云:曾为人所难,紧脉从何来?假令亡汗若吐,以肺里寒,故令脉紧也。假令咳者,坐饮冷水,故令脉紧也。假令下利,以胃中虚冷,故令脉紧也。

缓脉 缓则来去和缓,不疾不徐。凡虚濡微细,皆属缓类。不似濡脉之指下绵软,虚脉之瞥瞥虚大,微脉之微细而濡,弱脉之细软无力也。语出张璐。又《濒湖·体状相类诗》曰:缓脉阿阿四至通,柳梢袅袅刮轻风。欲从脉里求神气,只在从容和缓中。李士材曰:缓以脉形宽缓得名,迟以至数不及为义。蔡氏曰:缓而和匀,不浮不沉,不大不小,不疾不徐,意思欣欣,悠悠扬扬,难以名状者,此真胃气脉也。若纯缓不兼,犹经所谓但弦无胃气则死。缓为平人正脉,无事医治。若使缓而兼大,则为伤风;缓而兼细,则为湿痹;缓而兼涩,则为血伤;缓而兼滑,则为痰滞。尤必察其有力无力,以为区别。如使缓大有力,则为有余,其症必见燥热;缓软无力,则为不足,其症必见虚寒。岂可一见是缓,便指属虚,而不合症为之分别乎。景岳曰:缓脉有阴有阳,其义有三:凡从容和缓,浮沉得中者,此自平人正脉。若缓而滑大者多实热,如《内经》所言者是也。缓而迟细者多虚寒,即诸家所言者是也。林之翰曰:缓脉须知主热。如脉长大而软,来去宽纵不前,即张太素所谓如丝在经,不卷其轴之谓,是曰纵缓,主于热也。

芤脉 芤则如指着葱,浮取得上面之葱皮,却显弦大,中取减小空中,按之又着下面之葱皮而有根据。凡浮革弦洪,皆属芤类。不似虚脉之瞥瞥虚大,按之豁然无力也。语出张璐。又《濒湖·体状诗》曰:芤形浮大软如葱,按之旁有中央空。火犯阳经血上溢,热侵阴络下流红。《相类诗》曰:中空旁实乃为芤,浮大而迟虚脉呼;芤更带弦名曰革,芤为亡血革寒虚。芤为血虚不能濡气,其症必见发热、头昏、目眩、惊悸、怔忡、喘急、盗汗、失血、脱血。然或芤见微曲,则芤必挟瘀积阻滞。芤兼弦强搏指,症见血溢身热,则芤又为真阴槁竭。所以芤挟瘀积阻滞,止属一部两部独见。若至左右皆芤,或兼弦搏,定为必死之候,无足异也。戴同父[②]云:营行脉中,脉以血为形,芤脉中空,脱血之象也。

濡脉 濡则虚软少力,应指虚细,如絮浮水,轻手乍来,重手乍去。凡虚微细弱,皆属濡类。不似虚脉之脉大无力,微脉之微细如丝,弱脉之沉细软弱也。语出张璐。又《濒湖·体状诗》曰:濡形浮脉按须轻,水面浮绵力不禁。病后产中犹有药,平人若见是无根。《相类诗》曰:浮而柔细知是濡,沉细而柔作弱持。微则浮微如欲绝,细来沉细近于微。注曰:浮细如绵曰濡,浮而极细如绝曰微,沉细如绵曰弱,沉而极细不断曰细。濡为胃气不充。凡内伤泄泻自汗喘乏,多有是脉。张璐、士材论极精明,谓其治宜峻补。不似阴虚脱血,纯见细数弦强,欲求濡弱,绝不可得也。盖濡脉之浮软,与虚脉相类,但虚则

---

①汇辨:指《脉诀汇辨》,清李延昰(辰山)撰。

②戴同父:元代医家。撰有《脉诀刊误》。

浮大,而濡则弱小也。濡脉之细小,与弱脉相类,但弱在沉分,濡在浮分也。濡脉之软弱,与微脉相类,但微则欲绝,而濡则力微也。濡脉之无力,与散脉相似,但散则从大而按之则无,濡则从小而渐至无力也。夫从小而渐至无力,气虽不充,血犹未败;从大而按之即无,则气无所统,血已伤残,阴阳离散,将何所恃而可望其生乎。由斯言之,则濡与散,不啻天渊矣。所以濡脉多责胃气不充,或外感阴湿。故治宜温补而不可用伤残之药耳。李士材曰:濡脉者,浮小而软也。

弦脉 弦则端直而长,举之应指,按之不移。凡滑大坚搏之属,皆属弦类。不似紧脉之紧急有力,状如转索弹手,革脉之弦大而数也。语出张璐。又《濒湖·体状诗》曰:弦脉迢迢端直长,肝经木旺土应伤。怒气满胸常欲叫,翳蒙瞳子泪淋浪。《相类诗》曰:弦脉端直如丝弦,紧则如绳左右弹。紧言其力弦言象,牢脉弦长沉伏间。蔡西山曰:阳搏阴为弦,阴搏阳为紧,阴阳相搏为动,虚寒相搏为革,阴阳分体为散,阴阳不续为代。弦为血气不和,气逆邪胜,积聚胀满,寒热胁痛,疟痢疝痹等症景岳。然总由于木盛土衰水亏而成。但以弦多弦少以证胃气之强弱,弦实弦虚以证邪气之虚实,浮弦沉弦以证表里之阴阳,寸弦尺弦以证病气之升沉。无论所患何症,兼见何脉,但以和缓有神,不乏胃气,虽弦无碍张璐。若弦而劲细强直,是无胃气,岂能治乎。戴同父曰:弦而软,其病轻;弦而硬,其病重。李时珍曰:浮弦支饮外溢,沉弦悬饮内痛,疟脉自弦,弦数多热,弦迟多寒,弦大主虚,弦细拘急,阳弦头痛,阴弦腹痛,单弦饮癖,双弦寒痼。若不食者,木来克土,必难治矣。

弱脉 弱则沉细软弱,举之如无,按之乃得,小弱分明。凡微濡细小,皆属弱类。不似微脉按之欲绝,濡脉按之若无,细脉之浮沉皆细也。语出张璐。又《濒湖·体状诗》曰:弱来无力按之柔,柔细而沉不见浮。阳陷入阴精血弱,白头尤可少年愁。弱为阳气衰微。凡见是脉,必须用温补以固其阳,以补胃气。然必兼滑而和,可卜胃气之未艾。若弱更兼之以涩,并少壮暴病忽见是脉,则为气血交败,多致难治。《素问》曰:脉弱以滑,是有胃气;脉弱以涩,是谓久病。病后老弱见之顺,平人少年见之逆。仲景曰:阳陷入阴,故恶寒发热。又云:弱主筋,沉主骨。阳浮阴弱,血虚筋急。柳氏曰:气虚则脉弱,寸弱阳虚,尺弱阴虚,关弱胃虚。

滑脉 滑则往来流利,举之浮紧,按之滑石。凡洪大芤实,皆属滑类。不似实脉之逼逼应指,紧脉之往来劲急,动脉之见于一部,疾脉之过于急疾也。语出张璐。又《濒湖·体状诗》曰:滑脉如珠替替然,往来流利却还前。莫将滑数为同类,数脉惟看至数间。滑为痰逆食滞,呕吐上逆,痞满壅肿满闷之象。然亦以有力无力分辨。如系滑大兼数,其脉当作有余;若止轻浮和缓不甚有力,当不仅作有余治也。或以气虚不能统摄阴火,脉见滑利者有之;或以痰湿内积,而见脉滑者有之。至于平人脉滑而和,则为无病。妇人经断而见滑数,则为有孕;临产而见滑疾,则为离经。泻痢而见弦滑,则为脾肾受伤。久病而弦滑,则为阴虚。岂可概作实治乎。李时珍曰:滑为阴气有余,故脉来流利如水。脉者,血之府也。血盛则脉滑,故肾脉宜之;气盛则脉涩,故肺脉宜之。

涩脉 涩则往来艰涩,动不流利,如雨沾沙,及刀刮竹。凡虚细微迟,皆属涩类。不似迟脉之指下迟缓,缓脉之脉象纡徐,濡脉之去来绵软也。语出张璐。又《濒湖·体状诗》曰:细迟短涩往来难,散止依稀应指间,如雨沾沙容易散,病蚕食叶慢而艰。又《相类诗》曰:参伍不调名曰涩,轻如刮竹短而难。微似秒芒微软甚,浮沉不别有无间。**涩为气血俱虚之候,故症多见拘挛麻木、忧郁、失血、伤精、厥逆、少食等症。然亦须分寒涩枯涩热涩之殊耳。若涩见呕吐泄泻,则为属虚属寒;涩见伤精失血,拘挛麻木,则为枯涩不和;涩见便结不解,则为热邪内闭,或寒滞不通。总在因症考求,岂可概指血虚,而不分别审顾乎。提出寒涩、热涩、枯涩三种,则看病施治自有主脑。**

动脉 动则厥厥动摇,滑数如珠,见于关上。凡浮大浮数,皆属动类。不似滑脉之诸部皆见滑数流利也。语出张璐。又《濒湖·诗》曰:动脉摇摇数在关,无头无尾豆形团。其原本是阴阳搏,虚者摇兮胜者安。**动为阴阳相搏之候。**王宇泰曰:阳升阴降,二者交通,安有动见。惟夫阳欲降而阴逆之,阴欲升而阳逆之,两者相搏,不得上下,鼓击之势,陇然高起,而动脉之形著矣。此言不啻与动脉传神。**如动在于阳,则有汗出为痛为惊之症;动在于阴,则有发热失血之症;动兼滑数浮大,则为邪气相搏而热宜除。至于阳虚自汗而见动寸,阴虚发热而见动尺,与女人动尺而云有孕,皆不宜作热治矣。**仲景曰:动则为痛为惊。《素问》曰:阴虚阳搏谓之崩。又曰:妇人手少阴心动甚者,妊子也。

伏脉 伏则匿于筋下,轻取不得,重按涩难,委曲求之,或三部皆伏,一部独伏,附着于骨而始得。凡沉微细短,皆属伏类。不似短脉之尺寸短缩而中部显然。沉脉之三部皆沉而按之即得也。语出张璐。又《濒湖·体状诗》曰:伏脉推筋着骨寻,指间裁动隐然深。伤寒欲汗阳将解,厥逆脐疼证属阴。**伏为阻隔闭寒之候,或火闭而伏,寒闭而伏,气闭而伏。其症或见痛极疝瘕,闭结气逆,食滞忿怒,厥逆水气。仍须详其所因,分其为寒为火,是气是痰,是新是旧,而甄别之。盖有火者升火为先,有寒者疏寒为急,有气者调气为顺,有痰者开痰为妥。新则止属暴闭,可以疏通;久则恐其延绵,防其渐脱。岂可一见脉伏,而即妄用疏导乎。**时珍曰:伤寒一手脉伏曰单伏,两手脉伏曰双伏,不可以阳症见阴为诊。乃火邪内郁,不得发越,阳极似阴,故脉伏。必有大汗乃解,正如久旱将雨,六合阴晦,雨后庶物皆苏之义。又有夹阴伤寒,先有伏阴在内,外复感寒,阴盛阳衰,四脉厥逆,六脉沉伏。须投姜附及灸关元,脉乃复出也。若太溪①、冲阳皆无脉者死。

促脉 促则往来数疾,中忽一止,复来有力。凡疾数代结,皆属促类。不似结脉之迟缓中有止歇也。语出张璐。又《濒湖·体状诗》曰:促脉数而时一止,此为阳极欲亡阴。三焦郁火炎炎盛,进必无生退可生。**促为阳邪内陷之象。凡表邪未尽,邪并阳明,暨里邪欲解,并传厥阴者,多有是脉,故病必见胸满、下利、厥逆。且有血瘀发狂,痰食凝滞,暴怒气逆,亦令脉促。若中虚无凝,脉自舒长,曷为而有止歇之象乎。**李士材曰:数而有止曰促,岂非阳盛者欤。肺痈热毒,皆火极所致者。

结脉 结为指下迟缓,中有歇止,少顷复来。凡迟缓代涩,皆属结类。不似代脉之动止不能自还也。语出张璐。又《濒湖·体状诗》曰:结脉缓而时一止,独阴偏盛欲亡阳。浮为气滞沉为积,汗下分明在主张。**结是气血渐衰,精力不继,所以断而复续,续而**

---

①太溪:原作"大溪",径改。

复断。凡虚劳久病，多有是症，然亦有阴虚阳虚之别。故结而兼缓，其虚在阳；结而兼数，其虚在阴。仍须察结之微甚，以观元气之消长。若使其结过甚，脉甚有力，多属有热，或气郁不调。治宜辛温扶正，略兼散结开痰，其结自退。至有一生而见结脉者，此是平素异常，不可竟作病治耳。结脉有虚有实。虚如景岳所谓血气渐衰，精力不继，所以断而复续，续而复断者是也。实如越人所谓结则积甚者是也。

革脉 革则弦大而数，浮取强直，而按则中空。凡芤牢紧脉，皆属此类。不似紧脉按之劈劈，弦脉按之不移，牢脉按之益坚也。语出张璐。又《濒湖·体状诗》曰：革脉形如按鼓皮，芤弦相合脉寒虚。女人半产并崩漏，男子营虚或梦遗。革为变革之象。凡亡血失精，肾气内怯，或虚寒相搏，故脉少和柔，而有中空之状。若不固肾补精，舒木除寒，而以革浮属表，妄用升发，其不真阴告绝者鲜矣。仲景曰：弦则为寒，芤则为虚，寒虚相搏，此名曰革，男子亡血失精，妇人半产漏下。经曰：三部脉革，长病得之死，卒病得之生。

牢脉 牢则弦大而长，按之强直搏指，状如弦缕。凡实伏弦涩，皆属此类。不似实脉之滑实流利，伏脉之匿伏涩难，革脉之按之中空也。语出张璐。又《濒湖》诗曰：弦长实大脉来坚，牢位常居沉伏间。革脉芤弦自浮起，革虚牢实要详看。沈氏曰：似沉似伏，牢之位也；实大弦长，牢之体也。牢脉不可混于沉脉伏脉，须细辨耳。沉脉如绵裹沙，内刚外柔，然不必兼大弦也。伏脉非推筋至骨不见其形。在于牢脉既实大弦长，才重按，便满指有力，以为别耳。牢为坚积内着，胃气将绝之候。吴草庐曰：牢为寒实，革为虚寒。故或见为湿痉拘急，寒疝暴逆，坚积内伏，治甚非易。倘不审其所因，而谓牢为内实，用以苦寒，或因思食而以濡滞恣啖，则其病益固矣。李时珍曰：牢主寒实之病，木实则为痛。扁鹊云：软为虚，牢为实。失血者脉宜沉细，反浮大而牢者死，虚病见实脉也。张仲景曰：寒则牢固。有坚固之义。

疾脉 疾则呼吸之间脉七八至。凡动滑洪数，皆属疾类。不似洪脉之既大且数，却无燥疾之形也。疾似亢阳无制，亦有寒热阴阳真假之异。若果疾兼洪大而坚，是明真阴垂绝，阳极难遏。如系按之不鼓，又为阴邪暴虐，虚阳发露之征。然要皆属难治。盖疾而洪大者苦烦满，疾而沉数者苦腹痛，皆为阴阳告绝。惟暴厥暴惊脉见急数，俟平稍愈为无碍耳。其有脉惟见疾而不大不细，则病虽困可治。东垣治伤寒脉疾，面赤目赤，烦渴引饮而不能咽，用姜附人参汗之而愈。守真治伤寒蓄热阳厥，脉疾至七八至以上，用黄连解毒治之而安。

细脉 细则往来如发，而指下显然。凡弱小微濡，皆属细类。不似微脉之微弱模糊也。语出张璐。又《濒湖·体状诗》曰：细来累累细如丝，应指沉沉无绝期。春夏少年俱不利，秋冬老弱却相宜。细为阳气衰弱之候。然细亦有分别，如细而兼浮，则为阳气衰弱；细而兼沉，则为寒气内中，或热传三阴；细而兼缓，则为湿中于内。皆当求其所因，不可混同施治。但脉既细如发，便属气虚，纵有内热，亦当兼固中气，不可纯用解热，以致其细益甚耳。况有内热全无，真元素亏，神气不持，而致脉见细象者乎。李士材曰：尝见虚损之人脉细身热，医不究原，而以凉剂投之，使真阳散败，饮食不进，上呕下泄，是速其毙耳。经曰：少火生气。人非此火，无以运行三焦，熟腐水谷。未彻乎此者,乌可以言医哉。然虚劳之脉,细数不可并见,并见者必死。细则气衰,数则血败,气血交穷,短期将至。

代脉 代则动而中止,不能自还,因而复动,名曰代阴。凡促结等脉,皆属此类。不似促结之虽见歇止,而复来有力也。语出张璐。又《濒湖·体状诗》曰:动而中止不能还,复动因而作代看。病者得之犹可疗,平人却与寿相关。《相类诗》曰:数而时止名为促,缓止须将结脉呼,止不能回方为代,结代生死自殊途。代为元气垂绝之候。戴同父曰:代为脾绝之征,脾主信,故止歇有时。故无病而见脉代,最为可危。即或血气骤损,元神不续,或七情太过,或颠仆重伤,并形体赋时经隧有阻,流行蹇涩,而见脉代者,亦必止歇不匀,或云可治。若使歇止有常,则生气已绝,安望其有再生之日乎。惟妊娠恶阻呕吐最剧者,恒见代脉,谷入既少,血气尽并于胎,是以脉气不能接续。然在初时或有,若至四月胎已成形,当无歇止之脉矣。李时珍曰:脉一息五至,五脏之气皆足。故五十动而一息,合大衍之数,谓之平脉;反此则止乃见焉。肾气不能至,则四十动一止;肝气不能至,则三十动一止。盖一脏之气衰,则他脏之气代至也。

散脉 散则举之散漫,按之无有,或如吹毛,或如散叶,或如悬雍,或如羹上肥,或如火薪然,来去不明,根蒂无有。不似虚脉之重按虽虚,而不至于散漫也。李濒湖《体状诗》曰:散似杨花散漫飞,去来无定至难齐。产为生兆胎为堕,久病逢之不必医。《难经》曰:散脉独见则危。散为元气离散之象,肾绝之应。盖肾脉本沉,而脉按之反见浮散,是先天之根本已绝,如伤寒咳逆上气,脉见散象必死,与经言代散则死之意。即书有言热退而身安,泄利止而浆粥入,云或可生,亦非必定之辞耳。散为死脉,故不主病。

奇经八脉 至于奇经八脉,又为十二经之约束。若脏气安和,经脉调畅,八脉不形,即经络受邪,不致满溢奇经。惟是正经邪溢,转入于奇。故《内经》有言:冲则直上直下弦长而中央牢坚,病苦逆气里急属寒实。督则直上直下弦长而中央浮中央同尺寸浮起,非中央独浮意也,病苦脊强不能俯仰属风。任则脉横寸口丸口统寸关尺三部而言,边丸丸形如豆粒,紧细而长,病苦少腹切痛,男子内结七疝,女子带下积聚属寒实。阳维则尺内斜上至寸而浮从左尺斜向小指,至寸而浮,曰尺内,病则寒热溶溶,不能自收持属阳。阴维则尺外斜上至寸而沉从右尺斜向大指,至寸而沉,故曰尺外,病苦心痛怅然失志属阴。阳跷主阳络寸口左右弹浮而细绵绵两寸浮紧而细,病苦阴缓而阳急邪在阳络主表,如腰背苦痛之类。阴跷主阴络尺内左右弹沉而细绵绵两尺沉紧而细,病苦阳缓而阴急邪在阴络主里,如少腹痛阴疝漏下之类。带脉中部左右弹而横滑两关滑紧,病苦腹痛,腰溶溶若坐水中邪在中。凡此八脉,每遇五痛七疝,项痉背强,发歇不时,内外无定之症,刚劲不伦,殊异寻常之脉,当于奇经中求之。经脉直行上下,络脉斜行左右;经脉常升主气,络脉常降主血。经起中焦,随营气下行而上,故诊在寸;络起下焦,随营气上行极而下,故诊在尺。正经邪溢满奇,越人比之天雨降下,沟渠溢满,滂霈妄行,流于湖泽。诚哉是言也。

冲阳等脉 外此冲阳、太溪、太冲,皆足动脉。冲阳者,胃脉也,在足面上五寸骨间动脉上去陷谷三寸。盖土者,万物之母。冲阳脉见不衰,胃气尚存,病虽危而犹可生也。然亦忌弦急,恐其肝旺克土耳。太溪者,肾脉也,在足跗后两傍圆骨上动脉陷中。盖水者,天一之元,诊此不衰,尚可治也。太冲者,肝脉也,在足大指本节后二寸陷中。肝为东方生物之始,不衰则病可治。然此三脉,止可诊此以定生死;若云可推某病,则无是也。至于高章纲卑惵损之脉,止是就其脉象而名。盖以高章纲为脉上行上浮满溢搏指,卑惵损为脉下行下沉卑屑隐涩不振,仍是一阴一阳之意而别其名。至于太素一脉,古人传而不言,言而不传,皆有义存。以其语涉荒唐,而不轻语以欺世耳。今之江湖术士,多借此法取钱。

五脏死脉 若使诊心而见前曲后居,如操带钩,是为心死;诊肺而见如物浮水,如风吹毛,是为肺死;诊肝而见急益劲如新张弓弦,是为肝死;诊脾而见锐坚如乌之喙,如鸟之距,如屋之漏,如水之流,是为脾死;诊肾而见发如夺索,辟辟如弹石,是为肾死;与诊命门而见鱼翔虾游涌泉,是为命死。此五脏必死之脉也。脉象如此。诸脉形象止是。

对待 然究众脉而论,则浮与沉,一升一降之谓也;数与迟,一急一慢之谓也;疾则较数而更甚矣;滑与涩,一通一滞之谓也;实与虚,一刚一柔之谓也;长与短,一盈一缩之谓也;大与小,一粗一嫩之谓也,细则较小而愈极矣;紧与缓,一张一弛之谓也;革与牢,一空一实之谓也;动与伏,一出一处之谓也;洪与微,一盛一衰之谓也;促与结,一阴一阳之谓也。至于弦与芤比,则脉之盛衰见矣;濡与弱比,则脉之进退见矣;代与散比,则死之久暂卜矣。脉之对待如斯。对待既明,则病阴阳表里虚实可知。

比类 洪与虚虽属皆浮,而有有力无力之分;沉与伏虽应重按,而有着筋着骨之异。数以六至为名,紧则六至不及,疾则六至更过,弦则左右双弹,状如切紧绳也。迟以三至为名,缓则仍有四至而徐徐不迫。实与牢本兼弦与长,而实则浮中沉俱有,牢则止于沉候见矣。洪与实皆为有力,然洪则重按少衰,实则按之益强矣。革与牢皆大而弦,而革以浮见,牢以沉见矣。濡与弱微,皆细而软,然濡以浮见,弱以沉见,而微则以浮沉俱见矣。细与微,皆属无力,而细则指下分明,微则模糊不清。短与动,皆无头尾,而短为阴脉,其来迟滞;动为阳脉,其来滑数矣。促结涩代,皆有一止,而促则数时一止,结则缓时一止,涩则往来迟滞似歇,代则止有定数矣。脉形比类,又属如斯。比类既明,则诸疑脉可辨。

纲目 以脉大纲小目而论:凡脉有言形体,曰洪、曰散、曰弦、曰革、曰肥、曰横,是即大脉之属也。有言形体,曰细、曰微、曰弱、曰瘦、曰萦萦如蜘蛛,是即小脉之属也。有言至数,曰疾、曰急、曰动、曰促、曰击、曰搏、曰躁、曰喘、曰奔越无伦者,是即数脉之属也。有言至数,曰缓、曰代、曰结、曰脱、曰少气、曰不前、曰止、曰歇、曰如泻漆之绝者,是即迟脉之属也。有言往来之象,曰利、曰营、曰啄、曰翕、曰章、曰连珠、曰替替然,是即滑脉之目也。有言往来之象,曰紧、曰滞、曰行迟、曰脉不应指、曰参伍不齐、曰难而且散、曰如雨沾沙、曰如轻刀刮竹,是即涩脉之目也。有言部位之则，曰高、曰慄、曰涌、曰端直、曰条达、曰上鱼为溢，是皆长脉之目矣。有言部位之则，曰抑、曰卑、曰不及指、曰入尺为复，是皆短脉之目矣。有言举按之则，曰芤、曰毛、曰泛、曰盛、曰肉上行、曰时一浮、曰如水漂木、曰如循榆荚、曰瞥瞥如羹上肥，是皆浮脉之目矣。有言举按之则，曰伏、曰潜、曰坚、曰过、曰减、曰陷、曰独沉、曰时一沉、曰如绵裹砂、曰如石投水，是皆沉脉之目矣。且纲之大者，曰大、曰数、曰长、曰浮，阳之属也。纲之小者，曰迟、曰涩、曰短、曰沉，阴之属也。卢子繇①后者为脉学著作。脉之纲目如斯。纲目既明，则脉自有所归。

以脉主病 　以脉主病而论：则浮为风，紧为寒，虚为暑，濡为湿，数为燥，而脉火，此六淫应见之脉也。喜伤心而脉散，怒伤肝而脉急，恐伤肾而脉沉，惊伤胆而脉动，思伤脾而脉短，忧伤肺而脉涩，悲伤心而脉促，此七情受伤之脉也。脉之主病如是。主病既明，则治自有定断。

脉真从脉 　然总不越阴阳虚实为之条贯。盖脉之实者，其症必实仍有寒实热实之分；脉之虚者，其症必虚仍有火衰水衰之别。若使脉实而症不实，非其所假在症，即其所假在脉也；脉虚而症不虚，非其所假在脉，即其所假在症也。如外虽烦热而脉见微弱者，必火虚也。腹虽胀满而脉见微弱者，必胃虚也。虚火虚胀，其堪取乎。此宜从脉之虚，不宜从症之实也。症即外寒而脉见滑数者，必假寒也。利即清水而脉见沉实者，必假利也。假寒假利，其堪取乎。此宜从脉之实，不宜从症之虚也。然症实有假，而症虚无假。假实者病症莫测，必须旁求他症，及以脉候，其假始出。若使症属虚候，其症即知。纵有假寒假利，貌若虚象难明。然仔细考求，其寒止属外见，而内必有烦躁等症。利即清水，而内必有燥粪，其水止从旁流，脉必滑数有力，仍与实脉实症相似，宁曰症有假虚，而脉可不深信哉。

症真从症 　凡此脉真无假，可以症应。若使专以脉求，而症竟不察识，则脉尚有难言者耳。何则？仲景云：伤寒脉浮大，邪在表，为可汗。若脉浮大，心下鞕，有热属脏者攻之，不令发汗。此又非浮为表邪可汗之脉也。又云：脉促为阳盛，宜用干葛黄芩黄连汤。若脉促厥冷为虚脱，非灸非温不可。此又非促为阳盛之脉也。又曰：脉迟为寒，脉沉为里。若阳明脉迟不恶寒，身体濈濈汗出，则用大承气汤。此又非诸迟为寒之脉矣。少阴病始得之反发热而脉沉，宜麻黄附子细辛汤微汗之，此又非沉为在里之脉矣。

脉见有力无力难凭 　即书有言病症虚实，止在脉之有力无力，以为辨别。有力即属有根。《难经》曰：上部有脉，下部无脉，其人当吐，不吐者死。上部无脉，下部有脉，虽困不害。所以然者，人之有尺犹树之有根，有根则不死。无力即属无根。《难经》曰：寸口脉平而死者，生气独绝于内也。平即中馁不能建立之象，故曰死。然试问其脉与症异，脉见坚劲有力，症见腹痛喜按，呕逆战栗，其脉可作有余而用苦寒泻实之药乎。脉见虚软无力，症见腹满喘急痰鸣，其脉可作不足而用附桂理中之药乎。且脉所鼓在气，而气动而

---

①卢子繇：明末清初时医家，名子颐。撰有《本草乘雅半偈》《学古诊则》。

不守,保无气自寒生,而气因寒而始振乎。脉之虚软在湿,而湿滞而不动,保无热挟湿至,而脉因痰因湿而始软乎。有力多因寒气热气内鼓,但今人仅知热气内结为实,而不知有寒气内结为实也。无力多因寒湿热湿内软,但今人仅知寒湿为痰为虚,而不知热湿为痰为实也。凡此当以望闻问数字并参。

脉兼望闻问同察 夫望闻问切,乃属医家要事。若仅以脉为诊,而致以寒为热,以热为寒,以表为里,以里为表,颠倒错乱,未有不伤人性命者矣。况经所云脉浮为风,为虚,为气,为呕,为厥,为痞,为胀,为满不食,为热内结,类皆数十余症。假使诊脉得浮,而不兼以望闻问以究其真,其将何以断病乎。是以善诊脉者,于人禀赋厚薄,或禀厚而纯阳,或禀薄而纯阴。或禀不厚不薄而平。形体肥瘦,《汇辨》云:肥盛之人气居于表,六脉常带浮洪;瘦小之人气敛于中,六脉常带沉数。身长之人下指宜疏,身短之人下指宜密。北方之人常见强实,南方之人常见软弱。少壮之人脉多大,老年之人脉多虚。醉后之脉常数,饮后之人常洪。室女尼姑多濡弱,婴儿之脉常七至。又曰:此道形气之常,然形气之中,又必随地转移,方能尽言外之妙也。颜色枯润,或枯而竭,或润而和。声音低昂,或音低小而微,知其体阴病阴;或声高昂而壮,知其体阳病阳。性情刚柔,或刚主阳,或柔主阴。《汇辨》云:性急之人,五至方为平脉,性缓之人,四至便作热医。饮食嗜好,或喜气厚之物,而知阳虚;或喜味厚之物,而知阴弱。及平日脉象偏纯,或脉体偏静而见六阴之脉,或脉体偏动而见六阳之脉,或脉体不动不静而见至平之脉。仁斋曰:阳脉虽病在寒,常见浮洪;阴脉虽病在热,常见微细。与今所患病症,是新是旧,或新由于外感,其脉疾数洪大;或旧由于内伤,其脉细小短涩。是内是外,或在外感属表易治,或在内伤属里难治。是阴是阳,或阳主表、主上、主气、主火,或阴主里、主下、主血、主水。并经医士是否药坏;或假寒而用热药以坏,假热而用寒药以坏;或标病而用本药以坏,本病而用标药以坏之类。靡不细为详审。要法真在此处。但今病家多不由医细察。宗奭①曰:《素问》言凡治病,察其形气色泽,观人勇怯骨肉皮肤,能知其情,以为诊法。若患人脉病不相应,既不得见其形,医止据脉供药,其可得乎。今豪富之家,妇人居帏幔之内,复以帛蒙手臂,既无望色之神,听声之圣,又不能尽切脉之巧,未免详问;病家厌繁,以为术疏,往往得药不服。是四诊之术,不得其一矣,可谓难也。呜呼!然后合于所诊脉象,以断病情,以定吉凶。断要通盘会计,又要得其主脑。切勿头痛断头,脚痛断脚。如果病属有余,其脉应见浮洪紧数;若使其脉无神,或反见沉微细弱,便非吉矣。病属不足,其脉应见沉微细弱;若使其脉鲜胃,或反见洪大数急,则非吉矣。推之暴病脉应见阳,久病脉应见阴,亦何莫不应与病相符,而始可言顺矣。《灵枢·动输篇》云:阳病而阳脉小者为逆,阴病而阴脉大者为逆。

脉以独见为真 但持脉之道,既在下指灵活,令其脉脊与手指目相对。卢氏曰:诊法多端,全凭指法捷取。盖人之中指上两节长,无名食指上两节短,参差不齐。若按举排指疏,则移越一寸九分之定位;排指密,又不及寸关尺之界分。齐截三指,斯中指翘出,而节节相对,节无不转,转无不活,以别左右,分表里,推内外,悉五脏,候浮中沉,此三指定位法也。及其位定,专指举按,固得其真,不若独指之无牵带,别有低昂也。第惟食指肉薄而灵,中指则厚,无

---

①宗奭:寇宗奭,宋代药学家。撰有《本草衍义》二十卷。

名指更厚且木。是必指端棱起如线者名曰指目,以按脉中之脊。无论洪大弦革,即小细丝微,咸有脊焉。真如目之视物,妍丑毕具,故古人称诊脉曰看脉,可想见其取用矣。每见惜指甲之修长,用指厚肉分,或指节之下,以凭诊视者,真不啻目生颈腋胸胁间矣。尤须得要以求病根。在未诊时,谁不自认精明,谓其何部何脉,何脉何象。及至临症就诊,则既以浮为风,而又若浮非浮而非风也;以紧为寒,而又若紧非紧而非寒也;以洪为火,而又若洪非洪而非火也;以数为燥,而又若数非数而非燥也;以虚为暑,以濡为湿,而又若虚非虚,若濡非濡,而不可以暑湿名也。诸如此类,既莫能分,复以六部六脉,分断考求,毫不相贯。分断考求,最为诊家大弊,窃叹今时犯此甚多。如张璐谓人诊脉,大似向泥人祈祷,有时灵应,有时不灵应。讵知病属一理,脉自无二。得其一而脉斯可断矣。得其脉之独有所见,而脉又可断矣。从独字洗出脉要精义。盖独之义不一,如有以诸部无乖,或以一部稍乖者,是其受病在此,而可以独名也;有以五脏五脉各应互见,而六部六脉偏见一脏之脉者,是其病根伏是,而更可以独名也。独义无过如斯。故《内经·三部九候论》则有独大独小独疾独迟独热独寒之谓耳。如独而强者,则为病属有余;独而弱者,即为病属不足。独而有力有神,其脉虽强而不为过。有力尤须有神。李东垣曰:脉病当求其神之有与无,如六数七极热也,脉中有力即有神也;三迟二败寒也,脉中有力即有神也。热而有神,当泄其热,则神在焉;寒而有神,当去其寒,则神在矣。寒热之脉,无力无神,将何恃而泄热去寒乎。林之翰曰:按东垣此论,深达至理。但以有力二字言有神,恐不足尽有神之妙。王执中曰:有力中带光泽润滑也。于解进矣。萧子顒歌云:轻清稳厚肌肉里,不离中部象自然。则又有进焉。独而和缓柔弱,其脉虽弱,而不为害。盖假独者易知,而真独者难明。得其要以求其独,则独无不在;失其要以求其独,则独其莫得矣。又从要字一层,剥出精义。故善言独者,早以阴阳之原,肾水为阴之原,肾火为阳之原。气血之本,肾水为血之本,肾火为气之本,脾胃仓廪又为生气生血之本。以求独之根。知其根,则知其要;知其要,则知其独。继以顺逆之理,约注云:春夏洪大为顺,沉细为逆;秋冬沉细为顺,洪大为逆。男子左大为顺,女子右大为顺。凡外感症,阳病见阳脉为顺,见阴脉为逆;阴病见阳脉亦为顺。内伤症,阳病见阳脉为顺,见阴脉为逆;阴病见阴脉为顺,见阳脉为逆也。取舍之道,顺之则取,如有根有神有胃之类;逆之则舍,如残贼败脱离绝之类。并脉上下来去至止,晓然于胸,以识独之宜。滑氏曰:上者为阳,来者为阳,至者为阳;下者为阴,去者为阴,止者为阴也;上者,自尺部上于寸口,阳生于阴也;下者,自寸口下于尺部,阴生于阴也。来者,自骨肉之分而出于皮肤之际,气之升也。去者,自皮肤之际而还于骨肉之分,气之降也。应曰至,息曰止也。然后临症施诊,以求独之所在独在取舍明,轻重晓,则独存;以明独之所至独至根蒂知,真假识,则独出矣。故有见上为独,而其独偏在下也;见左为独,而其独偏在右也;见腑为独,而其独偏在脏也;见表为独,而其独偏在里也。此其独可以意会独有左右逢源之趣,而不可以言传;独有难以尽言之妙。此其独可以独知独有化裁尽变之义,而不可以共觉矣独有独党难与时师共言之理。苟无独知之明,仅读《医方捷径》①、叔和《脉

---

①《医方捷径》:明王宗显撰,三卷。又名《医方捷径指南全书》。

诀》，何能独知。独见之真，仅见一时之病，一方之病，何能独见。独守之固，仅守时师耳听之说，蔓衍汤方之书，何能独守。而曰惟我为独，又从独字推进一层，妙义旋生。独固是也，而恐则为独夫之独矣；独亦是也，而恐则为毒人之独矣。绣尝谓医有四失：一曰字句不晓，二曰涉猎汤方，三曰株守一书，四曰剿袭糟粕。凡此四失，必能毒人。其尚得谓真正之独，与因应化裁之独哉。故曰持脉之道，贵乎活泼。一语括尽。若局守不变，则所向辄迷，又安能审独求真，而得病之所归者乎。

卷　二

新增四言脉要

绣按：《四言脉要》，始于宋南康紫虚隐君崔嘉彦希范所著。盖以初学脉理未谙，得此可为诵习。故后蕲州李言闻、云间李士材、海盐冯楚瞻，皆于己著集内，将此删改，附刻篇末，业已行世。独惜尚有驳杂未清之处，爰取士材改本，加意增删，俾文义简明，脉症悉赅，庶读者一览而知。而不致有繁多缺略之憾耳。

脉为血脉，百骸贯通。大会之地，寸口朝宗。

脉者，血脉也。血脉附气，周于一身，循环无间，故百骸皆资贯通，而寸口为各经诸脉大会之地。肺处至高，形如华盖，凡诸脏腑各经之气，无不上蒸于肺，而于寸口之地宗而朝之耳。

诊人之脉，令仰其掌。掌后高骨，是名关上。

医者覆手，大指着于病人高骨之处，随以中指对抵以定关部。至于尺寸，则以前后二指着定。如病人长，则下指宜疏；病人短，则下指宜密。

关前为阳，关后为阴。阳寸阴尺，先后推寻。

鱼际至高骨止有一寸，故以寸名；尺泽至高骨却有一尺，故以尺名；关界尺寸之间，故以关名。经曰：身半之上，同天之阳；身半之下，同地之阴。故以关前之寸为阳，以候上焦；关后之尺为阴，以候下焦；关处前后之中，以候中焦。凡诊必先从寸至关，从关至尺，定其先后，以推其理而寻其象也。

胞络与心，左寸之应。惟胆与肝，左关所认。膀胱及肾，左尺为定。胸中及肺，右寸昭彰。胃与脾脉，属在右关。大肠并肾，右尺班班。男子之脉，左大为顺。女人之脉，右大为顺。男尺恒虚，女尺恒盛。

按：古脏腑脉配两手，皆以《内经》所立脉法为定，而不敢易。左为阳，故男左脉宜大；右为阴，故女右脉宜大。寸为阳，故男所盛在阳而尺恒虚；尺为阴，故女所盛在阴而尺恒盛。

人迎气口，上下对待。一肺一胃，经语莫悖。神门属肾，在两关后。

人迎脉在侠喉两旁一寸五分，胃脉循于咽喉而入缺盆。凡胃脘之阳，是即人迎之气之所从出。故诊人迎之脉，亦在右关胃腑胃阳之处，而可以卜在上头项外感之疾也。气口在于鱼际之后一寸，肺朝百脉，肺主气，故诊气口之脉，即在右寸肺脏肺阴之部，而可以卜在中在胸内伤之疾也。统论皆可以候脏腑之气，《灵枢》《素问》言之甚明，并无左右分诊之说。叔和悖而更之，议之者多矣。人之精神，寄于两肾。故两肾脉无，则其神已灭，而无必生之候矣。

脉有七诊，曰浮中沉，上下左右，七法推寻。

浮于皮毛之间，轻取而得曰浮，以候腑气。中于肌肉之间略取而得曰中，以候胃气。沉于筋骨之间重取而得曰沉，以候脏气。上于寸前一分取之曰上，以候咽喉中事。下于尺后一分取之曰下，以候少腹腰股胫膝之事。合之左右两手共为七诊，以尽其推寻之力焉。

又有九候，曰浮中沉。三部各三，合而为名。每部五十，方合于经。

五脏之气各足，则五十动而一息，故候必以五十为准。每手三部各三，共为九候，合之应得四百五十之数，两手共得九百之数。

五脏不同，各有本脉。左寸之心，浮大而散。右寸之肺，浮涩而短。肝在左关，沉而弦长。肾在左尺，沉石而濡。右关属脾，脉象和缓。右尺相火，与心同断。

五脏各有平脉，平脉即本脉。知其本脉无乖，而后知病脉之故也。

四时百病，胃气为本。

胃为水谷之海，资生之本也。凡病诊得脉缓和匀，不浮不沉，不大不小，不疾不徐，意思悠悠，便为胃气。不拘四季，得食则生，不得则死。今人混将时令克应推循过极，殊失胃气之本矣。

凡诊病脉，平旦为准。虚静凝神，调息细审。

平旦饮食未进，经脉未动，络脉调匀，气血未乱，可诊有过之脉。至于医家亦须先无思虑，以静以虚，调其息气，凝神指下，精细详察，以求病之所归耳。

一呼一吸，合为一息。脉来四至，平和之则。五至无疴，闰以太息。三至为迟，迟则为冷。六至为数，数即热病。转迟转冷，转数转热。

医以己之呼吸调匀定息，如一呼吸，得脉四至，是即和平之准则也。五至何以无疴，盖以人之气息长短不定，每于三息五息之候，必有一息之长，故曰太息。如医一息而见脉来五至，此非病脉之急，是医气息之长也，故五至不为有病。惟脉一息三至，即为迟慢不及；六至，即为急数太过。若至一至二至，则为转迟转冷；七至八至，则为转数转热；而非寿生之脉矣。

迟数既明，浮沉须别。浮沉迟数，辨内外因。外因于天，内因于人。天有阴阳，风雨晦明。人喜怒忧，思悲恐惊。

天之六气淫人，如风淫则病在末，阴淫则病在寒，明淫则病在暑，雨淫则病在湿，晦淫则病在燥，阳淫则病在火，是外因也。人之七情伤人，如喜伤心，怒伤肝，忧伤肺，思伤脾，恐伤肾，惊伤胆，悲伤心，是内因也。

浮表沉里，迟寒数热。沉数里热，浮数表热。浮迟表寒，沉迟冷结。

此提浮沉迟数四脉之纲，以分在表在里寒热各见之症也。

浮脉法天，轻手可得。泛泛在上，如水漂木。有力为洪，来盛去悠。无力为芤，有边无中。迟大为虚，仔细推求。虚极则散，涣漫不收。浮小为濡，如绵浮水。濡甚则微，若有若无。更有革脉，芤弦合看。共是七脉，皆予浮候。

此以浮脉提纲，而取洪、芤、虚、散、濡、微、革七脉之兼乎浮者统汇于下也。浮脉应于肉分肌表，故轻手取之即见，正如木漂水面之意。洪脉来极盛大，按之有力，去则稍衰，正如波涛汹涌，来盛而去则悠耳。芤则浮沉易见，而中豁然空虚，故有着葱之喻；亦非中候绝无，但比之浮沉二候,则觉无力。虚则虽浮且大,而按之无力,且更迟缓。散则虚浮无力,按之则无,正如杨花飘散,比于虚脉则甚。濡则浮小而软,如绵浮水。微则浮取欲绝不绝,若有若无,较之濡脉软小更极。革则浮多沉少,外急内虚,正仲景所谓弦则为寒,芤则为虚,虚寒相搏,其名曰革之意。

沉脉法地,如石在水。沉极则伏,推筋至骨。有力为牢,大而弦长。牢甚则实,愊愊而强。无力为弱,状如细绵。细极为细,如蛛丝然。共是五脉,皆于沉看。

此以沉脉提纲,而取伏、牢、实、弱、细五脉之兼乎沉者汇于下也。沉脉应于筋骨,故必重按乃得,正如石之坠于水里之意。伏则沉之至极,故必推之筋骨始见。牢则沉大弦长,按之有力,不似革脉浮取强直,而中则空。实则三部皆坚,而力更甚于牢。弱则沉极细软,却极分明。细则沉细直软更甚于弱,故比状如蛛丝。

迟脉属阴,一息三至。有力为缓,少驶于迟。往来和匀,春柳相似。迟细为涩,往来极滞。迟有一止,其名曰结。迟止有常,应作代看。共是四脉,皆于迟测。

此以迟脉提纲,而取缓涩结代四脉之兼乎迟者统汇于下也。迟为往来迟慢,故一息而见三至。缓则往来和匀,软若春柳,即是胃气之脉。涩则迟滞不利,状如轻刀刮竹。代则迟而中止,不能自还,但止有定数,而不愆期。

数脉属阳,一息六至。往来流利,滑脉可识。有力为紧,切绳极似。数时一止,其名为促。数如豆粒,动脉无惑。共为四脉,皆于数得。

此以数脉提纲,而取滑、紧、促、动四脉之兼乎数者统汇于下也。数则往来急数,故一息而见脉有六至。滑则往来无滞,有如珠之走盘。紧则紧急有力,状如弦紧弹手,故有切绳之喻。数时一止为促,状如疾行而蹶,数而两头俱俯,中间高起,有似豆粒厥厥动摇,是谓之动。

别脉有三,长短与弦。不及本位,短脉可原。过于本位,长脉绵绵。长而端直,状似弓弦。

此长短与弦三脉,非浮沉迟数可括,故别列于此。短者,上不通于鱼际,下不通于尺泽,有短缩不伸之意。长者,通尺泽鱼际,上下皆引,有迢迢过于本位之情。若弦则劲直不挠,有似弓弦,不似紧脉弦急弹人。

一脉一形,各有主病。脉有相兼,还须细订。

有一脉之形象,必有一脉所主之病。有兼见之脉象,即有兼见之症,可细就其兼见之脉,以例其症耳。

浮脉主表,腑病所居。有力为风,无力血虚。浮迟表冷,浮数风热。浮紧风寒,浮缓风湿。浮虚伤暑,浮芤失血,浮洪虚火,浮微劳极,浮濡阴虚,浮散虚剧,浮弦痰饮,浮滑痰热。

浮虽属阳,主表主腑,但浮而见洪、数、弦、滑有力之脉,固属主热主火主痰主风;若浮而见迟、缓、芤、虚、微、涩与散无力之脉,又为主虚、主湿、主冷、主暑、主危之象矣。故脉当视所兼以为辨别。下文仿此。

沉脉主里,为寒为积。有力痰食,无力气郁。沉迟虚寒,沉数热伏。沉紧冷痛,沉缓水畜。沉牢痼冷,沉实热极,沉弱阴虚,沉细虚湿,沉弦饮痛,沉滑食滞,沉伏吐利,阴毒积聚。

沉虽属阴属里,然沉而见迟紧牢缓细弱诸脉,方谓属虚属寒属积属聚;若沉而见实数诸脉,则沉更不谓属阴，又当自阴以制其火，以除其热也。

迟脉主脏，阴冷相干。有力为痛，无力虚寒。

迟虽属阴，仍当以有力无力分其寒实寒虚。盖寒实则为滞为痛，而寒虚则止见其空虚也。

数脉主腑，主吐主狂。有力实热，无力虚疮。

数虽属阳，仍当以有力无力分其热实热虚。盖热实则必为狂为躁，而热虚则止见其虚疮耳。

滑司痰饮，右关主食，尺为畜血，寸必吐逆。涩脉少血，亦主寒湿，反胃结肠，自汗可测。

滑司痰饮，而亦有主食主血主吐之分。涩本血少，而亦有寒涩湿涩之别。但血枯则上必见反胃，而下必见肠结；肠结胃反，则水液自尔不行，而有上逆为汗之势矣。

长则气治，短则气病。浮长风痫，沉短痞塞。

长为肝经平脉，故未病脉长，是为气治。短即肺之平脉，若非右寸及于秋见，则必有气损之病矣。至长独于浮见，则为风火相搏而痫以生；短以沉见，则为虚寒相合而痞以成。

细则气衰，大则病进。涩小阴虚，弱小阳竭。

脉以和平为贵。凡脉细如蛛丝之状，其气自属衰弱；大而满溢应指有力，是为病势方张。至于三部皆小，较细显极而脉涩不快，是为精血虚损。既小而脉不大，又脉痿弱不起，是为阳气衰弱。皆当分别审视。

洪为热极，其伤在阴。微为气衰，其损在阳。浮洪表实，沉洪里实。阳微恶寒，阴微发热。

洪为热极，其伤在阴，但须分其表里。微为气衰，其损在阳，亦须分其阳分阴分，以别恶寒发热之治也。

紧主寒痛，有表有里。缓主平和，兼见须虑。缓滑痰湿，缓大风虚。缓涩血伤，缓细湿痹。

浮紧则为寒闭于表，必有身痛头痛恶寒等症可察。沉紧则为寒束于里，必有肚腹胀满逆痛等症可察。缓为虚，大为风，缓大脉见则为风虚。缓为食停，细为气滞，缓细脉见，其痹必生。缓为气衰，涩为血损，缓而见涩，其损必甚。缓则湿滞不消，滑则痰饮内蓄，缓与滑见，则湿必停而痰益甚。

阳盛则促，肺痈热毒。阴盛即结，疝瘕积郁。

数而有止为促，非阳盛乎，故有肺痈热毒之症；迟而有止为结，非阴盛乎，故有疝瘕积郁之症。

弦脉主饮，木侮脾经。阳弦头痛，阴弦腹疼。动主搏击，阴阳不调。阳动汗出，为痛为惊。阴动则热，崩中失血。

脉弦而土必虚，则湿自无土制而痰以生。故弦而在于寸，寸主上焦，其痛必在于头；弦在于尺，尺主下焦，其痛必在于腹。动为阴阳不和，动见于寸，则心肺受累而惊痛与汗自至；动见于尺，则肾水受累，而崩中失血自生。

虚寒相搏，其名曰革，男子失精，女子漏血。若见脉代，真气衰绝。脓血症见，大命必折，伤寒霍乱，跌打闷绝，疮疽痛甚，女胎三月。

革脉由于精血亏损，故尔脉空不实，而见男子失精、女子漏血之症。至于脉代而绝，或脓血症见，未有不死。惟有伤寒、霍乱、跌仆、疮疽、痛甚、胎产见之，以其暴伤暴闭，勿作死治也。

脉之主病，有宜不宜。阴阳顺逆，吉凶可推。

病有阴阳，脉亦阴阳，顺应则吉，逆见则凶。下言脉症相应顺逆，总不出乎此理，以为之贯通也。

中风之脉，却喜浮迟。坚大急疾，其凶可知。类中因气，身凉脉虚；类中因痰，脉滑形肥；类中因火，脉数面赤。

风有真中类中之各别。其中虽属实症，而亦由虚所招，故脉喜其浮迟，而忌坚急，恐其正虚邪胜，决无生也。类中本非风中，特症相似而名，故症与脉各以类见，而不能以一致耳。

伤寒热病，脉喜浮洪。沉微涩小，症反必凶。汗后脉静，身凉则安。汗后脉躁[1]，热盛必难。始自太阳，浮紧而涩。及传而变，名状难悉。阳明则长；少阳则弦；太阴入里，沉迟必兼；及入少阴，其脉遂沉；厥阴热深，脉伏厥冷。阳症见阴，命必危殆；阴症见阳，虽困无害。中寒紧涩，阴阳俱紧。法当无汗，有汗伤命。

病阳脉宜见阳，病阴脉宜见阴。故伤寒热病之症，宜见洪数之脉，与伤寒汗后不宜见脉躁[2]之象耳。即云寒邪传变，名状莫悉。与阴寒直中，阴阳俱紧，脉不一端。然大要阳得阴脉，脉与症反，命必危殆。若阴症而见浮大数动洪滑之阳，其脉虽与症反，在他症切忌，而伤寒邪气初解，病虽危困，亦未有害。惟伤寒汗出症虚，而脉反见阴阳俱紧，是其元气已脱，脉气不和，非吉兆也。

伤风在阳，脉浮而滑；伤风在阴，脉濡而弱。六经皆伤，或弦而数。阳不浮数，反濡而弱；阴不濡弱，反浮而滑。此非风寒，乃属温湿。若止濡缓，或兼细涩。此非风湿，更属湿着。

风为阳邪，风伤则脉自有浮滑弦数之象。但风有伤于阴，则浮与滑自不克见，以阳为阴所闭也。反是多因风为湿阻，故又名为风湿。如至浮数俱无，独见濡缓细涩，定知为湿所淫，所当分别以视也。

阴阳俱盛，热病之征。浮则脉滑，沉则数涩。中暑伤气，所以脉虚。或弦或细，或芤或迟。脉虽不一，总皆虚类。

凡脉而见阴阳俱盛者，未有不因热邪充溢之故。所以脉浮而滑，其热必挟有饮。脉沉数涩，其热必伤于阴。若暑则多气虚不固，以致暑得内袭，而脉亦虚不振。即或体有不同，脉见芤弦细迟。然要皆属虚类，而不可实攻耳。

瘟脉无名，变见诸经。脉随病见，不可指定。

疫邪伏于募原，时出时没，其脉变换不定，故但随其所见以为指耳。

疟则自弦，弦即疟候。兼迟则寒，兼数则热。代散脉见，其体则折。

疟因风木邪盛凌土而湿不化，致挟停痰积饮而成，故脉始见自弦，再于兼见之中，别其寒热酌治，则病自愈。惟代散脉见，则命其必绝矣。

---

① 躁：原作"燥"，径改。
② 躁：原作"燥"，径改。

风寒湿气,合为五痹。浮涩与紧,三脉乃备。脚气之脉,其状有四,浮弦为风,濡弱为湿,迟涩为寒,洪数为热。痛非外因,当于尺取。滑缓沉弱,随脉酌治。

五痹脚气等症,总不越乎风寒及湿三者以为之害。即或内淫为热,亦不越乎四者以为之伏。惟有痛非外因,而脉或于尺部而见,或滑、或缓、或沉、或弱,则又在于随脉酌施,而不可以风寒湿治也。

劳倦内伤,脾脉虚弱。汗出脉躁①,治勿有药。劳极诸虚,浮软微弱。土败双弦,火炎则数。

虚症而见虚脉,此顺候也。若汗出而脉反躁,是为大逆,尚有何药可治乎。故弦数最为虚症切忌。

痞满滑大,痰火作孽。弦伏中虚,微涩衰薄。胀满之脉,浮大洪实。细而沉微,岐黄无术。水肿之症,有阴有阳。阴脉沉迟,阳脉洪数。浮大则生,沉细勿药。五脏为积,六腑为聚。实强可生,沉细难愈。黄疸湿热,洪数偏宜。不妨浮大,微涩难医。

痞胀水肿积聚黄疸,虽其病因不同,形症各别,然终宜见有余之脉,则真气未绝,而治尚可愈矣。若至细小沉涩,形实气馁,将何有药可施乎,故皆为逆。

郁脉皆沉,甚则伏结。或代或促,知是郁极。胃气不失,尚可调治。气痛脉沉,下手便知。沉极则伏,涩弱难治。亦有沉滑,是气兼痰。心痛在寸,腹痛在关。心腹之痛,其类有九。细迟速愈,浮大延久。两胁疼痛,脉必双弦。紧细而弦,多怒气偏。沉涩而急,痰瘀之愆。疝属肝病,脉必弦急。牢急者生,弱急者死。腰痛之脉,必弦而沉。沉为气滞,弦损肾元。兼浮者风,兼紧者寒。濡细则湿,寒则闪挫。头痛之病,六经皆有。风寒暑湿,气郁皆侵。脉宜浮滑,不宜短涩。

弦急弦沉伏涩紧细,皆是痛症气症郁症本领。但痛极者,则脉必沉必伏。有瘀者,则脉必涩;因湿者,则脉必濡;因痰者,则脉必滑;因风者,则脉必浮必弦;因寒者,则脉必紧;因湿者,则脉必滞必弱;因热者,则脉必数;因于痛极阴阳告绝者,则脉必疾;因于积极而痛者,其脉必牢。须以胃气不失为要。故痛症而见其脉浮大,最属不宜;短涩弱急,亦属不利;惟得沉紧迟缓乃治。但头痛外感,非属内伤,其脉又宜浮大,最忌短涩,所当分别而异视也。

呕吐反胃,浮滑者昌。弦数紧涩,结肠者亡。饱逆甚危,浮缓乃宜。弦急必死,代结促微。吐泻脉滑,往来不匀。泻脉必沉,沉迟寒侵。沉数火热,沉虚滑脱。夏月泄泻,暑湿为殃。脉与病应,缓弱是形。微小则生,浮弦则死。霍乱之脉,代则勿讶。迟微厥逆,是则可嗟。泄泻下痢,沉小滑弱。实大浮数,发热则恶。

吐宜浮缓浮滑,泻宜沉小沉滑,吐泻交作则脉必见往来不匀,虽暴见代勿虑。如其吐见弦急,泻见浮弦,并吐泻交作而见迟微厥逆,皆属不治,故以必死为断也。

嘈杂嗳气,审右寸关。紧滑可治,弦急则难。吞酸之脉,多弦而滑。沉迟是寒,洪数是热。痰脉多滑,浮滑兼风。沉滑兼寒,数滑兼热。弦滑为饮,微滑多虚。滑

---

①躁:原作"燥",径改。

而兼实,痰在胸膈。结芤涩伏,痰固中脘。

嘈杂嗳气本属脾气不运,故切忌脉弦急,恐木克土故也。吞酸有寒有热,随症所见以为分别,故以沉迟洪数分之。痰脉因不一端,滑是本象。惟有风则浮,有寒则沉,有热则数,有饮则弦,虚弱则微,结于胸膈为实,固于中脘,则见结芤涩伏之为异耳。

小便淋秘,鼻色必黄。实大可疗,涩小知亡。遗精白浊,当验于尺。结芤动紧,二症之的。微数精伤,洪数火逼。亦有心虚,寸左短小。脉迟可生,急疾便夭。便结之脉,迟伏勿疑。热结沉数,虚结沉迟。若是风燥,右尺浮起。

淋秘脉见涩小,精血已败,死亡至矣,此脉见不及者之必死也。遗浊虽有微数、洪数、短小之分,然急疾脉至,又非所宜,故曰便夭,此脉见太过者之必死也。若在便闭,里气不通,固应迟伏;然风寒湿热,当于脉迟、脉数、脉浮分辨,不可混同而罔治也。

咳嗽多浮,浮濡易治。沉伏而紧,死期将至。喘息抬肩,浮滑是顺。沉涩肢寒,均为逆症。

咳嗽肺疾,脉浮为宜,兼濡亦为病气将退。若使沉伏与紧,便与病反,故曰必死。喘症无非风痰内涌,当以浮滑为顺。若至肢寒沉涩,亦非吉兆,故曰为逆。

火热之脉,洪数为宜。微弱无神,根本脱离。三消之脉,数大者生。细微短涩,应手堪惊。骨蒸发热,脉数为虚。热而涩小,必损其躯。痿因肺燥,必见浮弱。寸口若沉,发汗则错。

火症应见火脉,故三消骨蒸,须以数大为生。反是而见短涩微弱,岂其宜乎。痿症本因肺燥血亏,脉浮尚不宜汗,岂有宜于寸口脉沉之候乎。

诸症失血,皆见芤脉。随其上下,以验所出。脉贵沉细,浮大难治。蓄血在中,牢大则宜。沉细而微,速愈者稀。

失血脉宜见芤,以芤主空故也。故脉最宜沉涩而忌浮大,反是则逆矣。若至蓄血,最宜牢实而忌沉细,以血未损故也。反是峻剂莫投,故曰难愈。

心中惊悸,脉必代结。饮食之悸,沉伏动滑。癫乃重阴,狂乃重阳。浮洪吉象,沉急凶殃。痫宜虚缓,沉小急实。若但弦急,必死不失。

惊悸非属心气亏损,即属有物阻滞,故脉必见代结。若因饮食致悸,则有沉伏动滑之象,所当审也。癫狂二症为病尚浅,故宜浮洪而恶沉急,反是则为病气入骨。痫宜虚缓,以其中有痰沫之故。弦急独见,是为真脏脉出,安望其再生耶。

耳病肾虚,其脉迟濡。浮大为风,洪动为火。沉濡为气,数实为热。若久聋者,专于肾责。暴病浮洪,两尺相同。或两尺数,阴虚上冲。齿痛肾虚,尺脉濡大。齿痛动摇,尺洪火炎。右寸关数,或洪而弦。非属肾虚,肠胃风热。口舌生疮,脉洪疾速。若见虚脉,中气不足。喉痹之脉,两寸洪盛。上盛下虚,脉忌微伏。

耳病当责于肾,以其肾窍开于耳者故耳。然亦须以浮风、洪火、濡气、数热、久聋为辨。如其是暴非久,又以两尺浮弦相同为验耳。齿虽属肾,而齿龈则属于胃,故辨齿痛脉象,须以尺濡、尺洪断其虚实,寸关洪数与弦,断其肠胃风热,未可尽以肾求也。口舌生疮,必与洪疾为实,虚则多属中气不足。喉痹症属上实,脉以寸盛为顺。若见微伏,真气已绝,故曰大忌。

中恶腹胀,紧细乃生。浮大为何,邪气已深。鬼祟之脉,左右不齐。乍大乍小,乍数乍迟。中毒洪大,脉与病符。稍或微细,必倾其身。虫伤之脉,尺沉而滑。紧急莫治,虚小可怵。

> 中恶宜于紧细,以其邪气未深之故;反是则邪盛正衰,非其宜也。鬼祟出没不定,故脉有难追求。中毒脉见洪大,是与病应,以毒主阳故也。稍见微细,真气绝矣,岂其宜乎。虫伤脉多沉滑,以其虫伏于内者故耳。紧急固见伤甚而阴阳离隔,虚小亦恐真气已损,皆为有虑。

妇人之脉,尺宜常盛。右手脉大,亦属顺候。尺脉微迟,经闭三月,气血不足,法当温补。妇人尺脉,微弱而濡,年少得之,无子之兆;长大得之,绝孕之征。因病脉涩,有孕难保。

> 妇人以血为主,故尺宜常盛,而右脉宜大。故尺迟则经必闭,微弱而涩,在有孕固不克保,况无孕乎。

崩漏不止,脉多浮动。虚迟者生,实数者死。疝瘕之脉,肝肾弦紧。小便淋闭,少阴弦紧。

> 崩漏不止,已属血动不归,再见实数,则肾真气已绝,所以不宜见也。疝瘕主于肝肾,故肝肾弦紧,是即疝瘕之征也。淋闭主于少阴,故少阴弦紧,亦是淋闭之见也。

妇人有子,阴搏阳别。少阴动甚,其胎已结。滑疾不散,胎必三月。但疾不散,五月可别。阳疾为男,阴疾为女。女腹如箕,男腹如斧。

> 寸为阳,尺为阴,阴脉既已搏指,而与阳寸之脉迥然各别,是即有子之征。心为手少阴经,心主血,若胎已内结,则少阴之脉,势必往来流利,厥厥如豆之动。疾即数类,滑而且数,按之不散,是其精血已聚,故有三月之胎。滑诊不见,而但疾不散,是其骨肉已成,脉无滑气,故有五月之胎。阳疾为男,阴疾为女,以阳主男阴主女故耳。女胎如箕,男胎如斧,以箕圆象地象阴,斧方象天象阳故耳。阳疾阴疾,统上下表里左右而言,不拘于左右分也。

妊振之脉,实大为宜。沉细弦急,虚涩最忌。半产漏下,脉宜细小。急实断绝,不祥之兆。凡有妊娠,外感风寒。缓滑流利,其脉自佳。虚涩燥急,其胎必堕。胎前下利,脉宜滑小。若见疾涩,其寿必夭。

> 妊娠脉宜实大,以其内实故也。沉细弦急,皆为真损胎堕之兆,最为切忌。半产漏下,脉见细小,是与病应。若胎漏既绝,脉又急实,真气已离,岂能生乎。妊娠感冒,脉宜流利,以其胎气未损故耳。虚涩燥急,是于胎气有损,故不宜见。有胎下利,脉宜滑小,而忌疾涩,以疾则气已离,以涩则血已伤故也,故以滑小为正。

临产之脉,又宜数滑。弦细短数,最属不利。产后沉小,微弱最宜。急实洪数,岐黄莫治。新产伤阴,血出不止。尺不上关,其命即丧。新产中风,热邪为殃。浮弱和缓,与病相当。小急弦涩,顷刻身亡。

> 临产脉乱滑数,是即胎动之应。若弦细短数,则于胎中有损,最为不利。产后胎儿已下,肚腹空虚,实数不与症应,故曰不治。新产出血不止,尺不上关,元气下脱,不死何待。至于中风脉见和缓,内气未动,故曰相当。如至小急弦涩,则内气已绝,无复生矣。

男子久病,当诊于气。脉强则生,脉弱则死。女子久病,当诊于血。脉弱则死,脉强则生。

久病则真气多损，故诊强弱以辨生死。但男子则当以气为诊，以男主于气也；女人则当以血为诊，以女主于血故也。右寸脉强，则气未损，故曰可生；左寸脉旺，则血未竭，故曰不死。

斑疹之脉，沉而且伏。火盛于表，阳脉浮数。热盛于里，阴脉实大。痘疹弦直，或沉细迟。汗后欲解，脉泼如蛇。伏坚尚可，伏弦堪嗟。

斑疹脉见沉伏，以毒本未伸泄故耳，仍须以脉数实辨其属表属里。痘疹最宜外出，不宜内伏，故弦直细迟犹可升托，即伏不弦，犹可内解。若至伏弦，则毒内入已深，不能外出，所以堪嗟。

痈疽未溃，脉宜洪大。及其已溃，洪大始戒。肺痈已成，寸数而实。肺痿之脉，数而无力。肺痈色白，脉宜短涩。浮大相逢，气损无失。肠痈实热，滑数可必。沉细无根，其死可测。

未溃属实，洪大宜矣。溃后则虚，而脉犹见洪大，岂其宜乎。肺痈已成，寸实无虑，以脓在肺未除故也。肺痿则肺叶焦痿，脉数无力，亦所应见。惟肺痈几作，肺气虚损，其色应白，则脉亦当短涩，方与症应；若见浮大，知是气损血失，贼邪乘金，最非吉兆。肠痈本属实热，必得滑数，方云无事；若见沉细，是谓无根，丧期在即。

奇经八脉，不可不察。直上直下，尺寸俱牢。中央坚实，冲脉昭昭。胸中有寒，逆气里急。疝气攻心，支满溺失。

奇经者，不在十二正经之列，故以奇名。直上直下，弦长相似，尺寸俱牢，亦兼弦长，中央坚实，是明胸中有寒，故见逆气里急之症。如疝气攻心，正逆急也。支满，胀也。溺失者，冲脉之邪干于肾也。

直上直下，尺寸俱浮。中央浮起，督脉可求。腰背强痛，风痫为忧。

直上直下，则弦长矣；尺寸俱浮，中央亦浮，则六部皆浮，又兼弦长矣；故其见症皆属风象。大抵风伤卫，故于督表见之；寒伤营，故于冲里见之。

寸口丸丸，紧细实长。男疝女瘕，任脉可详。

寸口者，统寸关尺三部而言，非专指寸一部也。九九，动貌。紧细实长，因寒实于其内而见也。男疝女瘕，即所谓苦少腹绕脐，下引阴中切痛也。

寸左右弹，阳跷可决。或痫或疭，病苦在阳。尺左右弹，阴跷可别。或痫或瘛，病苦在阴。关左右弹，带脉之讯。病主带下，腹胀腰冷。

左右弹，紧脉之象也。阳跷主阳络，故应于寸而见浮紧而细。阴跷主阴络，故应于尺而见沉紧。带脉状如束带，在人腰间，故应于关而见浮紧。紧主寒，故三脉皆见寒症。如阳跷则或见为厥仆倒地，身软作声而痫，或筋缓而伸为疭，盖痫动而属阳，阳脉主之。阴跷则或见为语言颠倒，举止错动而癫，或筋急而缩为瘛，盖癫静而属阴，阴脉主之。带则病发腰腹，而有腹胀腰冷带下之症矣。

尺外斜上，至寸阴维。其病在里，故苦心痛。尺内斜上，至寸阳维。其病在表，故苦寒热。

从右尺手少阳三焦，斜至寸上手厥阴心胞络之位，是阴维脉也。从左尺足少阴肾经，斜至寸上手太阳小肠之位，是阳维脉也。二脉皆载九道图中。斜上不由正位而上，斜向大指，名为尺外；斜向小指，名为尺内。二脉一表一里，在阴维主里，则见心痛；阳维主表，则见寒热是也。

脉有反关，动在臂后。别由列缺，不干证候。

反关本于有生之初，非病脉也，故曰不干症候。其脉不行寸口，由列缺络入臂后手阳明大肠之经。以其不顺行于关，故曰反关。凡见关上无脉，须令病人覆手以取方见。

经脉病脉，业已昭详。将绝之形，更当度量。心绝之脉，如操带钩。转豆躁疾，一日可忧。

经曰：脉来前曲后居，如操带钩，曰心死。前曲者，谓轻取则坚强而不柔。后居者，谓重取则牢实而不动。如持革带之钩，全失冲和之气。但钩无胃，故曰心死。转豆者，即经所谓如循薏苡子累累然，状其短实坚强，真脏脉也。又曰：心绝，一日死。

肝绝之脉，循刀责责。新张弓弦，死在八日。

经曰：真肝脉至，中外急如循刀刃。又曰：脉来急益劲，如新张弓弦，曰肝死。又曰：肝绝，八日死。

脾绝雀啄，又同屋漏。一似流水，还如杯复。

旧诀曰：雀啄连来四五啄，屋漏少刻一点落。若流水，若杯复，皆脾绝也。经曰：脾绝，四日死。

肺绝维何，如风吹毛。毛羽中肤，三日而号。

经曰：如风吹毛，曰肺死。又曰：真肺脉至，如以毛羽中人肤。皆状其但毛而无胃气也。又曰：肺绝，三日死。

肾绝如何，发如夺索。辟辟弹石，四日而作。

经曰：脉来如夺索，辟辟如弹石，曰肾死。又曰：肾绝，四日死。旧诀云：弹石硬来寻即散，搭指散乱如解索。正谓此也。

命脉将绝，鱼翔虾游。至如涌泉，莫可挽留。

旧诀云：鱼翔似有又似无，虾游静中忽一跃。经云：浑浑革至如泉涌，绵绵其去如弦绝。皆死脉也。

卷 三

汪昂订十二经脉歌

绣按：十二经络，皆为人身通气活血之具。其脉周流岐别，不可不为辨论，以究病情之起端，邪气之胜复，气血之盈亏，则临症索病，自有其枢，而不为其所惑矣，此经络歌义之不容忽也。玩书有言，直行为经，旁行为络，一似经络之义，业已尽是。讵知人身经络，其理推究靡穷，有可分论而见其端者，有可合论而得其意者。其分论而见，盖以经起中焦，常随营气下行而上；络起下焦，恒附营气上行而下。经起中焦，则经气之上升，实有过于其络；络起下焦，则络气之下降，实有越于其经。故经多以气主，而络多以血主也。经主于气，故凡外邪之入，多于经受，而络常处于后；络主于血，故凡经邪之满，转溢于络，而络始得以受。是以经常处实，络常处虚。络得由经而实，而络亦不得以虚名也。经因受邪最早，故症多以寒见，而脉亦寸浮而紧；络因受邪稍缓，故症多因热成，而脉常见尺数而涩。经则随行上下，邪本易受，而开发最易；络则邪伏隐僻，邪即难入，而升散维艰。即经有言络处经外，邪入先自络始；然既由络入经，而经流连不散，则邪又溢于络，而见缠绵不已，故经与络又各自病。是其各别之势，有不相混如此。以经络通同而论，则经与络，虽各本于脏气之受，然究不越人身大气以为鼓运，故能流行不悖。设非大气磅礴，则彼盛此衰，生气有阻，其何以为长养元气之自乎。此其会通之妙，又有不容或忽如此。是以初病多责于经，久病多责于络。久病而再流连不解，则又多责于经之奇。以故仲景著为《伤寒论》法，多以经传立解。孙思邈著为《千金》等书，多以络病久病立说。即今姑苏叶天士，祖孙思邈，作为《临症指南》集，亦以久病活络为要，皆与经络不悖。第其经穴众多，其中错综分行，自非纂诵，难以记忆。因阅汪昂《本草备要》所订古本歌诀，颇有便世，用是附载以为采择，非惟初学得此，可以诵习；即老医得此，亦可以为临症之一助也。

手太阴肺经　手太阴肺（脉）中焦起，下络大肠（肺与大肠相表里）胃口行（胃之上脘即贲门），上隔属肺从肺系（即喉管），横从腋下臑内紫（膊下对腋处名臑，音柔），前于心与心胞脉（行少阴心主之前），下肘循臂骨上廉（臑尽处为肘，肘以下为臂），遂入寸口上鱼际（关前动脉为寸口。大指后肉隆起处名为鱼。鱼际，其间穴名），大指内侧爪甲根（少商穴止）。支络还从腕后出（臂骨尽处为腕），接次指交阳明经（大肠）。此经多气而少血，是动则为喘满咳（肺主气），膨膨肺胀缺盆痛（肩下横骨陷中名缺盆，阳明胃经穴），两手交瞀（音茂）为臂厥。肺所生病咳上气，喘渴（金不生水）烦心（心脉上肺）胸满结（脉布胸中），臑臂之内前廉痛，为厥或为掌中热（脉行少阴心主之前，掌心劳宫穴，属心包），肩背痛是气（盛）有余（络脉交于手，上肩背），小便数（而）欠（便频而短）或汗出（肺主皮毛），气虚亦痛（肩背寒痛）溺色变（母病及子），少气不足以报息（肺虚）。

手阳明大肠经　手阳明经大肠脉，次指内侧起商阳（本经穴名），循指上廉出合谷（俗名虎口穴），两骨（两指歧[①]骨间）两筋中间行（手背外侧，两筋陷中，阳溪穴），循臂入肘（外廉）行臑外（廉），肩髃[②]（音隅，肩端两骨）前廉柱骨傍（上出膀胱经之天柱骨，会于督脉之大椎），会此（六阳经皆会于大椎，故经文云上出于柱骨之会上）下入缺盆内（肩下横骨陷中），络肺下膈属大肠（相为表里）。支从缺盆上入颈，斜贯两颊下齿当，挟口人中（鼻下沟溜）交左右，上挟鼻孔尽迎香（本经穴终，交足阳明）。此经血盛气亦盛，是动齿痛颈亦肿。是主津液病所生（大肠主津），目黄（大肠内热）口干（无津）鼽衄动（鼽，音求，鼻水。衄，鼻血），喉痹（全燥）痛在肩前臑，大指次指痛不用（不随人用，皆经脉所过）。

足阳明胃经　足阳明胃（脉）鼻颊起（山根），下循鼻外入上齿，环唇侠口交承浆（下唇陷中），颐后大迎颊车里（腮下为颔，颔下为颐，耳下为颊车。大迎，颔下穴名），耳前发

---

①歧：原作"岐"，径改。
②髃：原作"腢"，径改。

际至额颅,支循喉咙缺盆入,下隔属胃络脾宫(相为表里),直者下乳侠脐中。支(者)起胃口循腹里,下行直合气街逢(即气冲),遂由髀关(抵伏兔)下膝髌(挟膝两筋为髌,一曰膝盖),循胫(外廉下)足跗(足面)中指通。支从中指入大指,厉兑之厉经尽矣(交足太阴)。此经多气复多血,振寒呻欠(呻吟呵欠)而颜黑,病至恶见火与人(血气盛而热甚),忌闻木声心惕惕(阳明土恶木也),闭户塞牖欲独处,甚则登高(而歌)弃衣(而)走,贲(奔)响腹胀(脉循腹里,水火相激而作声)为骭厥(足胫为骭),狂疟温淫及汗出(阳明法多汗),鼽衄口㖞并唇胗(音轸,唇病。脉挟口环唇),颈肿喉痹(循颐循喉)腹水肿(土不制水),膺乳(膺窗、乳中、乳根,皆本经乳间穴)膝髌股伏兔(膝上六寸肉起处),骭外足跗上皆痛,气盛热在身以前(阳明行身之前),有余消谷(善饥)溺黄甚,不足身以前皆寒,胃中寒而腹胀壅。

足太阴脾经 太阴脾(脉)起足大指,循指内侧白肉际,过核骨后(孤拐骨。张景岳曰:非也,即大指后圆骨)内踝前(胫旁曰踝),上腨(音善,足肚也。一作腨,音短,足跟也。然经中二字通用)循胫膝股里,股内兼廉入腹中,属脾络胃(相为表里)上膈通,侠咽连舌(本,舌根也)散舌下,支者从胃(上膈)注心宫。此经血少而气旺,是动即病舌本强(上声),食则呕出胃脘痛,心中善噫(即嗳)而腹胀,得后与气(大便嗳气)快然衰(病衰),脾病身重(脾主肌肉)不能(动)摇,瘕泄(瘕积泄泻)水闭及黄疸(脾湿),烦心心痛(即胃脘痛)食难消(食不下),强立股膝内多肿(脾主四肢),不能卧因胃不和。

手少阴心经 手少阴心(脉)起心经,下膈直络小肠承(相为表里),支者挟咽系目系,直者(从)心系上肺腾,下腋循臑后廉出,太阴(脉)心主(心包)之后行(行二脉之后),下肘循臂(内后廉)抵掌后,锐骨之端(掌后尖骨)小指停(少冲穴,交手太阳)。此经少血而多气,是动咽干(少阴火,脉侠咽)心痛应,目黄胁痛(系目出胁)渴欲饮,臂臑内(后廉)痛掌热蒸。

手太阳小肠经 手太阳经小肠脉,小指之端起少泽(本经穴),循手(外侧)上腕(臂骨尽处为腕)出踝中(掌侧腕下锐骨为踝),上臂骨(下廉)出肘内侧,两筋之间臑(外)后廉,出肩解(脊傍为膂,膂上两角为肩解)而绕肩胛(肩下成片骨),交肩之上入缺盆(肩下横骨陷中),直络心中循嗌咽,下膈抵胃属小肠(小肠与心为表里)。支从缺盆上颈颊,至目锐眦入耳中(至本经听宫穴)。支者别颊复上頔(音拙,目下),抵鼻至于目内眦(内角),络颧交足太阳接,嗌痛颔肿(循咽循颈)头难回(不可以顾),肩似拔兮臑似折(出肩循臑),耳聋目黄肿颊间(入耳至眦上颊)。是所生病为主液(小肠主液),颈颔肩臑肘臂(外廉)痛。此经少气而多血。

足太阳膀胱经 足太阳经膀胱脉,目内眦上额交巅,支者从巅入耳(上)角,直者从巅络脑间,还出下项循肩膊(肩后之下为膊),挟脊(去脊各一寸五分,行十二俞等穴)抵腰循膂旋(脊旁为膂),络胃正属膀胱腑(相为表里),一支贯臀入腘传(从腰中下挟脊,行上中次下髎等穴,入腘委中穴,膝后曲处为腘),一支从膊别贯胛(脊肉为胛),挟脊(去脊各三寸,行附分、魄户、膏肓等穴)循髀(髀枢,股外为髀)合腘行(与前入腘者合),贯腨(足肚)出踝(胫旁曰踝)循京骨(本经穴,足外侧赤白肉际),小指外侧至阴(穴)全(交足少阴)。此经少气而多血,头痛脊痛腰如折,目似脱兮项似拔,腘如结兮腨如裂,痔(脉入肛)疟(太阳疟)狂癫疾并生(《癫狂篇》亦有刺太阳经者),衄衊(太阳经气不能循经下行,上冲于脑而为衄衊)目黄而泪出,囟项背腰尻腘腨(尻,苦高切),病若动时皆痛彻。以上病皆经脉所过。

足少阴肾经 足肾经脉属少阴,斜从小指趋足心(涌泉穴),出于然骨(一谷,足内踝骨陷中)循内踝,入跟(足后跟)上腨腘内(廉)寻,上股(内)后廉直贯脊(会于督脉长强穴),属肾下络膀胱深(相为表里)。直者从肾贯肝膈,入肺挟舌(本)循喉咙。支者从肺络心上,注于胸(膻中)交手厥阴(心包经)。此经多气而少血,是动病饥不欲食(腹内饥而不嗜食),咳唾有血(脉入肺故咳。肾主唾,肾损故见血)喝喝喘(肾气上奔),目䀮(瞳子属肾)心悬(脉络心,水不制火)坐起辄(坐而欲起,阴虚不宁),善恐(心惕惕)如人将捕之(肾志恐),咽肿舌干兼口热(少阴火),上气(肾水溢而为肿)心痛或心烦(脉络心),黄疸(肾水乘脾,或为女劳疸)肠澼(肾移热于脾胃大肠,或痛或便血)及痿(骨痿)厥(下不足则上厥),脊股后廉之内痛,嗜卧(少阴病,但欲寐)足下热痛切。

手厥阴心胞经 手厥阴经心主标,心包下膈络三焦(心包与三焦为表里),起自胸中(膻中)支(者)出胁,下腋三寸循臑(内)迢,太阴(肺)少阴(心)中间走,入肘下臂两筋超(掌后两筋横纹陷中),行掌心(劳宫穴)从中指出(中冲穴),支从小指次指交(小指内之次指,交三焦经)。是经少气原多血,是动则病手心热,肘臂挛急腋下肿,甚则支满在胸胁,心中憺憺时大动,面赤目黄笑不歇[①],是主脉所生病者(心主脉),掌热心烦心痛掣(皆经脉所过)。

手少阳三焦经 手少阳经三焦脉,起手小指次指间(无名指关冲穴),循腕(表手背)出臂(外)之两骨(天井穴),贯肘循臑外上肩,交出足少阳(胆)之后,入缺盆布膻中传(两乳中间),散络心包而下膈,循属三焦表里联(三焦与心包为表里)。支从膻中缺盆出,上项出耳上角巅,以屈下颊而至颐,支从耳后入耳(中)缘,出走耳前(过胆经客主人穴)交两颊,至目锐眦(外角)胆经连(交足少阳)。是经少血还多气,耳聋嗌肿及喉痹(少阳相火),气所生病(气分三焦心胞皆主相火)汗出多(火蒸为汗),颊肿痛及目锐眦,耳后肩臑肘臂外,皆痛废及小次指(小指次指不用)。

足少阳胆经 足少阳脉胆之经,起于两目锐眦边,上抵头角下耳后,循颈行手少阳前(三焦),至肩却出少阳后,入缺盆中支者分,耳后入耳(中)耳前走,支别锐眦下大迎(胃经穴,在颔前一寸三分动脉陷中),合手少阳抵于颐(目下),下加颊车下颈连,复合缺盆下胸(贯)膈,络肝属胆表里萦(相为表里),循胁里向气街出(侠脐四寸动脉),绕毛际入髀厌横(横入髀厌,即髀枢),直者从缺盆下腋,循胸季胁过章门(胁骨下为季胁,即肝经章门穴),下合髀厌(即髀枢)髀阳外(循髀外行太阳阳明之间),出膝外廉外辅(骨,即膝下两旁高骨)缘,下抵绝骨出外踝(外踝以上为绝骨,少阳行身侧,故每言外),循跗

（足面）入小次指间，支者别跗入大指，循指歧骨出其端（足大指本节后为歧骨交肝经）。此经多气而少血，是动口苦（胆汁上溢）善太息（木气不舒），心胁疼痛转侧难，足热（足外反热）面尘体无泽（木郁不能生荣），头痛颔痛锐眦痛，缺盆肿痛亦肿胁，马刀侠瘿颈腋生（少阳疮疡坚而不溃），汗出（少阳相火）振寒多疟疾（少阳居半表半里，故疟发寒热，多属少阳），胸胁髀膝（外）胻绝骨，外踝皆痛及诸节（皆经脉所过）。

足厥阴肝经　足厥阴肝脉所终，大指之端毛际丛（起大敦穴），循足跗上（廉）上内踝（中封穴），出太阴后（脾脉之后）入腘中（内廉），循股（阴）入毛（中）绕阴器，上抵小腹侠胃通，属肝络胆（相为表里）上贯膈，布于胁肋循喉咙（之后），上入颃颡（咽颡，本篇后又云络舌本）连目系，出额会督顶巅逢（与督脉会于巅百会穴）。支者复从目系出，下行颊里交环唇。支者从肝别贯膈，上注于肺乃交宫（交于肺经）。是经血多而气少，腰痛俯仰难为工（不可俯仰），妇少腹痛男㿉疝（脉抵小腹环阴器），嗌干（脉络喉咙）脱色面尘蒙（木郁），胸满呕逆及飧泄（木克土），狐疝遗尿（肝虚）或闭癃（肝火）。

汪昂奇经脉歌

绣按：奇经八脉，前人论之详矣。考诸时珍有言：八脉阳维起于诸阳之会，由外踝而上行于卫分；阴维起于诸阴之交，由内踝而上行于营分；所以为一身之纲维也。阳跷起于跟中，由外踝上行于身之左右；阴跷起于跟中，循内踝上行于身之左右；所以使机关之跷捷也；督脉起于会阴，循背而行于身之后，为阳脉之总督，故曰阳脉之海；任脉起于会阴，循腹而行于身之前，为阴脉之承任，故曰阴脉之海。冲脉起于会阴，夹脐而行，直冲于上，为诸脉之冲要，故曰十二经之海。带脉则横围于腰，状如束带，所以总约诸脉者也。是故阳维主一身之表，阴维主一身之里，以乾坤言也。阳跷主一身左右之阳，阴跷主一身左右之阴，以东西言也；督主身后之阳，任冲主身前之阴，以南北言也；带脉横束诸脉，以六合言也。又考张洁古有云：跷者，捷疾也。二脉起于足，使人跷捷也。阳跷在肌肉之上，阳脉所行，通贯六腑，主持诸表，故名为阳跷之络；阴跷在肌肉之下，阴脉所行，贯通五脏，主持诸里，故名为阴跷之络。观诸所论八脉，虽在十二经络之外，因别其名为奇，然亦可为正经正络之辅。盖正经犹于地道之沟渠，奇经犹于沟渠外之湖泽。正经之沟渠不涸，则奇经之湖泽不致甚竭；正经之沟水既满，则奇经之湖泽必溉。所以昔人有云：脏气安和，经脉调畅，八脉之形无从而见，即经络受邪不致满溢，与奇经无预。若经络之邪热既满，势必溢于奇经。如天雨降下，沟渠满溢，滂霈妄行，流于湖泽之意，正自相符。且诸经皆为脏腑所配，此则自为起止，不与正经之例相同，故奇经又为十二经之约束。是以伤寒之邪，有从阳维而始传次三阳，有从阴维而始传次三阴。并脏气内结，邪气外溢，竟从奇经先受。然此由邪入内，而不于奇是留，非若十二经热满之必见有溢奇之日也。时珍云：医而知乎八脉，则十二经十五络之大旨得；仙而知乎八脉，则龙虎升降玄牝幽微之窍妙得。又曰：医不知此，罔探病机；仙不知此，难安炉鼎。旨哉斯言,录此以为医之一助。

任脉起于中极底(脐下四寸,穴名中极。任脉起于其下二阴之交会阴之穴。任由会阴而行腹,督由会阴而行背),以上毛际循腹里(行中极穴),上于关元(脐下三寸穴名)至咽喉,上颐循面入目是(络于承泣)。冲(脉)起气街并少阴(肾脉),侠脐上行胸中至(任脉当脐中而上,冲脉侠脐旁而上。以上并出《素问·骨空论》)。冲为五脏六腑海(冲为血海),五脏六腑所禀气。上渗诸阳(经)灌诸精(上出颃颡),从下冲上取兹义(故名冲)。亦有并肾下行者,注少阴络气街出,阴股内廉入腘中(膝后曲处),伏行骭骨内踝际,下渗三阴(肝脾肾)灌诸络,以温肌肉至跗指(循足面下涌泉入足大指。此段出《灵枢·逆顺肥瘦》篇)。督(脉)起少腹骨中央,入系廷孔(女人阴廷溺孔之端,即窈漏穴)络阴器,合篡(二阴之交名篡)至后别绕臀,与巨①阳络(太阳中络)少阴比(与膀胱、肾二脉相合),上股(内后廉)贯脊属肾行,上同太阳起(目)内眦,上额交巅络脑间,下项循肩(膊内)仍侠脊,抵腰络肾(此督脉并太阳而行者)循男茎(男子阴茎),下篡亦与女子类,又从少腹贯脐中(央),贯心入喉颐及唇(环唇),上系目下中央际,此为并任(此督脉并任脉而行者)亦同冲(脉)。大抵三脉同一本(冲任督三脉皆起于会阴之下,一原而三歧②,异名而同体),《灵》《素》言之每错综(《灵枢·五音五味》篇:冲脉、任脉,皆起于胸中,上循背里。是又言冲任行背。故经亦有谓冲脉为督脉者。古图经有以任脉循背者谓之督。自少腹直上者谓之任,亦谓之督,今人大率以行身背者为督,行身前者为任,从中起者为冲。然考任督二经所行穴道,一在身前,一在身后,而冲脉居中,则无穴道,似当以此说为正)。督病少腹(上)冲心痛,不得前后(二便不通)冲疝攻(此督脉为病同于冲脉者),其在女子为不孕(冲为血海,任主胞络),嗌干(脉循咽喉)遗尿及痔癃(络阴器,合篡间。此督脉为病同于冲任者)。任病男疝(内结七疝)女瘕带(带下瘕聚即妇人之疝),冲病里急气逆冲(血不足故急,气有余故逆。此段出《素问·骨空论》。督者,督领诸经之脉也。冲者,其气上冲也。任者,女子得之以任养也)。跷(阴跷脉)乃少阴(肾)之别脉,起然骨后(足内踝大骨之下,照海穴)至内踝,直上阴股入阴间,上循胸入缺盆过,出人迎前(胃经,颈旁动脉)入頄(颧)眦(目内眦,睛明穴),合于太阳阳跷和(阳跷脉始于膀胱经之申脉穴,足外踝下陷中。此段出《灵枢·脉度》篇)。此皆《灵》《素》说奇经,带及二维未说破。

新增脉要简易便知

浮　如水漂木。主表实,亦主里实虚。

沉　重按乃得在筋骨间。主里实,亦主里虚。

数　一息六至。主实热,亦主虚寒。

迟　一息三至。主虚寒,亦主实热。

长　指下迢迢。上至鱼际,下至尺泽。主气治,亦主阳盛阴虚。

短　两头缩缩。寸不通鱼际,尺不通尺泽。主气损,亦主中窒。

---

①巨:原作"臣",据《汤头歌诀》后附《奇经八脉歌》改。

②歧:原作"岐",径改。

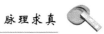

大　应指满溢。长而无力。主邪盛，亦主正虚。

小　三部皆小。指下显然。主气虚，亦主内实。

洪　来盛去悠。既大且数。主热极，亦主内虚。

微　按之模糊。若有若无，浮中沉皆是。主阴阳气绝，亦主邪实。

实　举指逼逼。举按皆强。主热实，亦主寒实。

虚　豁然浮大。浮见。主气血空虚。

紧　劲急弹手。弹如转索。主寒闭，亦主表虚。

缓　来去和缓。主无病，亦主实热虚寒。

濡　如絮浮水。浮见。主气衰，亦主外湿。

弱　小弱分明。沉见。主气虚，亦分阴阳胃气。

芤　按之减小。浮沉皆有，中取减小。主血虚。

弦　端直而长。浮沉皆见。主木盛土衰，亦看兼脉。

滑　往来流利。数见。主痰饮，亦主气虚不统。

涩　往来艰涩。迟见。主血虚，亦主寒湿热闭。

动　两关滑数如珠。主阴阳相搏。

伏　着骨始得。较沉更甚。主邪闭，亦分痰火寒气。

促　数时一止。主阳邪内陷。

结　迟时一止。主气血渐衰，亦主邪结。

革　浮取强直，按之中空。主精血虚损。

牢　沉取强直搏指。沉伏之间。主寒实。

疾　一息七八至。主阳亢，亦主阳浮。

细　细如蛛丝。主气虚，亦主热结里虚。

代　止歇有时。主气绝，亦主经隧有阻。

散　来去不明。主气散。

督　轻取弦长而浮。六脉皆见。主风伤身后总摄之阳，故脊强不能俯仰。

冲　按之弦长坚实。六脉皆是。主寒伤身前冲要之阴，故气逆里急。

任　紧细而长。六脉形如豆粒。主寒伤身前承任之阴，故少腹切痛。

阳维　右尺内斜至寸而浮。主邪伤一身之表，故寒热不能自持。

阴维　左尺外斜至寸而沉。主邪伤一身之里，故心痛失志。

阳跷　两寸左右弹浮紧细。主邪伤左右之阳，故腰背苦痛。

阴跷　两尺左右弹沉紧细。主邪伤左右之阴，故少腹切痛。

带脉　两关左右弹滑而紧。主邪伤中腰带束之处，故腰腹痛。

有力　久按根底不绝。非坚劲搏指。主病无害，亦防气逆。

有神　光泽润滑。稳厚肉里，不离中部。主病治，亦防痰畜。

胃气　脉缓和匀。意思悠悠。主病愈，亦忌谷食减少，寸口脉平。

脉象统类

[清]沈金鳌　撰

概　要

　　《脉象统类》一卷，清·沈金鳌撰，成书于清·乾隆三十八年（1773）。沈金鳌（1717—1776），字芊绿，号汲门，又号再平，晚号尊生老人，江苏无锡人。少举孝廉，博通经史，兼工诗文、医卜之术。中年潜心医学，遍读仲景以下诸名家医著，并得名医孙庆曾（与叶天士同门）之传，遂专以医名世。撰有《沈氏尊生书》，内收医著七种，《脉象统类》为七种之一。

　　沈氏以浮、沉、迟、数、滑、涩六脉为纲，其余各脉分类归属于六脉之下，如洪、芤、弦、虚、濡、长、散脉统于浮，短、细、实、伏、牢、革、代脉统于沉。滑涩二脉虽无所统，但以其自身的特殊性，亦平列于浮沉迟数诸脉，而为六纲。每脉各述其脉象，而尤详于主病。如"浮脉"为风虚眩掉之候。阳脉浮，表热；阴脉浮，表虚。秋为正，肺脉宜，久病则忌。并分述左右寸关尺六脉见浮时之主病。可谓提纲挈领，要言不烦。后并附有"人迎气口脉法""奇经八脉"。此次整理，以清乾隆四十九年（1784）无锡沈氏师俭堂刻本为底本，并参考同治十三年（1874）湖北崇文局刻本而成。

目　录

脉象统类直看横推

提纲要脉,不越浮、沉、迟、数、滑、涩六字,以足该表里阴阳、冷热虚实、风寒燥湿、脏腑气血也。盖浮为阳、为表;沉为阴、为里;迟为在脏,为冷、为虚、为寒;数为在腑,为热、为燥、为实;滑为血有余;涩为气独滞。能于是缕晰以求之,而疾疾莫能逃矣。顾浮沉以举按轻重言,若洪、芤、弦、虚、濡、长、散,皆轻按而得之类,故统于浮;短、细、实、伏、牢、革、代,皆重手而得之类,故统于沉。迟数以息至多少言,若微、弱、缓、结,皆迟之类,故统于迟;紧、促、动,皆数之类,故统于数。至如滑虽似数,涩虽似迟,而其理自殊,缘迟数以呼吸察其至数,滑涩则以往来察其形状,且滑涩二脉,多主气血故也。故此二脉,虽无所统,亦平列于后,以为六纲云。

浮

浮以候表其象轻手乃得,重手不见,动在肌肉以上。

浮为风虚眩掉之候。阳脉浮,表热;阴脉浮,表虚。秋为正,肺脉宜,久病则忌。

左寸伤风、发热、头疼、目眩、风痰。兼虚迟,心气不足,心神不安。兼散,心耗虚烦。兼洪散,心热。

左关腹胀。兼数,风热入肝经。兼促,怒气伤肝,心胸满逆。

左尺膀胱风热,小便赤涩。兼芤,男子尿血,女子崩漏。兼迟,冷疝,脐下痛。

右寸肺感风寒,咳喘、鼻塞、清涕、自汗、体倦。兼洪,肺热而咳。兼迟,肺寒喘嗽。

右关脾虚,中满不食。兼大涩,宿食。兼迟,脾胃虚。兼滑,痰饮。

右尺风邪客下焦,大便秘。兼数,下焦风热,大便秘。兼虚,元气不足。

浮而有力为洪

即大脉,又名钩脉。其象极大而数,按之满指,如群波之涌,来盛去衰,来大去长也。

洪为经络大热,血气燔灼之候,夏为正,心脉宜。

血久嗽忌。形瘦多气者死。凡脉洪则病进。

为表里皆热,为大小便秘,为烦,为口燥咽干。

左寸心经热,目赤、口疮、头疼痛、心内烦。

左关肝热,身痛、四肢浮热。

左尺膀胱热,小便赤涩。

右寸肺热,毛焦、唾黏、咽干。

右关胃热,反胃、呕吐、口干。兼紧,胸中胀满。

右尺腹满、大便难或下血。

浮而无力为芤

其象浮大而软,按之中有两边无,中空两边实,指下成窟,诊在浮举重按之间得之。

芤为失血之候,大抵气有余血不足,血不足以载气,故虚而大,为芤之状。火犯阳经,血上溢,火侵阴络,血下流,三部脉芤,久病生,卒病死。

左寸心血妄行、吐衄。

左关胁间血气动,腹中瘀血、吐血,目暗而常昏。

左尺小便血、女子月事为病。

右寸胸有积血,或衄或呕。

右关肠痈瘀血,呕血不食。

右尺大便血。

古人云,前大后细,脱血也,夫前大后细,非芤而何。

浮而端直为弦

其象按之不移,举之应手,端直如新张弓弦之状。

弦为血气收敛,为阳中伏阴,或经络间为寒所滞之候。弦紧数劲为太过,弦紧而细为不及;弦而软病轻,弦而硬病重;轻虚以滑者平,实滑如循长竿者病;劲急如新张弓弦者死。春为正,肝脉宜,若肝木克土而至不食难治。疟病自弦。

凡脉弦,为痛,为疟,为疝,为饮,为冷痹,为劳倦,为拘急,为寒热,为血虚盗汗,为寒凝气结。兼数,劳疟。兼长,中有积滞。双弦,胁急痛。

左寸头疼、心惕、劳伤、盗汗、乏力。

左关胁肋痛、痃癖。兼小,寒冷癖。兼紧,瘀血、疝痕。

左尺小腹痛。兼滑,腰脚痛。

右寸肺经受风寒,咳嗽胸膈间有寒痰。

右关脾胃伤冷,宿食不化,心腹冷痛,又为饮。

右尺脐下急痛不安,下焦停水。

浮而迟大为虚

其象迟软散大,举按少力,豁然空,不能自固。

虚为气血俱虚之候,气血虚则脉虚,主多在内不足之症,久病脉虚,多不治。

凡脉虚,为伤暑,为虚烦,为自汗,为小儿惊风。

寸血不荣心、怔忡、恍惚、惊悸。

关腹胀、食不易化。

尺骨蒸、痿痹、精血亏损。

浮而迟细为濡

即软脉。其象虚软无力,应手细散,如绵絮之在水中,轻手相得,重手按之,即随手而没。

濡为气血两虚之候,亦主脾湿,病后产后可治,平人脉濡难治。

凡脉濡,为疲损,为自汗,为痹,为下冷,为无血少气。

左寸心虚易惊,盗汗,短气。

左关荣卫不和,精神离散,体虚懒,少力。

左尺男伤精,女脱血,小便数,自汗多。

右寸烘热憎寒,气乏体虚。

右关脾弱,食不化;胃虚,食不进。

右尺下元冷惫,肠虚泄泻。

浮而迢亘为长

其象不大不小,迢迢自若,指下有余,过于本位。

长为气血皆有余之候,有三部之长,有一部之长,按之如牵绳,则病矣。长属肝,宜于春,诊无病肝脉自见。

凡脉长,为壮热,为癫痫,为阳毒内蕴,为三焦烦热,为阳明热甚。

浮而虚大为散

其象有表无里,有阴无阳,按之满指,散而不聚,来去不明,漫无根柢,如涣散不收。

散为气血耗散,脏腑气绝之候,在病脉主虚阳不敛,又主心气不足,大抵非佳兆也。心浮大而散,肺短涩而散,犹为平脉。若病脉见代散,必死。产妇脉散,临盆之兆,如未到产期,必致堕胎。

寸怔忡,雨汗。

关溢饮,胕肿。

尺肾绝。

沉

沉以候里其象轻手不见,重手乃得,按至肌肉以下,着于筋骨之间。

沉为阴逆阳虚之候,主阴经、主气、主水、主寒、主骨,太过病在外,不及病在内,冬为正,女寸男尺俱宜。

凡脉沉,为停饮,为癥瘕,为胁胀,为厥逆,为洞泄。兼细,少气。兼滑,宿食停滞。兼迟,痼冷内寒。兼伏,霍乱吐泻。兼数,内热甚。兼弦,心腹冷痛。

左寸心内寒邪痛、胸中寒饮、胁痛。

左关伏寒在经,两胁刺痛。兼弦,疝瘕内痛。

左尺肾脏寒,腰背冷痛,小便浊而频,男为精冷,女为血结。兼细,胫酸阴痹,溺有余沥。

右寸肺冷,寒痰停蓄,虚喘少气。兼紧滑,咳嗽。兼细滑,骨蒸寒热、皮毛焦干。

右关胃中寒积,中满吐酸。兼紧,悬饮。

右尺病水,腰脚痛。兼细,下利,小便滑,脐下冷痛。

沉而不及为短

其象两头无,中间有,不及本位,应手而回。

短为气不足以前导其血之候,俱主不及之病。短脉只见寸尺,若关部短,则上不通寸,下不通尺,是阴阳绝脉,必死,故关不诊短。短属肺,宜于秋,诊无病肺脉,其形自可见。

凡脉短,为三焦气壅,为宿食不消。兼浮,血涩。兼沉,痞块。兼滑数,酒伤肠胃。

寸头痛。

尺腹痛。

沉而微软为细

其象小于微而常有,细直而软,指下寻之,往来如蚕丝状。

细为血冷气虚不足以充之候,故主诸虚劳损,或湿侵腰肾,应病则顺,否则逆。吐衄得之生,春夏与少年不利,秋冬与老弱可治。忧劳过度者脉亦细,凡细脉,病俱在内、在下。

凡脉细,为元气不足,乏力,无精,内外俱冷,痿弱,洞泄,为积,为痛。

寸呕吐。

关胃虚,腹胀。

尺丹田冷,泄痢,遗精。

沉而弦长为实

其象举按不绝,迢迢而长,不疾不徐,动而有力。

实为三焦气满之候,俱主有余之病。

凡脉实,为呕,为痛,为利,为气寒,为气聚,为食积,为伏阳在内。

左寸心中积热,口舌疮、咽喉痛。兼大,头面热风、烦躁、体痛、面赤。

左关腹胁痛满。兼浮大,肝盛,目暗、痛而赤色。

左尺少腹痛、小便涩。兼滑,茎中痛、淋沥不止,溺赤色。兼大,膀胱热结,小便难。兼紧,腰脊疼痛。

右寸胸中热,痰嗽、烦满。兼浮,肺热,咽燥而疼,喘嗽,气壅。

右关伏阳蒸内,脾虚食少,胃气壅滞。兼浮,脾热,消中善饥、口干,劳倦。

右尺脐下痛,便难或时下利。

沉极几无为伏

其象极重按之,至于透筋着骨,指下始觉隐隐然。

伏为阴阳潜伏,关格闭塞之候,关前得之为阳伏,关后得之为阴伏,脉伏者不可发汗,痛甚者脉必伏。

凡脉伏,为积聚,为瘕癥,为霍乱,为水气,为食不消,为荣卫气闭而厥逆。

左寸心气不足,神不守常,忧郁。

左关血冷,腰脚痛,胁下寒气。

左尺肾寒精虚,瘕疝寒痛。

右寸胸中冷滞,寒痰积冷。

右关中脘积块作痛,脾胃间停滞瘀积。

右尺脐下冷痛,下焦虚寒或痛,腹中痛冷,少腹痛。

沉而有力为牢

其象似沉似伏,实大而长,少弦,按之动而不移,若牢固然。

牢为里实表虚,胸中气促,劳伤痿极之候。大抵牢脉近乎无胃气者,故为危殆之脉。如失血人宜沉细,若浮大而牢,必死,以虚病反见实脉也。

凡脉牢,为气居于表,为骨节疼痛。

寸

关木乘土而心腹寒疼。

尺癥疝、瘕癖。

沉失常度为革

其象沉伏实大,如按鼓皮一般。

革为虚寒失血之候,其实即芤弦二脉相合之象,芤为虚,弦为寒,虚寒相搏,故主男子亡血失精,女子半产漏下,又为中风感湿之症。久病死,卒病生。脉来浑浊变革,急如涌泉,出而不反,病进而危,去如弦绝者死。

寸

关

尺

沉而更代为代

其象动而中止,不能自还,因而复动,由是复止,寻之良久,乃复强起而动。

代为脏气多衰,形容羸瘦,口不能言之候。若不病而羸瘦,脉代止,是一脏无气,他脏代之,必危;若因病而气血骤损,致元气卒不相续;或风家痛家,只为病脉,故伤寒亦有心悸而脉代者复脉汤主之。腹心疼亦有结涩止代不匀者,久痛之脉,不可准也;妊娠脉代,必怀胎三月,代脉有生有死,非定为死脉,宜辨之。

凡脉代,为腹痛,为便脓血,为泄利吐泻,为下元虚损。

迟

迟以候脏其象呼吸之间,脉仅三至,去来极慢。

迟为阴盛阳虚之候,阳不胜阴,故脉来不及也。居寸为气不足,气寒则缩也;居尺为血不足,血寒则凝也。

凡脉迟,为寒,为虚。兼浮,表寒。兼沉,里寒。

左寸心上寒,精气多惨。

左关筋寒急,胁下痛,手足冷。

左尺肾虚便溺,女人不月。

右寸肺感寒,冷痰,气短。

右关中焦寒,脾胃伤冷物。不食,食不化。兼沉为积。

右尺脏寒泄泻、小腹冷痛、腰脚重。

迟而细软为微

其象极细而软,若有若无,多兼于迟,按之如欲绝。

微为久虚血弱之候,又主阴寒或伤寒畜热在里,脉道不利,亦有微细濡弱,不可为寒者,当以标本别之,总之气血微,脉即微。

凡脉微,为虚弱,为虚汗,为泄泻,为少气,为崩漏不止。兼浮,阳不足,必身恶寒冷。兼沉,阴不足,必脏寒下利。

左寸心虚忧惕,荣血不足。

左关胸满气乏,四肢恶寒,拘急。

左尺男子伤精尿血,女子崩漏败血不止或赤白带下。

右寸上焦寒,痞痛,冷痰凝结不化,中寒少气。

右关胃寒气胀,食不能化,脾虚噫气,心腹冷痛。

右尺脏寒泄泻,脐下冷痛。

迟而无力为弱

其象极软而沉细,怏怏不前,无息以动,按之如欲绝,略举手即无。

弱为阳陷入阴,精气不足之候,亦主筋。脉弱以滑,是有胃气,脉弱以涩,是为久病。阳浮阴弱,应为血虚筋急、恶寒发热之病。老得之顺,壮得之逆。

凡脉弱,为痼冷,为烘热,为泄精,为虚汗,为元气亏耗,为痿弱不前。

左寸阳虚心悸,自汗。

左关筋痿无力,女人主产后客风面肿。

左尺小便频数,肾元虚,耳鸣或聋,骨肉间酸疼。

右寸身冷多寒,胸中短气。

右关脾胃虚,食不化。

右尺下焦冷痛,大便滑泄不禁。

迟而有力为缓

其象比浮而稍大,似迟而小疾,一息四至,来往纤缓,呼吸徐徐。

缓为气血向衰之候。若不沉不浮,从容和缓,乃脾家之正脉。四季亦为平脉,非时即病。和缓而匀,无浮沉徐疾微弱之偏,即为胃气脉。

凡脉缓,为风,为虚,为痹,为弱,为疼。在上为项强,在下为脚弱。兼浮,感风。兼沉,血气弱。

左寸心气不足,怔忡,健忘。亦主项背拘急而痛。

左关风虚眩晕,腹胁气结。

左尺肾元虚冷,小便频数,女人主月事过多。

右寸肺气浮,言语短气。

右关胃弱,气虚。兼浮,脾虚。

右尺下寒脚弱,风气秘滞。兼浮,肠风泄泻。兼沉,小腹感冷。

迟而时止为结

其象来时迟缓,时一止,复又来。

结为阴独盛而阳不能相入之候,此为阴脉之极。按之累累如循长竿曰阴结,蔼蔼如张车盖曰阳结,又有如麻子动抽、旋引旋收、聚散不常之结,此三脉,名虽同而实则异。

凡脉结,为亡阳,为汗下,为疝瘕,为癥结,为老痰滞结,为气血凝结,为七情郁结,内为积聚,外为痈肿。兼浮,寒邪滞结。兼沉,积气在内。

又为气,为血,为痰,为饮,为食,盖先因气寒脉缓,五者有一留滞其间,因而为结,故仲景谓促结皆病脉。

数

数以候腑其象一息六至,数数然来。

数为君相二火炎热之候,阴不胜阳,故脉来太过,小儿吉,肺病秋深皆忌。

寸头疼,上热咽喉口舌疮,上血咳嗽。

关胃火,脾热口臭,烦满,呕逆;肝火,目赤。

尺肾火炽,小便黄赤,大便秘涩。兼浮,表热。兼沉,里热。

数而弦急为紧

其象来时动急,按之长,左右弹指,举之若牵绳转索之状。

紧为寒风搏急,伏于营卫之间之候。凡紧脉皆主寒与痛,内而腹,外而身,有痛必见紧象。亦有热痛者,必兼实数,热为寒束,故急数如此,但须有神气为妙。

凡脉紧,人迎伤寒,气口伤食。兼浮,伤寒而身痛。兼沉,腹中有寒,或为风痫。

左寸头热目痛,项强。兼沉,心中气逆,或多寒冷。

左关心腹满痛,腰痛,胁痛,筋急。紧甚,伤寒浑身痛。兼实,痞癖。

左尺腰连脐下及脚痛,小便难。

右寸鼻塞,膈壅。兼沉滑,肺实咳嗽或多痰。

右关吐逆,脾腹痛。紧太盛,腹胀伤食。

右尺下焦筑痛。

数而时止为促

其象来时数,时一止,复又来,徐疾无一定之状。

促为阳独盛而阴不能相和之候。怒气逆上,亦令脉促。此阳脉之极。

凡脉促为气痛,为狂冈,为毒疽,为瘀血发斑,为三焦郁火,为痰积咳嗽或喘逆。

又为气,为血,为食,为痰,为饮,盖先因气热脉数,五者有一留滞其间,则因之而促。此促与结,非定为恶脉也。虽然,有加即死,能退则生。

数见关中为动

其象数见关中,形圆如豆,无头无尾,厥厥动摇,寻之有,举之无,不往不来,不离其处。

动为阴阳相搏之候,关位前半属阳,后半属阴,阴与阳搏,阳虚则阳动,阴虚则阴动。动脉即滑数二脉相兼为极甚者,故女人心脉动甚妊子。

凡脉动,为痛,为惊,为泄利,为拘挛,为崩脱,为虚劳体痛,阳动汗出,阴动发热。

滑

滑以候气其象往来流利,如珠走盘,不进不退。

滑为血实气壅之候,血不胜于气也,主痰饮诸病。脉为血府,血盛则脉滑,惟肾宜之。女人脉滑断绝不匀,经闭之验,诸脉调,尺独滑,必有胎。上为吐逆,下为气结,滑数为热结。

左寸心独热。兼实大,心惊舌强。

左关肝热,头目为患。

左尺尿赤,茎中痛,小便淋漓。

右寸痰饮,呕逆。兼实,肺热,毛发焦,膈壅,咽干,痰嗽,头目昏,涕唾稠黏。

右关脾热,口臭,吐逆,宿食不化。兼实,胃热。

右尺因相火炎而引饮多,脐冷,腹鸣或时下利。女人主血热气壅,月事不通,若和滑,为有孕。

涩

涩以候血其象虚细而迟,往来极难,或一止复来,三五不调。

涩为气多血少之候,故主血少精伤之病。盖气盛则血少,脉因涩,惟肺宜之。女人有孕而脉涩,为胎病;无孕而脉涩,为败血凡脉滑为无汗,或为血痹痛。

左寸心肺虚耗不安,冷气心痛。

左关肝虚血散,肋胀胁满,身痛。

左尺男子伤精,癫疝,女人月事虚败。若有孕,主胎漏不安。

右寸荣卫不和,上焦冷痞,气短,臂酸。

右关脾弱不食,胃冷多呕。

右尺大便秘,津液不足,少腹寒,足胫逆冷。经云:滑者伤热,涩者伤雾露。

附载人迎气口脉法

以上统类所载二十七脉,皆按各脉之寸关尺三部诊候。人迎、气口二脉,无从列入,故特附于后。

人迎

人迎候天六气左手关前一分为人迎。寸关尺,每部各有前中后三分,关前一分者,乃是关部上之前一分,非言关部之前、寸部上之一分也,切勿误认。气口同。

六淫之邪,袭于经络而未入胃腑,致左手人迎脉紧盛,大于气口一倍,为外感风寒,皆属表,阳也,腑也。人迎之脉浮伤风,紧伤寒,虚弱伤暑,沉细伤湿,虚数伤热,洪数伤火,皆属外因,法当表散渗泄。又阳经取决于人迎,左人迎脉不和,病在表为阳,主四肢。士材曰:左关前一分,正当肝部,肝为风木之脏,故外伤于风者,内应风脏而为紧盛也。又曰:但言伤于风,勿泥外因,而概以六气所伤者,亦取人迎也。

气口

气口候人七情右手关前一分为气口。

七情之气,郁于心腹不能散,饮食五味之伤,留于肠胃不得通,致右手气口脉紧盛,大于人迎一倍,为内伤七情饮食,皆属里,阴也,脏也。气口之脉,喜则散,怒则濡,忧则涩,思则结,悲则紧,恐则沉,惊则动,皆属内因。诊与何部相应,即知何脏受病,法宜温润以消平之。又阴经取决于气口,右气口脉不和,病在里为阴,主腹脏。士材曰:右关前一分,正当脾部,脾为仓廪之官,故内伤于食者,内应食脏而为紧盛也。又曰:但言伤于食,勿泥内因,而概以七情所伤者,亦取气口也。

人迎气口俱紧盛,则为夹食伤寒,内伤外感俱见。

附载奇经八脉

此八脉亦以不能混列统类二十七脉中,故又附人迎气口二脉之后。八脉不拘制于十二正经,无表里相配,故名曰奇。凡诊,八脉所见,统两手皆然,其从寸部斜至外、斜至内者,左手之外,即右手之内,左手之内,即右手之外,相反推之自见。

阳维

阳维候一身之表以左手为主,其脉从寸部斜至外者是也。右手反看,下同。

本脉起于诸阳之会,所以维于阳。盖人身之卫分即是阳,阳维维阳即维卫,卫主表,故阳维受邪为病亦在表,寸为阳部,外亦为阳位,故阳维之脉,从寸斜至外,不离乎阳也。

阴维

阴维候一身之里以左手为主,其脉从寸部斜至内者是也。右手反看。

本脉起于诸阴之交,所以维于阴。盖人身之营分即是阴,阴维维阴即维营,营主里,故阴维受邪为病亦在里。寸虽为阳部,内实为阴位。阴维之脉,从寸斜至内,是根于阳而归于阴也。

阳跷

阳跷候一身左右之阳其脉从寸部左右弹者是也。不论左右手。

本脉为足太阳经别脉,起跟中,循外踝上行于身之左右,所以使机关之跷捷也。阳跷在肌肉之上,阳脉所行,通贯六俯,主持诸表,故其为病,亦表病里和。

阴跷

阴跷候一身左右之阴。不论左右手,其脉从尺部左右弹者是也。

本脉为足少阴经别脉,起跟中,循内踝上行于身之左右,所以使机关之跷捷也。阴跷在肌肉之下,阴脉所行,通贯五脏,主持诸里,故其为病,亦里病表和。

督

督候身后之阳不论左右手,其脉三部中央俱浮,直上直下者是也。

本脉起肾下胞中,循背而行于身之后,为阳脉之总督,故曰阳脉之海。故其为病,往往自下冲上而痛。

任

任候身前之阴<small>不论左右手,其脉九九,横于寸口者是也</small>。

本脉起肾下胞中,循腹而行于身之前,为阴脉之承任,故曰阴脉之海,故其为病,亦往往自下冲上而痛。

冲

冲候身前之阴<small>不论左右手,其脉来寸口中央坚实,径至关者是也</small>。

本脉起肾下胞中,夹脐而行,直冲于上,为诸脉之冲要,故曰十二经脉之海。又以其为先天精血之主,能上灌诸阳,下渗诸阴,以至足蹠,故又曰血海,而其为病,多气逆而里急。

带

带候诸脉之约束<small>不论左右手,其脉来关部左右弹者是也</small>。

本脉起少腹之侧,季胁之下,环身一周,络腰而过,如束带状,所以总约诸脉,故名曰带。而冲任二脉,循腹胁,夹脐旁,传流于气街,属于带脉,络于督脉。冲任督三脉,同起而异行,一源而三歧,皆络带,因诸经上下往来,遗热于带脉之间,客热郁抑,白物淫溢,男子随溲而下,女子绵绵而下,皆湿热之过,故带脉为病,即谓之带下。

诸脉主病诗

[清]沈金鳌　撰

概　要

　　《诸脉主病诗》一卷,清·沈金鳌撰,刊于清乾隆三十八年(1773)。本书为《杂病源流犀烛》的组成部分。沈氏鉴于李时珍《濒湖脉学》"各有主病歌辞,然只言其梗概",即比较简略,而自撰之《脉象统类》,虽"各脉所主之病已详,但琐碎无文义相贯,难于记识",乃仿李氏《濒湖脉学》,采用歌诀体,撰二十七脉主病诗而为本书。其目的在于,读者能将《脉象统类》与本书合参,"则某脉主某病,某病合某脉","洞然于中"。全书篇幅不多,仍以浮、沉、迟、数、滑、涩六脉为纲,统领诸脉。主病诗则取七言歌诀,颇便记诵。其文字较《濒湖脉学》互有异同而略繁,彼此对照考,有助加深理解。

目　录

诸脉主病诗

《濒湖脉诀》各有主病歌辞，然只言其梗概。余撰《脉象统类》，各脉所主之病已详，但琐碎无文义相贯，难于记识。因仿濒湖法，作二十七脉主病诗，阅者读此，复按核统类，则某脉主某病，某病合某脉，庶益洞然于中矣。

浮其象轻手乃得，重手不见，动在肌肉以上。

浮脉为阳表病真，迟风数热紧寒因是浮脉兼迟、兼数、兼紧也，各脉相兼仿此，浮而有力是风热，无力而浮血弱人。此首总言浮脉病。

寸头疼眩目眩热身热因风，更有风痰左寸病右咳攻右寸肺感风邪作咳，关右脾虚中满不食左腹胀，溲多赤涩左尺膀胱风热粪难通。右尺风邪客下焦，故大便秘。

浮而有力为洪即大脉，其象极大而数，按之满指，如群波之涌起，来盛去衰，来大去长。

脉洪阳盛血应虚，相火炎炎热病居，胀满胃翻须早治，阴虚泄痢急当除。此首总言洪脉病。

心经火盛内多烦左寸病，又兼目赤、口疮、头疼，肺热毛焦咽更干右寸病，又兼涎唾稠黏，肝火身疼左关病，又兼四肢浮热胃虚呕右关病，又兼口枯舌干，肾虚阴火便相难。左尺膀胱热，小便赤涩，右尺，腹满、大便难或下血。

浮而无力为芤其象浮大而软，按之中空两边实，指下成窟，诊在轻举重按之间。

左芤吐衄兼心血左寸病，关上为瘀胁痛真腹中瘀血，胁间血气痛，吐血，目暗，左尺男人小便血，女人月事病相因。此首单言左手芤脉病。

右芤积血在于胸右寸病，又兼衄血、呕血，关内逢之肠胃痈，呕血不食兼瘀血，尺多血痢与肠红。此首单言右手芤脉病。

浮而端直为弦其象按之不移，举之应手，端直如筝弦。

左弦头痛还心惕，盗汗劳伤力懒牵，关左胁疼兼疟癖，尺疼小腹脚拘挛。此首单言左手弦脉病。

右寸膈痰多咳嗽由肺受风寒，右关胃冷腹心疼脾胃伤冷，宿食不化，多饮，下焦停水弦逢尺，阴疝常从脐下侵。此首单言右手弦脉病。

浮而迟大为虚其象迟软软大，举按无力，豁豁然空，不能自固。

脉虚血气虚，故脉亦虚身热为伤暑，虚损疲烦汗自多，发热阴虚宜早治，养荣益气莫蹉跎。此首总言虚脉病。

怔忡惊悸寸常虚，血不荣心奈若何，腹胀诊关食不化尺痹痿，损伤精血骨蒸俱。此首统言左右两手虚脉病。

浮而迟细为濡即软脉，其象虚软无力，应手细散，如绵絮之在水中，轻手乃得，重按随手而没。

濡为亡血阴虚病，髓海丹田暗已亏，汗雨夜来蒸入骨，血山崩倒湿浸脾。此首总言濡脉病。

左寸心虚故惊悸盗汗还短气，精神离散左关濡又兼荣卫不和，体虚少力，尺男精败女脱血，自汗淋漓溲数俱。此首单言左手濡脉病。

憎寒烘热濡右寸，气乏身疲怎得安，关上胃虚饮食不进脾更弱食不消，尺肠虚泻下元寒。此首单言右手濡脉病。

浮而迢亘为长其象不大不小，迢迢自若，指下有余，过于本位。

气血有余长脉见长脉主有余之病，阳明热势自然深，若非阳毒阳毒内蕴癫和痫，即是焦烦壮热侵。

浮而虚大为散其象有表无里，有阴无阳，按之满指，散而不聚，去来不明，漫无根柢，涣散不收。

左寸怔忡右寸汗，溢饮左关应软散，右关软散肿胕胕，散居两尺魂当断。

沉其象轻手不得，重手乃得，按至肌肉以下，着于筋骨之间。

沉潜脉主阴经病，数热迟寒滑有痰，无力而沉虚与气，沉而有力积兼寒。此首总言沉脉病。

寸沉痰郁右寸病饮停胸左寸病，关主中寒痛不通左右关病同，尺部浊遗精血冷左尺病，男精冷，女血冷，肾虚腰及下元痼。右尺病。此首统言左右手沉脉病。

沉而不及为短其象两头无，中间有，不及本位，应手而回，短脉只见寸尺，若在关部，将上不接寸，下不接尺矣，故前人云，短不诊关。

短脉内虚真气弱，三焦气壅是真因，胃衰宿食多停滞，寸主头疼尺腹疼。左右手同。

沉而微软为细其象小于微而常有，细直而软，指下寻之，往来如蚕丝。

寸细应知呕吐频，入关腹胀胃虚形，尺逢定是丹田冷，泄痢遗精号脱阴。此首统言左右两手细脉病。

沉而弦长为实其象举手不绝，迢亘而长，不疾不徐，动而有力。血实则脉实。

实脉为阳火郁成，发狂谵语吐频频，或为阳毒或伤食。古云：脉实者，水谷为病，大便不通或气疼。此首总言实脉病。

寸心与面热兼风左寸实，心中积热，口舌疮，咽喉痛，痰嗽中烦气积胸右寸实，胸膈中热，痰嗽烦满，肝火左关实，腹胁痛满脾虚右关实，脾虚少食，又兼胃气滞，伏阳蒸内关上见，尺脐腹痛便难通。左尺实，小腹痛，小便涩；右尺实，脐下痛，便难或时下痢。此首统言左右手脉实病。

沉极几无为伏其象极重，按之着骨，指下隐隐然。伤寒病一手伏曰单伏，两手伏曰双伏，不可以阳症见阴为诊，乃火邪内郁，不得发越，阳极似阴，故脉伏也，必得大汗乃解。又夹阴阳寒，先有伏阴在内，外又感寒，阴盛阳衰，四肢厥逆，六脉沉伏，须投姜桂，脉乃复出。若太溪、冲阳皆无脉，则必死矣。古云：伏为真气不行，邪气积伏。又云：痛甚者脉必伏。

伏为霍乱食常停，蓄饮顽痰积聚真，荣卫气凝凝，闭也而厥逆，散寒温里莫因循。此首总言伏脉病。

忧郁伤心神不守左寸病，胸中气滞冷痰凝右寸病，当关腹痛分寒食左关伏，胁下有寒气，血冷，腰脚痛。右关伏，中脘积块痛，脾胃停滞，尺部腹疼与疝疼。左尺伏，肾寒精虚，疝痛。右尺伏,脐下冷痛,下焦虚寒,旋中冷痛。此首统言左右手伏脉病。

沉而有力为牢其象似沉似伏,实大而长,少弦,按之动而不移。牢而疾,必发热,牢而迟,必发寒,迟疾不常,寒热往来。

牢为喘气促息皮肤肿两寸病,心腹寒疼肝克脾两关病,癥瘕疝癫犹可治,阴虚失血怎相宜。两尺病,失血。脉宜沉细,反浮大而牢,是虚病见实脉,必死。此首统言左右手牢脉病。

沉失常度曰革其象沉硬实大,如按鼓皮一般。革为阴阳不交之名。

革合芤弦寒与虚芤为虚,弦为寒,虚寒相搏,故芤弦相合而成革脉,革因为虚寒失血之候,中风感湿胀兼医,女人半产并崩漏,男子营虚或梦遗。此首总言革脉病。

沉而更代为代其象动而中止,不能自还,因而复动又复止,寻之良久,乃复强起而动。

代脉原因脏气衰,腹疼便脓下元亏,或为吐泻兼泄痢,女子怀胎三月兮。此首总言代脉病。

迟其象呼吸之间脉仅三至,来去极慢。

迟司脏病或多痰,沉痼癥瘕仔细看,有力而迟为冷痛,迟而无力是虚寒。此首总言迟脉病。

寸迟心左肺右上焦寒左寸迟,心上寒,精气多惨,右寸迟,肺受寒,冷痰气短,关主中寒痛不堪左关,筋寒急,手足冷,胁下痛,右关,中焦寒,脾胃伤冷,食不化,左尺肾虚故便浊女不月,右为泄泻疝牵丸。脏寒泄泻,小腹冷痛,腰脚重而无力。此首统言左右两手迟脉病。

迟而细软为微其象极细而软,若有若无,多兼于迟,按之无欲绝之状。

气血微分脉亦微,恶寒阳微也发热阴微也汗淋漓,男为劳极诸虚候,女作崩中带下医。此首总言微脉病。

寸微气促与心惊右寸,中寒少气,又兼上焦寒痞、冷痰不化,左寸,心忧惕,荣血不足,关脉微时胀满形左关微,中满气乏,四肢寒冷,拘急,右关微,胃寒气胀,食不化,脾虚噫气,心腹间冷疼,尺部见之精血弱左尺微,伤精尿血,脏寒泄泻痛呻吟。右尺微,脏寒泄痢,脐下冷积痛疼。此首统言左右两手微脉病。

迟而无力为弱其象极软而沉细,快快不前,按之如欲绝,举手即无。弱犹愈于微。

脉弱阴虚阳气衰气虚则脉弱,寸弱阳虚,关弱胃虚,尺弱阴虚,恶寒发热骨筋萎,多惊多汗精多泄,益气调营弱脉必宜补及早医。此首总言弱脉病。

寸汗心虚左寸弱,阳虚心悸自汗右身冷右寸弱病,又兼短气,关中筋萎肝主筋,左关弱,故筋萎少力,又兼女人主产后客风面肿胃脾虚右关弱,脾胃虚而食不能化,欲知阳陷阴微病,骨痛耳聋左尺弱,胃虚之故粪数遗。右尺弱,大便滑,又兼下焦冷痛。此首统言左右手弱脉病。

迟而有力为缓其象比浮而稍大,似迟而小疾,一息四至,来往纤缓,呼吸徐徐。缓脉有二,从容和缓者为正脉,前人所云,诸病脉缓,为胃气回,不治自愈者是。若气血衰而迟缓,则为缓病脉。

缓脉骎骎骚营卫衰,或痹缓而细或湿沉而缓或脾虚缓而涩,上为项强下脚软,浮风缓兼浮,伤风沉弱缓兼沉,血气衰弱细区分。此首总言缓脉病。

寸缓心虚左寸缓,心气不足,怔忡多忘,又兼项背拘急痛肺则浮右寸缓,肺气浮,言语短气,当关风眩左关缓,风虚眩晕,又兼腹胁气急胃虚求右关缓,胃弱气虚,尺为肾冷便频数左尺缓,肾虚冷,小便多,下寒风秘便常忧。右尺缓,下寒脚弱,风气闭滞。

迟而时止时结其象来时缓甚,时一止,复又来。前人云:阴凝则结。又云:结脉亦因思虑过度,脾气不足。又云:脉结者,亦病四肢不快,为气所结。

结脉皆因气血凝,老痰结滞苦沉吟,内生积聚外痈肿,疝瘕亡阳汗自淋。凡结脉,主疝瘕癥结,七情郁结,老痰滞结,一切气血凝结,又为亡阳,为汗下,内为积聚,外为痈肿,兼浮寒结,兼沉气结。此首总言结脉病。

数其象一息六至,数数然来。

数脉为阳热可知,只将君相火来医,实宜凉泻虚温补,肺病秋深却忌之。此首总言数脉病。

寸数咽喉右寸数口舌左寸数疮,吐红咳嗽肺生疡左右寸同,又兼头疼上热,当关胃火右关数,胃火,脾热口臭,烦满呕逆并肝火左关数,肝火目赤,尺用滋阴降火汤。左右尺同,主肾火炽,小便黄赤,大便闭塞。此首统言左右两手数脉病。

数而弦急为紧其象来时劲急,按之长,左右弹指,举之若牵绳转索之状,又名急脉。

紧为诸痛主于寒,癖积风痛吐冷痰,浮紧汗之紧兼浮,表寒身痛沉紧下紧兼沉,里寒腹痛,人迎因伤寒气口因伤食更须看。此首总言紧脉病。

左头目项左寸紧头热、目痛、项强右鼻膈右寸紧,鼻塞、膈壅,关从心腹胁筋寻左关,心腹满痛、胁痛筋急,右关,脾腹痛、吐逆,尺为腰脚脐下痛,知是奔豚与疝疼左尺,腰脚脐下痛,又兼小便难,右尺,下焦气筑痛。此首统言左右手紧脉病。

数而时止为促其象来时数,时一止,复又来,徐疾无一定,有迫促之状。凡脉促者,亦病气痛,亦病怫郁,亦病气血不疏通。

脉促惟将火病医三焦有郁火,其因有五细推之气、血、热、痰、饮,时时咳嗽皆痰积,或发狂癫与毒疽皆瘀血之故。此首总言促脉病。

数见关中为动其象数见关中,形圆如豆,无头无尾,厥厥动摇,寻之有,举之无,不往不来,不离其处。动脉亦为神气不安,脱血虚劳。

动脉专司气与惊,汗因阳动热因阴,或为泄痢拘挛病,男子亡阳女子崩。此首总言动脉病。

滑其象往来流利,如珠走盘,不进不退。

滑脉为阳元气衰,痰生百病食生灾浮滑风痰,滑数痰火,短滑宿食,上为吐逆下蓄血,女脉和时定有胎。女人督脉滑,血热、经不通,和滑为有孕。此首总言滑脉病。

寸滑膈痰生呕吐右寸病,心惊舌强缘热故左寸病,当关宿食肝脾热左关,肝热,头目为患,右关,脾热,口臭、吐逆,宿食不化,渴痢癫淋看尺部。左右同。此首统言左右手滑脉病。

涩其象虚细而迟,来往极难,一止复来,三五不调。

涩缘血少或伤精,反胃亡阳汗雨淋,寒湿入营痹为血,女人非孕即无经。女人左尺涩,无孕主血少,有孕胎病或漏。此首总言涩脉病。

寸心虚痛乖营卫左寸心肺虚耗不安,及冷气心痛,右寸营卫不和,上焦冷痞,气短,臂酸,**脾弱右关涩**,脾弱不食,胃冷多呕**肝虚左关弱**,肝虚血散,肋胀胁满,身痛**关内逢**,**左尺伤精兼及疝**,右寒小腹足胫疼。又兼大便闭,津液不足。此首统言左右两手涩脉病。

人迎左手关前一分为人迎。

表候人迎属腑阳人迎主外感六淫,属表腑也,阳也,**风浮暑弱紧寒伤**如人迎脉浮,主伤风,六淫仿此,**湿应沉细火热数**热虚数,火洪数,**四末清寒表散良**。人迎又主四肢病。

气口右手关前一分为气口。

气口为阴里脏看气口候内伤七情及伤饮食,属里,脏也,阴也,**怒濡忧涩散因欢**如气口脉濡,即因伤怒,余皆仿此,**恐沉思结惊多动**,**悲紧还推何部干**。诊得气口濡涩等脉,并看与何部相关,即知何脏受病。如气口脉濡即属肝病,而肝脉又适弦硬是也。此首单言气口内伤七情之病。

饮食伤留脾脏因,**通肠快胃法相应**,**人迎气口俱沉紧**,**夹食伤寒病日增**。此首言气口内伤饮食之病,及人迎气口俱伤之病。

阳维以左手为主,其脉从寸部斜至外者是也。右手反看,则从寸部斜至内矣。

阳维脉起会诸阳阳维脉从少阴斜至太阳,发足太阳之金门,而与手足少阳阳明五脉会于阳白,故所会皆阳,**根柢于阴表是彰**阳维主一身之表,**风府风池应并刺**,**长沙法设桂枝汤**。风池风府二穴,阳维之会也。仲景法,先刺二穴,却与桂枝汤。

阴维左手为主,其脉从寸部斜至内者是也。右手反看,则从寸部斜至外矣。

阴维主里会诸阴阴维主一身之里,其脉从少阳斜至厥阴,发足少阴之筑宾,至顶前而终,故所发所至皆阴也,**却起于阳根自深**阳根阴,阴根阳,故此二脉,又为荣卫之纲领,**心痛病来详洁古**,**理中四逆法堪寻**。洁古云:阴维为病若心痛,其治在足少阳三阴交,乃阴维所起也。又按仲景法,太阴症用理中汤,少阴症用四逆汤,厥阴症用当归四逆汤,酌其剂以治阴维之病。即洁古所以治足少阳三阴交也。

阳跷不论左右手,其脉从寸左右弹者是也。

一身左右阳专候阳跷主一身左右之阳,**脉得阳跷六腑和**,**表病里安阳分愆**阳跷在肌肉之上,阳脉所行,通贯六腑,主持诸表,故其为病,亦表病里和,**法兼汗下治无讹**。洁古云:阳病则寒。若在阳表当汗,桂枝汤、麻黄汤。若在阴里当下,大小承气汤。

阴跷不论左右手,其脉从尺部左右弹者是也。

诸里相持通五脏阴跷在肌肉之下,阴脉所行,通贯五脏,主持诸里,故其为病,亦里病表和,**脉行左右有阴跷**阴跷主一身左右之阴,**病来阳缓阴多急**阳跷病,阴缓阳急,阴跷病,阳缓阴急,**诊察须从阴热调**。洁古云:阴病则热,甘草干姜汤。

督不论左右手,其脉三部中央俱浮,直上直下者是也。

督司阳脉称为海,**循背而行遍后身**督脉起胞中,循背而行于身之后,为阳脉之总督,故为阳脉之海,**脊强头沉虚实判**督脉为病,实则脊强而发厥,虚则头重,**上冲作痛苦吟呻**。督病又往往自下冲上而痛。

任不论左右手，其脉九九，横于寸口者是也。

任承阴海因名任任脉亦起胞中，循腹而行于身之前，为阴脉之承任，故曰阴脉之海，天癸从生阴有阳任主天癸，乃天之元气，任脉充，然后冲脉旺，月事时下而有子，故真阴之盛，必由真阳之实，若使结阴阳气绝，疝瘕崩带腹前殃。任脉病，非阴自病，实由阴中无阳，故疝瘕崩带，皆结阴之故。

冲不论左右手，其脉来寸口中央坚实，径至关者是也。

冲俱督任起胞中，独主先天精血充冲脉亦起胞中，夹脐而行，直冲于上，为诸脉冲要，故曰十二经脉之海，又为先天精血之主，故又曰血海，本病须分寒火逆冲脉病，一曰寒逆，阳不足也，一曰火逆，阴不足也，更传肝肾患无穷。经云：冲病传肝肾，发为痿厥。

带不论左右手，脉来关部左右弹者是也。

约持诸脉遍腰环带脉起少腹侧、季胁下，环身一周，络腰而过，如束带状，所以总约诸脉，肝肾心脾上下安带之上心脾，带之下肝肾，湿热滞留中间断，淫淫白物下无端。心脾上郁，肝肾下虚，停湿为热，留滞中分，必病作而流白物。

附录运功规法

余辑《杂病源流》，凡脉症方药，所以讲明调治之者，似已详备。然刘海蟾云：医道通仙道，则修炼家导引运功之法，所以却病延年者，未始不可助方药所不逮。盖既已却病，自可延年。在修炼家固以延年为主，而欲求延年，必先却病，在医药家则以却病为主也。故《杂病源流》中，于每病方论后，有导引运功之法，可以却此病，即附载于末，总期医者、病者，展览及之，以备采用，庶获万病回春也。但其法有专治一病者，既分载于各病之后，而又有总法数条，不必每病皆为遵用。而时有必采取者，亦不必一病全用总法。而或有此病则用何法，彼病又用何法者，既不得赘列于各病之末，而又无处可以混入，故特附于此，如于各病运功中，见有宜用归元、周天、艮背、行庭，及绦法、通关、涤秽等法者，查明此处所载诸法，应如何引运，遵而行之，无漏无遗，自可却病，可延年也。

南北规中引诸法皆本《保生秘要》，系明俞俞道人曹士珩元白氏所著。

凡人亡念奔驰，不思回头，盖不知有己。然学道初入门，及乎却病初下手，每云先要筑基炼己者，何也？己者，意中之土也，时时返念守中。然昆仑至于涌泉，周身前后之窍，虽各家传授，各取其善，若能精守其一，皆可起病，不必得一望二，持两可之见，而辨孰是孰非。余诀云：总之摄心归一，专其一处，皆可止念，故取身中前后二窍为则，其归元取用父母生人受炁之初，而能聚气之原，运动周天，可参艮背通关之效。然艮背者，昔林子阐教为最，余受之家传捷径而更妙。若夫运动，则贯彻任督二脉，兼以导引，则神功烁见矣。

南旋式

【归元诀窍】 归元者，父母生人受炁之初，剪断脐带，一点落根元也。有生之后，情欲雕琢，未免精耗气散，不能返本，须求安土敦仁之法。盖土者归元也，人者仁也,以一点仁心,敦养于土,六根皆归于元,心有所注,久久凝定,便觉真种常在,方可用意运行。行之之法,提意出上,斡旋造化,从左而右,先运脐轮,收而放,放而复收,以还本位,不离这个,念自归真矣。

【周天】 先立安土守中,得诀纯熟,后行周天,流通一身,散彻四肢滞气。其法从前运于脐轮,由小而大,大而收小,依次而上,至璇玑穴向左臂打圈而下,至曲池,经内关溯掌心及指尖,圈出手背外关,而上肘后肩井,及大椎而下,运于尾间,由上复下过玉枕,逾昆仑泥丸面部,上鹊桥,降重楼,达胃口过脐,至玉柱,复气海,行于右腿,历膝关,由鞋劳穴穿足背,至指尖转涌泉踵后,上运过阴谷,通尾间,又圈至顶门,如前下鹊桥,依次送左腿,似右法而落涌泉,又升泥丸及璇玑穴右行,照左手转过肩背,贯昆仑而下摄元海,如此将周身经脉宣畅,徐徐回转,但意至而气相随,是为有作之周天法,亦可与造化参。

北旋式

【艮背诀窍】 易曰:艮其背。艮者,止也,其象属土。背从北方水,属于阴。心从南方火,属于阳。人能以南火而投于北水之中,得以水火交而既济,所谓洗心退藏于密也。盖五脏六腑根蒂,皆系于此。所谓止者,先立内念之正,而止外念之邪也。然大道贵无念,虽立正念亦是念也。当明内外两忘以忘而离亡,必先忘其外者,而后定其心,自忘其内也。故初学之士,静坐片时,将万虑扫除,凝神定志于本穴之中,背之腔子里,平心元虚处,初起口念太乙救苦咒四,而渐归于心、归于背,存无守有,念兹在兹,有复冥于无,神自虚而灵矣。

【行庭】 吾身一小天地也,周身三百六十骨节,七孔八窍。一窍相通,窍窍光明,而乾旋坤转。前属于天,后属于地。前从左旋,后运右转。前后相通,周乎其天,则知人与天一矣。其法,从艮背守念,念而提出腔子,行其背数十回,复收归腔稍空,又运行至两肾之间,念刻许,从肾中意想,溯尾间,起运上泥丸,经明堂、人中接下承浆,降重楼至于心脐之间,约以脐上三指为则,不前不后,不左不右之中,而为立极定枢。悬一斗杓行于脐下一寸三分,斡旋上升,左转于心之后,右旋下降于肾之前,循环不息,上行由背之北,下行由脐之南,如北极定枢,斗柄推旋者,若转则以意随之,不转则以意引之,久而炼度,所以混其气,且所以和其神也。

【通关】 从北极定枢,斗柄大旋三遍,天地包罗,行于脐下,分开两路,旋下两腿之前,联络不绝,双行转脚底,向后绕元海,上至命门会合,从右转左,大旋三遍,从椎骨下分行两肩,经肘后外关达掌心,循内关过肩井,由项后透泥丸,行明堂,渐落双瞳,自面部下胸膈,会心窝,从左转下降,大旋三遍,如前脐下分开,循环遍体,周流运行。卯酉二辰行之,或九度,或二十一度而止,慎勿执着,若有若无,此所谓炼其形和其气也。

【缭法】 从归元注念起用意左边,运缭过腰,从右旋上,至左肩膊,缭至胸前行旋过右膊,后下旋至腰,如法运数十回,而又缭上行,周而复始,不必计筹,使前后融洽。或从艮背起手,转绕而前,左右次序,会意行之。

【涤秽】 其法,在胃口旋入,凭虚而行,运入大肠,由左绕右,回旋九曲,以真气涤垢,转出谷道,嘘往吸回,自右而左,旋出胃口,收归元海,静念刻许,以还本位。此法不宜轻用,凡送浊气出谷道外,即随念吸转慎泄真气。丹法有云,勿使尾闾坠,盖谓此也。

【运规十二则】 身若安和气不必运,宜当守静定息,节饮除欲,则百病不生。若身稍有丝毫不快,宜速行运动,免气久滞,积成大病。故设调养之功,用之须得其宜。然运法如风车样,不疾不徐,皮里膜外,挨次运去,可大可小,任意收而放,放而复收,男左女右,阴阳之分,一动一静,天之行也。

行功之时,目视顶门,微露一线,迎天地之光,返照内景,勿全下视,免致昏沉驰念。

却病坐功,不比真修磨炼,每按时坐香后,欲睡即睡,睡则病者精神完足。若心血少不寐,可定意想归元,或依法运转,神自安而寐矣。

开关之说,学者不必用意,候到自然通透。盖静中运用,无念自是水升,不然则为火矣。或腹中响声,或两肾微动,或背或眉端隐隐如蚁行,手足似一线冷风,皆现真境也。亦有阳火冲病根,肠内有声,即用真意逐响运旋,撤而散之。凡行气过峡处或昆顶,须多旋绕数十匝,令气浸灌为妙。闲时如不守前后二窍,悬心于空虚地,四大皆空,无人无我,极为养火之法。又名休息以养其气。若运法无时度,则神敝疲,譬如伐兵劳顿,而又遇劲敌,岂不危乎。

观灯玩月,目向外射则伤神,返照于我,多益于我,其他自可以类推。

却病工夫,须立课程,逐日检点,勿失其时,日日如是,提醒缜密,自不间断而效。

运气当由后而前,以取西北方水而灌东南方火,不可逆此。或有传法,各关节处,不必打圈,直行亦可,行后定要收归元位。退欲火法,注念气海,记数斡旋,或记运尾闾升降之法,邪火自散,大固元阳。

入定看书,易于通悟,坐下止念为先,定神元海,不以目睹,而以心视,不以心视,而以内观,盖神有所敛,不至散于外,受益自无穷尽矣。

嘻笑场中,最易耗神,令人疲倦,得以内敛音声,言语少减,或气穴中发,神气亦不觉其耗。

上丹田穴,最可养性,亦可注念,为藏神之府。运法,旋至鼻柱七窍之宗,斡行入内些些,则耳目口三宝,皆有灵矣。

想涌泉穴,最能健步行动,略得运法,血脉自可以渐渐流通,而不伤筋,省气。

脉理会参

[清]余之儁　撰

概　要

《脉理会参》三卷，清·余之儁撰，成书于清康熙五十八年（1719），最早可能刊刻于康熙六十年（1721）。余之儁（？—1713），字抑庵，安徽歙县人。父子敬精于医，之儁继承家学，"赋性纯静而学有渊源"，而尤精于脉学。其临证"不炫长，不示异，详审周密，必得其病之所由来，推其弊所必至"。"著述等身"，然存世仅《脉理会参》三卷。

本书上卷以浮沉迟数四脉为统领诸脉，不仅条理分明，且使辨脉"无模糊疑似之弊"。中卷则详辨二十八脉之象脉、主病及兼脉主病，又详加订正，剖析入微。下卷"脉法备录"列述妇人脉、小儿脉、怪脉、诸病宜忌脉、男女脉异、老少脉异等三十七项与脉诊相关事项。列项不厌其烦，行文则务求简明，真可谓简而备者。

本书传本甚少，仅存康熙六十年（1721）原刻本一种，1991年上海科技出版社曾据以影印，今重加标点，排印出版。

伊川之言易也，曰其理则谓之道，其用则谓之神。夫道不可见而理推之，神不可知而用显之。微乎微乎，其斯为化育之功乎！昔访余子吁三于松门山中，与闻性命之学于轩岐精奥。心有所独得，虽翱翔千仞，其活人济世之念，时若所不及，四方实受其福。常怪夫世之贸贸者，依稀仿佛，辄取试于人，而为害莫知。此《脉理会参》之所由作，广父祖之传以集其成也。今余子观化以往几年矣。游方之外者，不待生而存，将冥冥之际，与造物表里，其为用不更神乎！予婴疾，久赖保全以生者，令子林发，与吾邑汪广期。广期要予学仙，而未果于行。二君不离家法，妙手灵心，一时地上行仙。予乃暂得散佚其间，不他问长生诀。然自是而生，生无涯也。

康熙巳亥四月望前一日休宁金伟序

善觇国者，不以城郭甲兵，谋臣策士，而察人心之向背，究伦理之从违，则国之兴亡以决；善觇病者，不以形貌肥瘠，饮食丰耗，而审精神之聚散，辨脉候之疑似，则病之生死以明。盖微乎微乎，非浅率者所能善也。顾世之族医，曷常不言脉理乎？存其名而不穷其实，无论变动之神，毫芒之析，即三部九候，尚有未暇体勘者，岂有他哉。所授受者，只此卤莽之术，而故方之不能舍也。余君抑庵，赋性纯静，而学有渊源，深体生物之心，而不为求售之术，故于气化代谢消息，盈虚之理，莫不精义入神。凡人之以疾来谒者，不炫长，不示异，详审周密，必得其病之所由来，推其弊之所必至。是以有贯虱之能，而无弩末之失。亦非有他术也，气调而心细，合乎古人静虚为保之道也。周子曰：静虚则明，明则通。可以作圣，而况于医？然君又岂以亿中乎？承屡叶之庭训，而多读古人之书，神而明之，亦在乎脉理之中而已。古人之论綦详矣，族医罔闻，奈之何哉！予交君之三世，尊公子敬先生，明见隔垣，补造化之所不逮。君服膺家学，著述等身，不敢自是。惟是脉理之论，将欲砭疾者之膏肓，必先开医者之茅塞，不惜反覆而详辨之，以救世也。嗣君林发，弗私为一家之秘，而愿与知道者共昌明之，斯谓仁心为质者矣！夫岐黄往矣，而其书能生千万世之人，虽谓岐黄至今存可也。

康熙六十年辛丑仲秋虬涘吴菘序

目　录

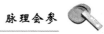

卷　上
古歙余之儁抑庵氏著

四脉统领

脉象二十有八，统贯于浮沉迟数四脉，故以此四脉为诸脉之纲领，而以诸脉分贯于四脉之下，不独条理分明，使学者便于诵习，且兼二脉三脉以取一脉，而此一脉始极真确而无模糊疑似之弊，逐项脉下。又详注脉形，略注主病，如振衣挈领，而全衣已俱在握，辞简意赅，真诊家正的也。

浮脉 统洪、虚、散、芤、濡、微、革七脉

浮脉法天。

此以浮脉提纲，而以洪、虚、散、芤、濡、微革七脉之皆兼于浮分者，统贯于浮脉下。

轻取皮毛。

金也，阳也。主病在表。

有力洪大，状若波涛，来盛去衰，又名为钩。

洪如波涛汹涌。洪者，大也。又名钩者，言重而下垂如钩也。洪以水喻，钩以木喻，钩即是洪，名异实同。

无力虚大，迟而且柔。

浮而无力为虚脉，主诸虚、伤暑。

虚极则散，涣漫不收。

散脉亦浮而无力，但按之如无，比于虚脉则更甚矣。本伤危殆之候。

浮空为芤，中候难救。

芤草如葱，如以指按葱。浮沉皆着葱皮，中取独空，非中候绝无，但比浮沉则无力。主失血。

浮小为濡，软水上轻沤。

浮候细软，中沉二候，俱不可得。如水上浮沤，随手而没。主虚损。

濡甚则微，有无依稀。

浮而极小极软，比于濡脉则更甚矣，所谓欲绝非绝，似有若无也。主气血大衰。

浮芤弦急，革脉如斯。

浮多沉少，外急内虚，状如皮革。仲景云：弦则为寒，芤则为虚，虚寒相搏而见革脉。主外邪有余而内亏不足。

沉脉 统伏、牢、实、弱、细五脉

沉脉法地。

此以沉脉提纲，而以伏、牢、实、弱、细五脉之兼于沉分者，统贯于下。

如水投石。

阴也,重浊在下之象。主寒积,病在里。

沉极为伏,推筋着骨。

沉脉犹在筋骨间,伏则推筋着骨而后见。主阴寒受病入深。

有力为牢,大而弦长。

沉而有力,且大且弦且长,为牢脉,合坚固牢实、深居在内二义。故主坚积,病在内。

牢甚则实,愊愊而强。

实则浮、中、沉三候皆有力,更甚于牢。主大邪热,大积聚。

无力为弱,柔小如绵。

沉而无力,极细极软为弱脉。主真阳衰弱。

细则直软。如蛛丝然。

沉而直且软为细脉,如蛛丝一线,更甚于弱脉矣。主气衰劳损。

迟脉 统涩、结、代、缓四脉

迟脉属阴。

此以迟脉提纲,而以涩、结、代、缓四脉之兼乎迟象者,统贯于下。

一息三至。

不及之象。主寒。

迟细为涩,往来极滞。

迟而又细又滞为涩脉,如轻刀刮竹,迟滞不前。主血少精伤。

迟而歇至,结脉有此。止数不乖,代脉为灾。

迟滞中时见一止,为结脉,主阴寒凝积。代则止,有常数,脏衰难救。

缓则四至,似迟实异,和匀胃气,兼脉始议。

迟以至数言,缓以脉象言。往来和缓,胃气脉也。必兼某脉,始可断症。

数脉 统滑、紧、促、动、疾五脉。附弦、长、短三脉

数脉属阳。

此以数脉提纲,而以滑、紧、促、动、疾五脉之兼乎数象者,统贯于下。

一息六至。

太过之象,主火热。

数而流利,滑脉不滞。

数而流利不滞为滑脉,滑如珠之走盘,主痰。

有力为紧,切绳相似。

状如切紧绳,左右弹手。主寒邪、诸痛。

数时一止,促脉乃是。

急数之中时见一止为促脉,如人疾走而蹶。主火亢、停滞。

数如豆粒,动摇之义。

数脉两头俯，中间高起，形如豆粒，厥厥动摇，为动脉。主痛与惊。

数至七八，疾脉最忌。

数极一息七八至，即疾脉。伤寒热极，方见此脉。阳极阴竭之候。

外更有弦。四脉俱兼。

浮沉迟数，俱有弦脉，故不专贯于一脉之内。

弦而有余，长脉宽舒。

弦脉轻软而带急，加以有余宽舒之象，即为长脉。

反长为短，两头俱损，中起涩小，指按不满。

短与长正相反，如动脉之两头俯中间起，但涩小不能满部。

四脉提纲，诸脉统备。补弦长短，更无遗义。一以贯之，诊宜详细。

卷　中

二十八脉详辨

　　二十八脉之统于四纲领，前篇既陈其大略矣。然差之毫厘，失之千里，况人命死生寄于三指之下，岂得仅以简便为贵乎。故于各脉之呈象主症，以及兼脉主症，又复详加订正，剖晰入微，稍有晦义，未复辨明，务使无一字影响，无一意挂漏。不惟悬的以示人，且于审顾命中之方，咸和盘托出矣。本之统领，以求其经，参之详辨，以尽其变。其亦庶乎其可哉。

浮脉

浮在皮肤，如水漂木，举之有余，按之不足。

　　浮脉为阳，其病在表。六腑属阳，故浮主腑病。寸浮伤风，头疼鼻塞。左关得浮，中焦风客。右关得浮，风痰在膈。尺部若浮，下焦风匿，小便不利，大便秘涩。瘦人三部相得曰肌薄。肥人得之，未有不病者也。

　　无力表虚阴血亏虚。盖正气夺则虚，有力表实。风邪所干。邪气盛则实。浮紧风寒，浮数风热，浮迟中风表寒喜近衣，浮缓风湿，浮洪虚火，中沉无力，故知虚火，浮芤失血，浮涩血伤，浮短气怯，浮虚伤暑，浮微两竭气血俱虚，浮濡阴戕，浮散虚绝散亡之象，虚极所致，浮弦痰饮，浮滑痰热，浮促痈疽，浮长风痫。浮风长火，风火相搏，故肝病而痫生。

　　浮为轻清在上之象，在卦为乾，在时为秋，在人为肺。夫肺职掌秋金，天地之气，至秋而降，且金性重而下垂，何以与浮脉相应乎？不知肺金虽沉，然所主者实阳气也。又处于至高，为四藏六腑之华盖，轻清之用，与乾天合德，故与浮脉相应耳。

　　浮脉只轻手便得，非必中沉俱无。若崔氏云有表无里，有上无下，则脱然无根混于散脉矣，非浮脉之真面目也。

洪脉

洪脉极大。浮而盛大为洪。状如洪水，来盛去衰，滔滔满指。脉来大而鼓，若不鼓，犹不足以言洪。

洪为盛满，气壅火极。亢也。左寸洪大，心烦舌散。右寸洪大，胸满气逆。左肝木甚，右脾火实。左尺若洪，水枯难溺。右尺得洪，龙火燔炙。

有力实火，无力虚燔。洪急胀满，洪滑热痰，洪数暴吐，中毒可拟。诸失失血、遗精、白浊、盗汗脉洪，病为难已。伤寒汗后，脉洪者死。凡下利、失血、久病、久嗽之人，俱忌脉洪。

大抵洪脉，只是根脚阔大，却非坚硬。若大而坚硬，则为实脉，而非洪脉矣。《内经》谓大则病进，谓其气方张也。又曰：夏脉如钩。夏脉，心脉也，南方火也，万物所以盛长也。其气来盛去衰，故曰钩。反此者病。反者，其气来盛去亦盛，为太过，病在外；来不盛去反盛，为不及，病在中。太过则令人身热而肤痛，为浸淫；不及则令人烦心，上见咳吐，下为气泄。经曰：形瘦脉大，多气者死。谓形与脉不合，而且阳亢过极也。

叔和云：反得沉濡而滑者，是肾之乘心，水之克火，为贼邪，死不治；反得大而缓者，是脾之乘心，子之扶母，为实邪，虽病自愈；反得浮涩而短者，是肺之乘心，金之凌火，为微邪，虽病即瘥。

虚脉

虚合四形。浮而无力为虚。浮大迟软，及乎寻按，几不可见。

虚主正虚谓正气夺则虚，又主暑伤。左寸心亏，惊悸怔忘。怔忡健忘。右寸肺亏，气怯汗洋。左关肝损，血不营筋。右关脾寒，食必滞凝。左尺水衰，腰膝痿痹。右尺火衰，寒症蜂起。虚则兼迟，迟寒无疑。虚极挟寒，理势所宜。尺虚且涩，艰嗣可知。

虚之异于散者，虚脉按之虽软，犹可见也；散脉按之绝无，不可见也。虚之异于芤者，虚则愈按而愈软；芤则重按而仍见也。

散脉

散脉浮乱虚极为散，有表无里，中候渐空，按则绝矣。渐重渐无渐轻渐有，八字为散脉传神。

散为本伤，见则危殆。左寸之散，怔忡不寐。右寸之散，汗拭不逮。左关溢饮，右关胀紧。蛊胀。左尺水竭，右尺阳绝。血亡而气欲去之脉也，若无病而心脉得此，为心多喜。先父云：脉如杨花，危在顷刻。

散有二义，一自有渐无之象，一散乱不整之象也。比如杨花散漫，或至数不齐，多寡不一，为危殆之候。若心脉浮大而散，肺脉短涩而散，皆平脉也。软散则病脉矣，肾败之征。先天资始之本绝。脾脉代散，土绝之征。后天资生之本绝。若二脉交见，尤为必死之符。

芤脉

芤乃草名浮而中空为芤，绝类乎葱。浮沉俱有，中候独空。两边有，中间空，阴去阳存之脉也。

芤脉中空，故主失血。左寸心亏，右寸肺缺。肺亏失血。左肝不藏肝不藏血，右脾不摄。脾虚不能摄血。左尺便红，右尺精泄。

营行脉中，脉以血为形。芤脉中空，脱血之象也。《伪诀》云：寸芤积血在胸中，关里逢芤肠胃痈。是以芤为蓄血积聚之实脉，非失血虚家之空脉矣。且云两头有，以头字换《脉经》之边字，便相去千里矣。

濡脉

濡脉细软，见于浮分。举之乃见，按之即遁。浮小为濡，按之无力，如水上浮帛，阴阳俱损之脉。

濡主阴虚浮主气分，浮举之而可得，气犹未败；沉主血分，沉按之而全无，血已伤残。故曰阴虚，髓竭精伤。左寸见濡，惊悸健忘。右寸见濡，虚汗洋洋。左关逢之，血不营筋。右关逢之，脾虚受侵。左尺精枯，右尺火灭。两尺濡甚，泄泻不绝。

濡脉之浮软，与虚脉相类，但虚脉形大，而濡脉形小也。濡脉之细小，与弱脉相类，但弱在沉分，而濡在浮分也。《伪诀》云：按之似有举还无。是弱脉而非濡脉矣。濡脉之无根，与散脉相类，但散脉从浮大而渐至于沉绝，濡脉从浮小而渐至于不见也。从大而至无者，全凶之象；从小而至无者，凶吉相半也。在久病老年之人见之，尚未至于必绝。若平人少壮暴病见之，名为无根，去死不远矣。

微脉

微脉极细浮而濡甚为微，而又极软，似有若无，欲绝非绝。诸部见之，皆曰不足。近死之脉也。

微脉模糊，气血几无。左寸惊悸，右寸气呼。喘息。左关寒挛，右胃冷结。左尺阳衰，右尺精竭。阳微恶寒寸，阴微发热尺。

微之为言无也，其象极细极软。张仲景曰萦萦如蛛丝，状其细而难见也；瞥瞥如羹上肥，状其软而无力也。轻取之而如无，故曰阳气衰；重按之而欲绝，故曰阴气竭。长病得之，多不可救，谓正气将次灭绝也；卒病得之，犹或可生，谓邪气不至深重也。

微主久虚血弱之症，阳微恶寒，阴微发热。若非峻补，难以回生。

革脉

革大弦急浮大而芤弦为革，浮取即得，按之乃空，浑如鼓革。阳中之阴，为表邪有余而内虚不足。

革主表寒，亦属中虚。左寸之革，心血无余。右寸之革，金衰气吁。肺虚气壅。左关遇之，疝瘕为虞。右关遇之，虚痛脾枯。男尺精亡，女尺血亏。半产漏下。

向以革脉即牢脉，非也。盖革浮而牢沉，革虚而牢实，形与症皆异也。叔和云：三部脉革，长病得之死，卒病得之生。《甲乙经》曰：浑浑脉至如涌泉，病进而色弊。

绵绵其去如弦绝者死。言其去而不返。言急如涌泉，则浮取之，不止于弦大，而且数且搏且滑矣，曰弦绝，不止于豁然，而且绝无根蒂矣，故曰死也。

沉脉

沉行筋骨，如水投石，按之有余，举之不及。

沉脉为阴，其病在里。为寒为积。寸沉短气，胸痛引胁，或为痰饮，或水与血。关主中寒，因而痛积，或为满闷，吞酸筋急。尺主背痛，亦主腰膝，阴下湿痒，浊痢淋沥。伤寒两寸沉曰难治。平人两寸沉曰无阳，必无寿。

有力里实，或为痰食。无力里虚，或为气郁。沉弱虚衰，沉牢坚积。寒则坚牢，为痼冷。沉紧冷痛，沉缓寒湿。为水畜。沉数内热身肿曰阳水，沉实热极，沉迟虚寒身肿曰阴水，沉涩血涩，沉滑痰饮，沉促食滞，沉伏吐利寸伏吐，尺伏利，阴毒积集阴症伤寒。

沉脉在卦为坎，在时为冬，在人为肾。黄帝曰：冬脉如营。冬为万物舍藏，其气来沉以软，故曰营。夫肾之为藏，配坎应冬，万物蛰藏，阳气下陷，烈为雪霜，故其脉主沉阴而居里，若误与之汗，则如蛰虫出而见霜；若误与之下，则如飞蛾入而见汤。此叔和之至言也。

伏脉

伏为隐伏沉极为伏，更下于沉。推筋着骨，始得其形。浮中二候绝无沉候，亦隐必至骨始见。

伏脉为阴，受病入深。为积聚，为疝瘕，为少气，为忧思，为痛甚。伏犯左寸，血郁之因。伏在右寸，气郁之征。左关值伏，肝血在腹。右关值伏，寒凝水谷。左尺伏见，疝瘕可验。右尺伏藏，少火消亡。

伏数热厥，阳极内结。亢极而兼水化也。伏迟寒厥，阴极将绝。

伏脉主病在沉阴之分，隐深之处，非轻浅之剂所得破其藩垣也。在《伤寒论》中，以一手脉伏为单伏，两手脉伏为双伏，不可以阳症见阴脉为例也。火邪内郁，不得发越，乃阳极似阴。故脉伏者，必有大汗而解。如久旱将雨，必先六合阴晦，一回雨后，庶物咸苏也。又有阴症伤寒，先有伏阴在内，而外复感冒寒邪，阴气壮盛，阳气衰微，四肢厥逆，六脉沉伏，须投姜附，及灸关元，阳始回，脉始出也。若太溪肾脉，在足内踝后，跟骨上陷中，动脉是也冲阳胃脉，一曰趺阳，在足面上五寸骨间动脉是也皆无脉者，必死无疑。

刘元宾云：脉伏不可发汗，为其非表脉也，亦为其将自有汗也。

牢脉

牢在沉分沉而有力为牢，大而弦实，浮中二候，了不可得。

牢主坚积，病在乎内。左寸之牢，伏梁为病。右寸之牢，息贲可定。左关见牢，肝家血积。右关见牢，阴寒痃癖。左尺奔豚，右疝成疾。

树以根深为牢，盖深入于下者也。监狱以禁固为牢，深藏于内者也。仲景曰：寒则牢固。又有坚固之义也。沈氏曰：似沉似伏，牢之位也。实大弦长，牢之体也。

牢脉所主之病,以其在沉分也,故悉属阴寒;以其形弦实也,故咸为坚积。若失血亡精之人,内虚当得革脉;若反得牢脉,是脉与症反,可卜死期矣。

伏脉重按亦不见,牢既实大弦长,重按便满指有力矣。

实脉

实脉有力牢甚为实,长大而坚,应指愊愊,三候皆然。阴之中阳。

血实脉实,火热结壅。左寸舌强心劳,右寸咽肿。肺病则呕逆、咽痛。左关见实,肝火胁沵。右关见实,中满气涌。左尺见之,便闭腹捧。右尺见之,相火亢耸。见此脉者,必有大邪大热大积聚。

实而且紧,寒积稽留。实而且滑,痰凝为忧。

实为邪气盛满,坚劲有余之象。既大矣,而且长且坚,又且三候皆然,则诸阳之象,莫不毕备,故但主实热不主虚寒。紧与实虽相似,而实相悬。紧者热为寒束,故其象绷急,而不宽舒;实者邪为火迫,故其象坚满而不和柔。以症合之,以理审之,不可混淆。

弱脉

弱脉细小沉而无力为弱,沉分阳虚。按之始得,举之如无。阴也,久病羸弱之人多有之。

弱为阳陷,真气衰散。左寸心虚,健忘惊悸。右寸肺虚,自汗短气。左关木枯,必苦挛急。右关土寒,水谷之疾。左尺涸流,右尺阳寂。灭也。

柳氏曰:气虚则脉弱,寸弱阳虚,尺弱阴虚,关弱胃虚。

浮以候阳。阳主气,浮取之而如无,则阳气衰微,确然可据。夫阳气者,所以卫外而为固者也,亦所以运行三焦,熟腐五谷者也。弱脉呈形而阴霾已极,自非见视,而阳何以复耶?《素问》云:脉弱以滑,是有胃气。脉弱以涩,是为久病。盖弱堪重按,阴犹未绝。若兼涩象,则气血交败,生理灭绝矣。

仲景曰:阳陷入阴,当恶寒发热,久病及年衰见之,犹可维持;新病及少壮见之则死。

细脉

细直而软沉直而软为细,萦萦累累,状若丝线,较显于微。阴也,诸部见之皆曰不足,近死之脉也。

细主气衰,诸虚劳损。细居左寸,怔卧不稳。怔忡不寐。细居右寸,呕吐气短。肝细阴枯,胃细胀满。左尺若细,遗利遗精、泻利不断。右尺若细,下元惫冷。

微脉模糊而难见,细脉则显而易见,故细比于微,稍稍较大也。《脉经》云:细为血少气衰。有此症则顺,无此症则逆。故吐利失血,得沉细者生。忧劳过度之人,脉亦多细,为自戕其血气也。春夏之令,少壮之人,俱忌细脉,谓时与形俱不合也。秋冬老弱,不在禁例。大抵细脉、微脉,俱为阳气衰残之候,非行温补之剂,何以复其散失之元乎?常见虚损之人,脉已细而身常热,医者不究其原,而仍以凉剂投之,无异恶醉强酒,遂使真阳衰败,饮食不进,上吐下泻,是速之毙耳。《素问》云:壮火食气,少火生气。人非此火,无以运行三焦,熟腐五谷。奈何火已衰而犹清之润之,如水益深,真可悯也。虚劳之脉,细数并见者死。细则气衰,数则血败故也。

迟脉

迟脉属阴,象为不及。往来迟慢,三至一息。

迟脉主藏,其病为寒。为阳虚。寸迟上寒,心痛停凝。关迟中寒,癥结挛筋。尺迟火衰,溲便不禁,或病腿足疝痛牵阴。

有力冷痛,无力虚寒。迟而在浮,表冷何忧。迟而在沉,里寒阴深。迟而兼涩,血少无惑。迟兼宽缓,寒而多湿。迟滑胀满,迟微衰息。

阴性多滞,故阴寒之症,脉必见迟。与缓脉绝不相类,盖缓以形之宽纵得名,迟以至数之不及为义。故缓脉四至,宽缓和平;迟脉三至,迟滞不前,二脉迥别。医家动云迟缓,未知是一是二,可发一噱。

一呼一至曰离经,二呼一至曰夺精,三呼一至曰死,四呼一至曰命绝,此损脉也。总之至数愈迟,阴寒愈甚矣。

涩脉

涩脉塞滞迟浮而细软为涩,如刀刮竹。迟细而短,三象俱足。阴也。男女尺中沉涩者,必艰于嗣。

涩为血少,亦主精空。寸涩心痛,或为怔忡。关涩阴虚,中热难驱。左关胁胀,右关土虚。尺涩遗淋,血利可虞。孕为胎病血不足以养胎,无孕血枯。

涩而坚大,为有实热。涩而虚软,虚炎难灭。

李时珍以病蚕食叶为喻者,谓其迟慢而艰难。盖涩脉往来迟难,有类乎止,而实非止也。又曰细而迟,往来难且散者,乃浮分多而沉分少,有类乎散,而实非散也。须知极细极软,似有若无为微脉,浮而且细且软为濡脉,沉而且细且软为弱脉。三脉皆有似于涩,而实有分别也。肺藏气多血少,故右寸见涩,犹为合度。肾藏专司精血,若右尺见之,为虚残之候。

凡物濡润者则必滑,枯槁者则必涩。故滑为痰饮。涩主阴衰。

结脉

结为凝结。迟而歇止为结。迟时一止,徐行而怠,颇得其旨。阴也,结而不散之义也。

结属阴寒,亦因凝积。左寸心寒,疼痛可识。右寸肺虚,气寒凝泣。左关疝瘕,右关痰食。右尺阴寒,左尺痿癖。

结而居浮,积痛在外。结而伏居,积聚在内。然必有力,方为积内结;若无力,真气衰殆。

古人譬诸徐行而怠,偶羁一步,可为结脉传神。大凡热则流行,寒则凝结。如冬冷则水坚,理势然也。人惟少火衰弱,中气虚寒,失其乾健之运,则气血痰食互相纠缠,运行之机不利,故脉应之而成结。然结甚则积甚,结微则积微。若真气衰息,惟一味温补,为正治也。

代脉

代为禅代。迟而止有常数为代。如数而止，不能自还，良久复起。如四时之代禅，不愆其期也。

代主藏衰，危恶之候。脾土败坏，吐利为咎。中寒不食，腹痛难救。两动一止，三四日死。四动一止，六七日死。次第推求，不失经旨。

结促之止，止无常数；代脉之止，止有常数。结促之止，一止即来；代脉之止，良久方至。《内经》以代脉之见为藏气衰微，脾经脱绝之候也。惟伤寒心悸，怀胎三月，或七情太过，跌打重伤，及风家痛家，俱不忌代脉。若无病而羸瘦脉代者，危候也。久病脉代，万难回春。经曰：代则气衰。又曰：代散者死。夫代脉见而脾土衰，散脉见而肾水绝。二脉交见，虽神圣不能施其力也。

脉来一息五至，则五脏之气皆足。故五十动而不一止者，合大衍之数，谓之平脉；反此则止乃见焉。肾气不能至，则四十动一止；肝气不能至，则三十动一止；脾气不能至，则二十动一止；心气不能至，则十动一止；肺气不能至，则四五动一止。故《难经》谓三部九候，每候必满五十动，脉之止否方知。古人谓甚痛者脉多代，非死脉也。又云：少得代脉者死，老得代脉者生。自当通变。

缓脉

缓脉四至与迟不同，来往和匀，如初春柳，风微飐轻。缓为胃气，不主病。取兼脉乃可断症。

缓浮伤风，卫气不充。卫气受伤。缓沉寒湿，营弱无力。营血不足，是为营弱。缓而犹细，湿痹为忌。缓而加弱，气衰力薄。缓益以涩，血伤形脱。

左寸涩缓，少阴血虚。右寸浮缓，风邪所居。左关浮缓，肝风内急。右关沉缓，土弱侵湿。右尺缓涩，精宫不及。右尺缓细，真阳衰极。

脉缓以宽舒和缓为义，与紧脉正相反也。在卦为坤，在五行为土，在时为四季之末，在人身为足太阴脾经。若阳寸阴尺，上下同等，浮大而软，无有偏胜，为缓而和匀，不浮不沉，不大不小，不疾不徐，意思欣欣，悠悠扬扬，难以名状者，此真胃气脉也。土为胃气之母，中气调和，则百病不生。一切脉中，皆须挟缓，谓之胃气，非病脉也。《脉语》谓缓脉状如琴弦，久失更张，纵而不整。此言缓之兼乎浮、迟、虚、濡、细、涩之形者，故云为病。不足为风，为表虚也。脾旺之时，其脉宜大而缓。若得之反脉，亦视生克以定轻重吉凶，如前钩脉云云。

数脉

数脉属阳，象为太过。一息六至，往来越度。

数脉主腑，热病所宗。无论虚实，热脉必数。寸数喘咳，口疮肺痈。关数胃热，邪火上攻。尺数相火，遗浊淋癃。数而坚如银钗之股曰蛊毒。若婴儿纯阳之象，六至和平，即七八至亦其常也。

有力实火，无力虚火。阴虚发热。浮数表热，沉数里热。阳数君焚，阴数相腾。相火上腾。右数阳亢，左数阴丧。阴血丧失。

数之为义,躁急而不能中和也。火性急速,故阳盛之症,脉来必数。肺部见之,为金家贼脉。秋月逢之,为克令凶征。

滑脉

滑脉流利数而流利为滑,往来替替不滞貌,盘珠之形,荷露之义。阳中之阴。滑必兼数。

滑脉为阳,多主痰溢。寸滑咳嗽,胸满吐逆。关滑胃热,壅气伤食。尺滑病淋,或为痢积。男子溺血,妇人经郁。尺滑为下焦畜血。两寸滑曰痰火。一手独滑曰半身不遂。

浮滑风痰,沉滑痰食。右关沉滑为食停。滑数痰火,滑短气塞。滑而浮大,阴痛尿涩。滑而浮散,中风瘫痪。滑而冲和,娠孕无讹。

滑之为言,往来流利而不滞涩也。盖脉者,血之府也。故血枯则脉涩,血盛则脉滑。

滑脉为阳中之阴,以其形兼数也,故为阳;以其形如水也,故为阳中之阴。大概兼浮者毗于阳,兼沉者毗于阴。是以或热或寒,古无定称也。惟辨之以浮沉尺寸,乃无误耳。

紧脉

紧脉有力数而有力为紧,左右弹人,如绞转索,如切急绳。阴中之阳,为阴阳相搏也。

紧主寒邪,亦主诸痛。左寸逢紧,心满痛急。右寸逢紧,伤寒喘咳。左关人迎,浮紧伤寒。右关气口,沉紧伤食。左尺见之,脐下痛极。右尺见之,奔脉疝疾。中恶祟乘之脉而得浮紧,谓邪方炽而脉无根也。咳嗽虚损之脉而得沉紧,谓正已虚而邪已痼也。均为不治。浮紧伤寒,沉紧伤食,或为寒积。紧洪痈疽,紧数中毒,紧细疝瘕,紧实胀腹。

紧者,绷急而兼绞转之象也。热则筋纵,寒则筋急。此惟热郁于内而寒束于外,故紧急绞转之象见焉。夫寒者,北方刚劲肃杀之气,故紧急中复见左右弹手之象也。合观《内经》之左右弹,仲景之如转索,丹溪之如纫线,叔和之如切绳,可见紧之为义,不独纵有挺急,抑且横有转侧也。紧脉之挺急与弦相类,但比之于弦,有更加挺劲之异与转如绳索之殊也。

促脉

促为急促,数时一止。如趋而蹶,进则必死。阳也,阳盛而阴不能和之,故有此脉。

促因火亢,亦因物停。左寸见促,心火炎熏。右寸见促,咯咯肺鸣。左关血滞,右脾食凝。左尺逢之,遗滑堪惊。右尺逢之,灼热无阴。

人身之血气贯注于经络之间,绵绵不息。藏气乖违,则稽留凝注,阻其运行之机,因而歇止者,其止为轻;若真元衰惫,则阳弛阴涸,失其揆度之常,因而歇止者,其止为重。然促脉之故,得于藏气乖违者,十之六七;得于真元衰惫者,十之二三。或因气滞,或因血凝,或因痰停,或因食壅,或外因六气,内因七情,皆能阻其运行之机而为促也。如止数渐稀,则为病瘥。止数渐增,则病剧。所谓进则必死也。

动脉

动无头尾,其形豆若。厥厥动摇,必兼滑数。数滑有力为动。

动脉主痛,亦主于惊。左寸得动,惊悸不宁。右寸若动,自汗淋淋。左关拘挛,右关脾疼。左尺见之,病在亡精。右尺见之,龙火奋升。

动脉两头俯,中间起,极与短脉相似。但短脉为阴,不数不硬不滑也;动脉为阳,且数且硬且滑也。关前为阳,关后为阴。故仲景云:阳动则汗出。阳指寸也。左寸之心,汗为心之液。右寸之肺,主皮毛而司腠理,故动则汗出也。又曰:阴动则发热。阴言尺也。左尺动为肾水不足,右尺动为相火虚炎,故动则发热也。成无己曰:阴阳相搏,则虚者动。故阳虚则阳动寸也,主出汗;阴虚则阴动尺也,主发热。旧说谓动脉只见于关上者,观此可不辨而明矣。妇人手少阴心脉动,为妊子。

疾脉

疾脉太急数极为疾,数之至极,七至八至,脉流薄疾。

疾为阳极,阴气欲竭。脉号离经,虚魂将绝。渐进渐疾,旦夕殒灭。左寸疾成,弗戢自焚。右寸疾至,金被火乘。左绝肝血,右竭脾阴。左尺涸辙,右尺相烈。

疾一名极,总是急速之形,数之甚者也。惟伤寒热极,方见此脉,非他疾所恒有也。若痨瘵虚惫之人见之,则阴髓下竭,阳光上亢,有日无月,短期近矣。阴阳易病者,脉常七八至,号曰离经,为不治。孕妇将产,脉亦离经,言离乎平日之脉,与此不同。

弦脉

弦如琴弦,指下挺然。轻虚而滑,端直长纤。阳中之阴也。浮沉迟数俱兼此脉,故不贯于四脉之下。

弦为肝风,痛疟痰饮。主此四症。弦在左寸,心痛难忍。弦在右寸,胸头痛甚。左关痰疟,更主癥瘕。右关胃寒,膈痛尤加。左尺逢弦,饮在下焦。右尺逢弦,寒疝难瘳。弦而搏曰饮,弦而急曰疝,弦而乍迟乍数曰疟。大概弦而软,其疾轻;弦而硬,其病重。

弦浮支饮外感风,弦沉悬饮肝气郁,弦数多热热生风,弦迟多寒,弦大主虚,弦细拘急,阳弦头痛,阴弦腹痛,单弦饮癖流饮作痛,双弦寒深脉来如引二线。

弦如琴弦之挺直,而略带长也。在卦为震,在五行为木,在四时为春,在五藏为肝,为寒在少阳。经曰:少阳之气,温和软弱,故脉为弦。其气来而实强为太过,病在外,令人善怒;其气不实而微,为不及,病在中,令人胸胁痛引背,两胁胀满。又肝脉来濡弱迢迢,如循长竿末梢,曰肝平。若过实则肝病,急劲则肝死。弦脉与长脉皆主春令,但弦为初春之象,阳中之阴,天气犹寒,故如琴弦之端直而挺然,稍带一分之紧急也。长为莫春之象,纯属于阳,绝无寒意,故如木干之迢以长,纯乎发生之气象也。

又两关俱弦,亦谓之双弦,苦不能食,为木来克土,土已损矣,必不可治。

长脉

长脉迢迢,首尾俱宽,直上直下,如循长竿。过于本位,相引曰长,阳也,木也。

长主有余，气逆火盛。左寸见长，君火为病。右寸见长，满逆已定。左关若长，木实之症。右关若长，土郁胀闷。左尺长时，奔豚冲竞。右尺长时，相火专令。上部主吐，中部主饮，下部主疝。女人左关独长曰为木旺，男人两尺修长曰多春秋。长而软滑，犹曰气治。长而坚搏，则为气病。又为阳明病。长而且洪，颠狂尤甚。凡实、牢、弦、紧四脉皆兼长脉，故长脉主有余之疾。

长脉之应，与前弦脉略同。但弦之木，为万物之始生。此主春生之正令。天地之气，至此而发舒，故脉象应之为长脉也。《内经》云：长则气治。李月池曰：心脉长者，神强气旺。肾脉长者，蒂固根深。皆言平脉也。然惟长而和缓乃合春生之气，为健旺之征；长而硬满，即属火亢之形，而为疾病之应也。

昔人谓长脉过于本位，李士材先生非之。愚谓过于本位者，言其状如长竿，直上直下，宽然有余，不拘束于位中之意也。若真长过本部，则寸过而上之为溢脉，尺过而下之为覆脉，岂得谓之长哉。昔贤之言，当会悟其意，而不可泥其辞者，类如此。

短脉

短脉涩小，首尾俱仆。中间突起，不能满部。阴也，与长脉正相反。

短主不及，为气虚症。短居左寸，心神不定。右寸肺虚，头痛为病。短在左关，肝气有伤。短在右关，膈内为殃。左尺短时，少腹必痛。右尺短时，真火无用。关短缩食，尺短胫冷。乍短乍长曰邪祟。过于悲哀之人，其脉多短。

短反乎长，彼应春，此应秋；彼属肝，此属肺。肺主气，气属阳，宜乎充沛。短脉独见，气衰之兆，乃与肺应，何也？《素问》曰：肺之平脉，厌厌聂聂，如落榆荚。则短中自有和缓之象，气仍治也。若短而沉且涩，则气病矣。家刻《脉语》，谓上不至关为阳绝，下不至关为阴绝，正短而沉涩之脉也。所谓不至关者，非谓断绝不与关脉贯通，以真气虚衰短缩而不能伸耳。其不至绝也几希。

大抵长短二脉，为有余不及之象。长类于弦，而盛于弦，为有余；短类于动，而衰于动，为不及。弦脉带急，而长脉带缓。动脉形滑而且数，短脉形涩而必迟。诚能细心较量，锱铢不爽者也。

卷　下

脉法备录

妇人脉

阴搏阳别，谓之有子。

阴，尺脉也。尺脉搏大，与寸脉迥别者，有子之象也。

阴虚阳搏，谓之崩。

阴血虚于内，则阳火离于外。血为火迫，不安其位，则崩。

手少阴脉动甚者,妊子也。

少阴,心也。心主血,心脉急数有力,动如豆粒,乃血旺之象,故当有子。

三部浮沉正等,无他病。而不月者,为有妊也。

左手沉实为男,右手浮大为女。又尺脉左大滑实为男,右大滑实为女,左右俱大实为二。

阴阳俱盛曰双躯。若少阴微紧者,血即凝浊,胎养不周,主偏夭。

体弱之妇,尺内按之不绝,便是有子。月断病多,六脉不病亦有子。所以然者,体弱而脉难显也。经断有躯,其脉弦者,后必大下不成胎也。

得革脉曰半产漏下,得离经之脉曰产期。

离经,言离乎平日之常脉,非七八至之疾脉也。

妊娠七八月,牢实强大者吉,沉细者难产而死。

迟脉微迟为居经,月事三月一下。

尺脉微弱而涩,少腹冷,恶寒,年少得之为无子,年大为绝产。

新产伤阴,出血不止,尺脉不能上关者死。

带下,脉浮,恶寒漏下者,不治。

脉平而虚者,乳子也。

小儿脉

半岁以下,于额前眉端发际之间,以名、中、食三指候之。儿头在左,举右手候;儿头向右,举左手候。食指近发为上,名指近眉为下,中指居中。三指俱热,外感于风。鼻塞咳嗽,三指俱冷。外感于寒,内伤饮食。发热吐泻,食、中二指热,主上热下冷。名、中二指热,主夹惊。食指热,主食滞。

三岁以下,看虎口三关。男左女右,初寅位为风关,次卯位为气关,三辰位为命关。纹色淡黄淡红者无病,色紫者热,色红伤寒,色青惊风,色白疳积,色黑者死。在风关轻,气关重,命关危。

三岁以上,以一指取寸关尺之处,六七至为常,加则为热,减则为寒。凡小儿四末独冷,股栗恶寒,面赤气汹,涕泪交至,必为痘疹。

怪脉 即死脉

沸釜

如釜中水,火燃而沸。有出无入,阴阳气绝也。又名涌泉,如泉之涌出而不返也。

弹石

脉在筋骨间,劈劈然而至,如石之弹指,肾绝也。

雀啄

连来三五下而歇,歇而再至,且锐且坚,如雀啄食,脾绝也。

屋漏

良久一至,如屋漏滴水之状,胃绝也。

解索

散乱如解绳索,精血绝也。

鱼翔

浮时忽一沉,如鱼游水面,忽然沉没,命绝也。

虾游

沉时忽一浮,如虾之游,静中忽一跃,神魂绝也。

然薪

脉如火燃薪,洪大之极,心精夺也。

散叶

如散落之叶,肝气大虚也。先父云:浮飘无根,违其沉弦之常矣。金旺则木绝。

偃刀

浮之小急,如刀口。按之坚大急,如刀背。寒热独并于肾也。一名循刃,如循锋刃之芒也。

省客

来如省问之客,旋复去也,是肾气不足也。

横格

如木之横格于指下,胆气不足也。

悬痈

如悬赘之痈,左右弹而根不移,十二俞予不足也。

如丸

滑不在手,按之不可得,大肠气不足也。

弦缕

如弦之急,如缕之细,胞精不足也。

颓土

按之即不可得见,如颓土之状,肌气不足也。

交漆

左右旁至,如绞漆之下,袅袅然而交也。

如舂

极洪极实,如杵之舂。

霹雳

静时忽鼓,数下而去,如霹雳之轰空也。

诸病宜忌脉

伤寒,未汗宜阳脉,忌阴脉;已汗宜阴脉,忌阳脉。

中恶宜紧细,忌浮大。

中风宜浮迟,忌急数。

中毒宜洪大而迟,忌细微。

咳嗽宜浮濡,忌沉伏。

喘急宜浮滑,忌短涩。

吐血宜沉小,忌实大。

衄血宜沉细,忌浮大。

脱血宜阴脉,忌阳脉。

崩漏宜微弱,忌实大。

带下宜迟滑,忌急疾。

新产宜滑沉,忌弦紧。

虚损宜软缓,忌细数。

下利宜沉细,忌浮大。

头痛宜浮滑,忌短涩。

心痛宜浮滑,忌短涩。

腹痛宜沉细,忌弦长。

腹胀宜浮大,忌沉细。

水肿宜浮大,忌沉细。

颠狂宜实大,忌沉细。

霍乱宜浮洪,忌微迟。

痿痹宜虚濡,忌紧急。

消渴宜数大,忌虚小。

癥瘕宜沉实,忌虚弱。

肠澼宜沉小,忌数大。

堕伤宜紧急,忌小弱。

金疮宜微细,忌紧数。

痈疽宜微缓,忌滑数。

蛊蚀宜虚小,忌紧急。

男女脉异

男以阳为主,寸旺于尺;反此者,肾不足也。女以阴为主,尺旺于寸;反此者,上焦有余也,不足固病有余,亦病。

老少脉异

老人脉宜缓弱,过旺者病;少壮脉宜充实,过弱者病;然旺而非躁,此天禀之厚,寿征也;弱而和缓,此天禀之静,清士也。

脉合形性

凡诊脉当视其人大小、长短及性气缓急。脉合形性者吉,脉反形性者逆也。

脉分五脏

肝脉弦,心脉钩,脾脉代,肺脉毛,肾脉石。

脉分四方

东极气暄和,脉多缓。南极气蒸炎,脉多软。西极气清肃,脉多劲。北极气凉冽,脉多石。

脉分病期

无肝脉,春得病。无心脉,夏得病。无肺脉,秋得病。无肾脉,冬得病。无脾脉,四季之月得病,或长夏得病。

脉忌无根

有表无里为无根。关前有,关后无,亦为无根。无根则阴道绝,阳岂能独存?

脉贵有神

有神者,有力也,虽六数、七疾、三迟、二败犹生。节庵辨伤寒,谓脉来有力为阳症,沉微无力为阴症,最确。

脉嫌先见

如春宜弦,得洪脉者夏死,得涩脉者秋死,得石脉者冬死,真藏之气先泄故也。余季可推。

阴阳相乘

浮与寸皆阳,若见紧、涩、短、小之类,是阳不足而阴乘之;沉与尺皆阴,若见洪、大、涩、滑之类,是阴不足而阳乘之。

阴阳相伏

阴脉之中阳脉,间一见此,阴中伏阳;阳脉之中阴脉,间一见此,阳中伏阴。

阴阳亢制

阳实者脉洪大,极则反伏匿,此乾之亢龙有悔也;阴虚者脉细微,极则反躁,此坤之龙战于野也。

重阴重阳

寸口浮大而疾,此阳中之阳;尺内沉细而迟,此阴中之阴。上部重阳,下部重阴。阳亢阴隔,颠狂乃成。

脱阴脱阳

六脉虚芤,此脱阴也;六脉陷下,此脱阳也;六脉暴绝,此阴阳俱脱也。脱阴者目盲,脱阳者见鬼,阴阳俱脱者危。

六残脉

弦、紧、涩、滑、浮、沉,此六脉为残贼,能与诸经作病。

上鱼脉

脉上鱼际,平人神色充实而有此,乃天禀之厚,主寿。若素无此脉,见之必病,为溢脉,为阴乘阳,主遗尿,女思得男。

胃气脉

胃气者,脉之中和也,如弦不甚弦之类,顺四时五行,而无太过不及也。又男人右脉充于左,女人左脉充于右,皆有胃气。胃气为本,有胃气,病虽重虽久,可治。

神门脉

两手尺中,为神门脉。叔和云:神门诀断,两在关后。人无二脉,病死不救。神门脉绝,即是肾绝,资始之本绝也。

冲阳脉

冲阳,一曰趺阳,胃脉也,在足面大指后一寸骨间动脉是也。病笃当候此,以验胃气之有无。土为万物之母,资生之本也。

太溪脉

太溪亦肾脉也,在足内踝后跟骨上陷中动脉是也。病笃当候此,以验肾气之有无。水为天一之元,资始之本也。

奇经八脉

督脉起于下极之俞,位于脊里,上至巅顶,极于上齿缝中龈交穴。督者,都也。为阳脉之都纲,主外感风寒,脊强头重。

任脉起于中极之下,循腹上喉,至于龈交,极于目下承泣穴。为阴脉之都纲,主疝瘕、阴痛、拘急。

冲脉起于气街,在小腹毛中两旁各二寸,挟脐左右,上行至胸中而散,为十二经根本。冲脉血盛则灌皮肤、生毫毛,主逆气上冲。

阳跷脉起于跟中上外踝,循胁上肩,夹口吻至目,极于耳后风池穴。主腰背痛、癫痫、僵仆、偏枯、痿痹。阴跷脉起于跟上内踝,循阴上胸至咽,极于目内眦睛明穴。主阴疝、漏下、淫痹、腹痛、寒痛、癫痫。

阳维脉起于诸阳之会,发于足外踝下一寸五分,循膝上髀厌,抵少腹,循头入耳,至本神而止。

阴维脉起于诸阴之交,发于内踝上五寸,循股入小腹,循胁上胸,至顶前而终。主心胸痛、胁下满、癫痫、痹痒、汗出、恶风。

带脉起于季胁,围身一周,如束带然。总束诸脉,使不妄行。主腹并少腹痛、腰冷、里急、月事不调、赤白带下。

凡人有此八脉,闭而不开。惟神仙以阳气冲开,故能得道。冲脉在风府穴下,督脉在脐后,任脉在脐前,带脉在腰,阴跷脉在尾闾前阴囊下,阳跷脉在尾闾后二节,阴维脉在顶前一寸三分,阳维脉在顶后一寸三分。此八脉者,先天大道之根,一炁之祖,采之惟在阴跷为先。此脉才动,诸脉皆通,上通泥丸,下澈涌泉。倘能知此,使真气聚散,皆从此关窍,则天门常开,地户永闭,雪里花开,道在是矣。

三焦

经曰:上焦如雾,中焦如沤,下焦如渎。人身以胸、膈、腹分三焦,脉以寸、关、尺分配三焦,至当不易。三焦通,则周身之气皆通。

人迎气口

经曰:人迎盛坚者伤于寒,气口盛坚者伤于食。盖人迎主表,盛坚为外感;气口主里,盛坚为内伤。

　　古称关前一分,人命之主,左为人迎,右为气口。人迎以察外因,气口以察内因。所谓关前一分者,正关之前一分也。左关之前一分,属少阳胆部。胆为风木之司,肝与胆相为表里。胆少阳之脉,行肝脉之分外。肝厥阴之脉,行胆脉之位内。两阴至是而交尽,一阳至是而初生,十二经脉至是而终。故左关之前一分为六腑之源头,为诸阳之主宰,察表者不能外也。右关之前一分,属阳明胃部。中央湿土得天地中和之气,万物所归之乡也。土为君象,故不主时,寄旺于四季之末,为五脏六腑之海。清气上交于肺,肺气从太阴而行之,为十二经脉之始。故右关之前一分为五脏之鑑口,为百脉之根荄,察里者不能废也。况肝胆主春令,春气浮而上升,阳之象也,阳应乎外,故以候表焉;脾胃居中,土性凝而重,浊阴之象也,阴应乎内,故以候里焉。

五藏平脉
软弱迢迢,如循长竿末梢,曰肝平。

累累如连珠,如循琅玕,曰心平。

和柔相离,如鸡践地,曰脾平。

厌厌聂聂,如落榆荚,曰肺平。

喘喘累累如钩,按之而坚,曰肾平。

以上皆极状其和平之象,无太过不及,胃气脉也,故曰平。

五藏病脉
盈实而滑,如循长竿,曰肝病。

喘喘连属,其中微曲,曰心病。

实而盈数,如鸡举足,曰脾病。

不上不下,如循鸡羽,曰肺病。

有如引葛,按之益坚,曰肾病。

以上皆失其和缓之象,弦、钩、弱、毛、石脉多,而胃气少也,故曰病。

五藏死脉
急益劲,如张新弓弦,曰肝死。

前曲后居,如操带钩,曰心死。

锐坚如鸟之喙,如鸡之距,如屋之漏,如水之流,曰脾死。

如物之浮,如风吹毛,曰肺死。

发如夺索,辟辟如弹石,曰肾死。

以上言各藏过极而全无胃气也,故曰死。

七诊
岐伯曰:察九候。

寸关尺各浮、中、沉三候,共九候。

独小者病,独大者病,独疾者病,独迟者病,独热者病,独寒者病,独陷下者病。

既言独疾独迟,则主热与寒矣。又言独热独寒者,必于阳部得洪、实、滑、数之脉为独热,必于阴部得沉、微、迟、涩之脉为独寒。独陷下者,沉伏而不起也。

形肉已脱,九候虽调犹死。

脾主肌肉,为五藏之本。大肉脱,则脾气绝矣。九候之中,虽无七诊独见之脉,亦不生。

七诊虽见,九候皆从者不死。

从,顺也,顺四时之令。五藏之常及与病症为顺也。既得顺脉,虽独脉亦不至死。

分配藏腑定位

《内经》曰:尺内两旁,则季胁也。在胁下两旁,为肾所居之处。尺外以候肾外,即前半部,尺里以候腹里,即后半部,大小肠膀胱俱在其中。中附上附尺之上,左外以候肝肝为阴中之阳,内以候鬲中焦之鬲膜皆在其中;右外以候胃,内以候脾。胃为阳,脾为阴。上附上寸部,右外以候肺肺最高,内以候胸中鬲膜之上皆是;左外以候心,内以候膻中。膻中,即心胞络之别名。上竟上者,咽喉中事也。竟上则尽于鱼际。下竟下者,少腹腰股胫足中事也。竟下则尽于尺部。

分析藏腑阴阳

《脉经》曰:左手关前寸口阳绝者,无小肠脉也;阴绝者,无心脉也。左手关上阳绝者,无胆脉也;阴绝者,无肝脉也。左手关后尺中阳绝者,无膀胱脉也;阴绝者,无肾脉也。右手关前寸口阳绝者,无大肠脉也;阴绝者,无肺脉也。右手关上阳绝者,无胃脉也;阴绝者,无脾脉也。右手关后尺中阳绝者,无子户脉也;阴绝者,无肾脉也。阳实阴实,可以类推。

此言左寸兼心与小肠,右寸兼肺与大肠也。世皆宗之。较前《内经》分配三部,似不相侔。李士材先生所以深诋之。然亦未可尽非也。前之定位,就身之胸、鬲、腹三段言也,此以脉络相表里言也。胸、鬲、腹不可上下倒置,而脉络未始不上下交缠。惟小肠之脉络于心,大肠之脉络于肺,故候左寸而并知小肠,候右寸而并知大肠。如心热则移于小肠,肺热则移于大肠,此其明验也。以上下隔远之位病且相干,岂以下络上之脉反不相属乎?至于前半部属腑,后半部属藏,腑阳藏阴,则阳先阴后自不待言。第胸、鬲、腹三焦之症,仍在寸、关、尺三部推详。如淋疝等症属在下焦,自当在尺部候之。未尝以下部之病,越候于上部之脉也。总之,前之分配,以一身之定位言,而表里之脉,究不可废;后之分析,以脉络之相表里言,而胸、鬲、腹之三部,仍未尝淆。就不相侔之中,而得其相侔之理,庶几可合列圣于一堂耳。

推法

推而外之,内而不外,有心腹积也。

推求于表,但见沉分而无表脉,知其病在心腹之有积。

推而内之,外而不内,身有热也。

推求于里,浮而不沉,惟表有邪,故主热也。

推而上之,上而不下,腰足清也。

上指寸言,下指尺言,清冷也,上盛下虚,故腰足清冷。

推而下之,下而不上,头项痛也。

上部无力,此清阳不能上升,故头项痛。若阳虚而阴凑,亦头项痛。

按之至骨,脉气少者,腰脊痛而身有痹。

按至骨者,肝肾之分。脉气少者,无力之脉。肾水虚故腰脊痛,肝血亏则身有痹。

决死生

形气相得者生。

形盛脉亦盛,形小脉亦小,形与脉相得矣。相得者相合也,故曰生。

形盛脉细,少气不足以息者危。

外有余而内不足,枝叶盛而根本拔也,故曰危。

形瘦脉大,胸中多气者死。

阴不足而阳有余也,孤阳不生,故主死。

参伍不调者病。

参伍,数目也。言其至数不和匀,往来无常度。

上下左右之脉,相应如杵舂者,病甚。

上下左右,即两手之三部九候。脉来实大有力,如杵之舂。

上下左右之脉,相失不可数者死。

失其常度,至于急数而不可数,即八九至之绝脉也,安得不死。

三部九候,皆相失者死。

相失,如宜浮而沉,应大而小,违四时之度,失五藏之常。

中部之候相减者死。

众藏虽调,而中部之候独不及者,为根本败坏也,故亦主死。此即无胃气也。

诊脉初知

三部

寸、关、尺也。寸部法天,主胸以上至头;关部法人,主鬲以下至脐;尺部法地,主腹以下至足。

九候

浮、中、沉也。寸、关、尺三部,每一部浮中沉三候,三三共九候。浮亦法天,中亦法人,沉亦法地。

下指

先以中指取定关脉,再下前后二指。人长则下指疏,人短则下指密。初轻候之名曰举，次中候之名曰按，次重候之名曰寻。

上下来去至止

上者，自尺部上于寸；下者，自寸部下于尺。来者，自骨肉出于皮肤；去者，自皮肤还于骨肉。应曰至，息曰止。

至数

一呼吸四至，闰以太息五至，曰平人。一呼吸三至，曰少气。六至而躁热，曰病温。不热而滑，曰病风。八至以上死。脉绝不至曰死。乍数乍疏曰死。不满十至而代，是为乍数乍疏。

持脉论

《素问·脉要精微论》曰：持脉有道，虚静为保。言医者于持脉之时，必虚其心，无杂念，静其身，无躁动，然后神闲气定，乃能得脉之真。中病之窾，而人赖之以保其生也。先圣之垂训，其谆切也如此。今人则不然，诊视之际，如优人登场，关目略具而已。又且意在探病，罔窥精微，心意方尽，瞻顾不定，此全恃闻问工夫，与虚静二字正相反者也。间有所称高明之士，又往往故示神奇，才一下指，辄乱举方。夫脉必三部九候，每候五十，方合经旨。今即不能尽依古人，亦须逐一审详，庶乎有据。若一视便谓了然，虽黄岐复生，恐亦不能神异若此也。嗟嗟！病者竭诚而来，医者以卤莽应之，宁不以人命为草菅乎！况乎二十八脉之权变，又未必其果达也。于是制为一律之方，但用和平轻淡之品，无论寒热虚实，人人可服；服之不效，则久服之；久服不效，则归于命数。不知和平轻淡之品，虽不杀人，然实不能泻，虚不能补，病久渐深，日即于殆。犹之治国，大奸不除，大荒不救，养成祸乱，以致危亡，不杀之杀，深于杀矣。此病之不保，缘脉之不审，而持脉之道失也。昔人有言，死生大矣。谁号司命，可不念哉。

今人动言不传之秘，愚谓苟有所秘矣，乌得不传？孟子曰：不能使人巧，又安能使人不巧哉！轮扁以为臣不能喻之于子，臣子亦不能受之于臣。然前此无斲轮者乎？曰：有后此无斲轮者乎？曰：有则不徐不疾，得之于手，而应之于心者，非独一轮扁也。盖所谓口不能言而有数焉。存乎其间者，曷尝不喻之于人，而人亦曷尝无受之者欤！顾人人有手与心，而不自求其巧，乃咎夫有秘不传，斯亦谬矣！世之以技鸣者，又往往自诩曰秘授。愚谓既云授矣，又乌得秘？是二说者，要皆浅率者之托以文其固而张其术也。夫为他事而不求其巧，不过艺之不精，名之不立已耳。若医之为道，则人之死生系焉，宁可让人以不传之秘，而忍以人命为戏乎！愚又不解其所秘授者，伊谁作俑也。古之称神医者，神于脉耳，静以候之，虚以听之，不徐不疾，得之于手，而应之于心矣。然二十八脉之名，诸君子亦尝诵之，有能于疑似之交，几微之辨，实明其理，而悉其数者乎！有能明其理，悉其数，而潜心静气以体认之者乎！是真不传之秘矣。己丑之夏，华病几殆，余君林发起而生之。盖其心之细，而论之精，虚静明通，直与神会。凡辨症施治，十不失一。此岂有所私授之秘，而后能巧哉！乃所自得，真有口不能言，而有数存乎其间者矣！今读尊公抑庵先生脉理一书，不啻大宣其秘而使人巧者，至能与不能，则存乎其人也。诚读是书而静以求之，则不徐不疾，得之于手而应之于心，人人可为轮扁矣。

　　　　　　　　　　　　　　虬山同学佘华瑞拜跋于程斋

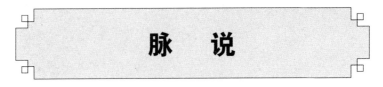

脉 说

[清] 叶 霖 撰

概 要

　　《脉说》二卷,清·叶霖撰。叶霖,字子雨,号石林旧隐,江苏扬州人,同治、光绪年间名医。叶氏认为历代脉学著述虽多,而瑕瑜互见,未能尽如人意。乃"撰集诸家,采其精要",其义有未尽之处,则参以己见,务求"条分缕析,纲举目张"。上卷二十四篇,分述脉原、寸口、三部九候、脉之左右阴阳上下内外前后、诊法、妇人小儿脉法诸项,属于脉诊的"基础理论",在脉学著作中是论述最为详尽者。下卷则属"各论"性质,首篇"纲目",引明末清初时医家卢之颐(子繇,子由)之说,述脉象分类纲领。以下列述三十种脉之脉象、主病,每脉均加按语,反复申说,务求透彻,可谓不厌其详,亦为诸书中最为详密者。此三十脉,较张璐《诊宗三昧》仅少清浊二脉,但又于卷末附论之。《中国医学大成总目提要》谓本书"依据诸家之精要部分,阐发新义","条分缕析,纲举目张,苟能细心研究,虽深奥之脉理,俱能明析无遗",称得上公允之论。这次整理,即据《中国医学大成》本标点。

自　序

　　人秉天地之精气生，顺四时之化理成。五脏六腑以定位乎内，十二经络以环周一身。脏腑运行血气于经络之中，使往来无不流通，斯即谓之脉焉。脉，幕也。幕络全体者也。地有脉，水泉有脉，草木有脉，人之脉亦犹此也。是故掘土则地脉不荣，闭流则水泉脉壅，折枝则草木脉绝。邪在于身，则脉非常矣。所以欲知病之所由生者，莫不于脉征之。然脉理奥深，视之无形，尝之无味，体状难分，展转相类，微细紧弦，似同而异，况有虚虚实实之易淆乎！且医者生之具也，医之夫惟脉焉。故雷公钜子，亦诵旧文；扁鹊至精，尚参三部。毫芒之疑必晰，四诊之候务明。而前言往说，或寡其传；《金匮》《灵兰》，鲜探其颐。晋唐以降，逮于我朝。著述虽多，瑕瑜互见，莫衷一是，各逞己才，遂使末学徒欢夫亡羊，庸工每艰于脱鸽，良可哀也。今撰集诸家，采其精要，义有未尽，则以鄙见参焉。凡三阅月始成，都为二卷，条分缕晰，纲举目张。诚能研究，庶不致贻人夭札矣。然此特其大略耳，若夫变化之用，则未可胶柱也。

　　　　　　　时屠维赤奋若畅月既望子雨霖书于石林书屋

目　录

上　卷

脉　原

脉者血气也，乃后天谷气所生。西医言凡食入于胃，其精汁吸至颈会管，奉心化赤为血。由心之上下左右四旁舒缩而入总脉管，以循行十二经脉，即《灵枢》所云一日一夜五十周之营气者是也。夫心之舒缩与肺之呼吸相应，一呼一吸为一息。大概平人一息血从心落脉管四五次，每一分时，约十三四息，心跳七十次，即脉动七十次，率为常度，太过不及皆为病矣。《素问·平人气象论》云：人一呼脉再动，一吸脉亦再动，呼吸定息脉五动，闰以太息，命曰平人。越人谓人一呼脉行三寸，一吸脉行三寸，呼吸定息脉行六寸。一日一夜凡一万三千五百息，脉行五十度周于身，均此义也。然此皆概言之。壮实者则息缓，孱弱者则息促，气血衰者亦迟慢。故西医又言心之跳动，婴儿一分时有跳至一百二三十次者，老人一分时只跳五六十次，且行走坐卧，速慢不同。一昼夜一万三千五百息之数，又未可拘执不化也。《小学绀珠》引胡氏《易说》云：一昼夜一万三千六百余息。《吕蓝衍言鲭》云：一气运行出入于身中，一时凡一千一百四十五息。一昼夜计一万三千七百四十息。《天经或问》则云二万五千二百息。其差谬有如此之多者，不知人长则脉道长，人短则脉道短，而况加以动静之有异乎。轩、岐、越人所云者，指真人、至人而言，平心静气故息缓。学者当识其常而通其变，固不得出于规矩之外，亦不可囿于方圆之中也。

按：西士言二万五千二百息者，是以呼吸计。一呼脉二动，一吸脉亦二动，知一息四动而不明闰以太息之旨也。若仅以呼吸计，一分时得十七息有奇，一昼夜计合二万五千余息。此今世之平人，坐而诊者。凡人卧则脉缓，坐则脉速，行走则更速矣。轩岐所云之一万三千五百息者，是指上古之真人而言，身材较今人长大，脉道则迂远。平居恬澹虚无，真气内守，过心落脉管之血亦舒徐不迫，况闰以太息。每息五至，故合一万三千五百息之数也。苟谓不然，则婴儿一分时而脉来一百二三十至之多者何也？盖缘气弱息促，人小脉道短故也。是中西之言虽异，其道则同，惟在圆机之士，有以融会贯通耳。

或问：孱弱者脉促，气血衰者脉迟慢，是说也，不相刺谬乎。曰：此即越人损至之谓也。至脉者由肾阴亏而及于肺气尽，虚中挟热，故呈数象。损脉者由肺气亏及于肾阳竭，虚中挟寒，故呈迟象。是同一虚弱，而有阴阳之别，所谓太过不及，皆为病脉。病虽未见，有此脉象，即宜抑其有余，扶其不足。此上工治未病也。然脉理渊微，病机幽邃，非一损至可以尽之，学者鉴诸。

寸 口

《素问》言脉,遍诊十二经,详于《三部九候论》。诊寸口以决死生,详于《经脉别论》。独取寸口三部,以候五脏六腑吉凶生死者,则越人之《难经》也。夫太渊、经渠是手太阴肺经之动脉。肺主气,十二经之脉动,皆肺气主之。故脏腑之气,变见于寸口。诊寸口左右三部,即可候脏腑之气也,故越人独取之。

按:经云寸口,一曰气口,一曰脉口,皆统寸、关、尺三部言之,非谓关前之寸口。经云气口,何以独为五脏主者,亦指寸口言也。自越人独取寸口以候脏腑气,为医家捷法。人情畏难趋易,不复诊十二经动脉。故仲景《伤寒论序》有握手不及尺之诮。在季汉已然,无怪近世医者,竟不知十二经脉动于何处,殊可鄙也。然虽不遍诊,要亦不可不知。附列于下。

手阳明大肠脉动合谷,在手大指次指歧骨间。手少阴心脉动极泉,在臂内腋下筋间。手太阳小肠脉动天窗,在颈侧大筋间曲颊下。

手少阳三焦脉动和髎,在耳前兑发陷中。手厥阴心包络脉动劳宫,在掌中屈中指无名指尽处是。足太阳膀胱脉动委中,在膝腘约纹里。足少阴肾脉动太溪,在足踝后跟骨上。足太阴脾脉动冲门,在期门下同身寸之一尺五分。足阳明胃脉动冲阳,足大指次指陷中为内庭,上内庭同身寸之五寸是。足厥阴肝脉动太冲,足大指本节后同身寸二寸是。足少阳胆脉动听会,在耳前陷中。考《明堂针灸图》《甲乙经》诸书,指称动脉者二十余穴,除太渊手太阴动脉外,惟此十一穴,用以诊候。而此十一穴中,又以太溪、冲阳、太冲三足脉为扼要也。

寸关尺之义 附人迎气口

鱼际下至高骨为一寸,内取九分,高骨下至尺泽为一尺,内取一寸,凡一寸九分,寸、关、尺三部各得六分。其一分则关前阴阳之界,以候人迎胃府之气,余则候气口肺藏之气。叔和《脉经》所云,关前一分,人命之主者是也。

按:《内经》本以人迎诊六腑之阳,气口诊五脏之阴。人迎乃足阳明胃脉,在结喉两旁。气口即寸口,乃手太阴肺脉,在两手太渊、经渠穴处。自越人独取寸口,不诊十二经动脉,则以寸口之上察人迎。盖奉心化赤之血,及肺藏呼吸之气,皆胃腑谷精气化,是人迎为寸口肺脉之根,寸口为人迎胃脉之干。根干气通,根若有变,其机兆未有不见于干者,故可以寸口之上察人迎之气也。寸口之上既可候人迎之气,则结喉两旁之人迎,亦不必诊矣。以左为人迎,右为气口者,叔和《脉经》引《脉法赞》之说,而唐、宋、金、元莫不宗之。不知《脉赞》所云,是言脏腑气血阴阳错综之义,非必以左候人迎之腑阳,右候气口之脏阴也。故《脉赞》又有左主司官,右主司府,左大顺男,右大顺女,阴病治官,阳病治腑云云。观此则示人以参伍活法,左候人迎、右候气口,亦不可泥执明矣。然后世以人迎候之结喉两旁,气口候之两手,殊失越人独取寸口之义,尤属胶柱。

脏腑部位

手少阴心经在左手寸部,与手太阳小肠同诊。足厥阴肝经在左手关部,与足少阳胆同诊。足少阴肾经在左手尺部,与足太阳膀胱同诊。手太阴肺经在右手寸部,与手阳明大肠同诊。足太阴脾经在右手关部,与足阳明胃同诊。手少阳三焦经在右手尺部,与手厥阴心包络同诊。此叔和《脉经》分配之例也。盖以太渊、经渠为肺经之穴。肺主气,故脏腑之气皆变见于肺,并非六藏六腑之部位,皆以寸关尺可定其上下也。脏腑之部位固不可不知,而又不可拘执也。

按:陈修园①曰:大小二肠,经无明训。《素问》以左右尺候腹中者,大小肠膀胱俱在其中矣。前贤或有配于两寸,取心肺与二肠相表里之义也。或有以小肠配于左尺,大肠配于右尺,上下分属之义也。或有以大肠配于左尺,取金水相从之义也。小肠配于右尺,取火归火位之义也。均有至理,当以病证相参。如大便秘结,右尺宜实。今右尺反虚,左尺反实,便知金水同病也。如小便热淋,左尺宜数。今左尺如常,而右尺反数者,便知相火炽盛也。或两尺如常,而脉应两寸者,便知心移热于小肠,肺热移于大肠也。一家之说,俱不可泥如此。况右肾属火,即云命门,亦何不可。三焦鼎峙两肾之间,以应地运之右转,即借诊于右尺,亦何不可乎?斯说也,虽未尽善,要亦诊脉活法,是可索玩者也。

三部九候

三部者,两手腕之寸、关、尺也。九候者,每部之浮、中、沉也。越人云:初持脉如三菽之重,与皮毛相得者,肺部也;如六菽之重,与血脉相得者,心部也;如九菽之重,与肌肉相得者,脾部也;如十二菽之重,与筋平者,肝部也;按之至骨,举之来疾者,肾部也。

按:《素问·三部九候论》所谓天、地、人三部者,是遍诊十二经动脉之法也。以寸、关、尺三部,每部有浮、中、沉,三而三之,故曰九候者,此越人推阐《脉要精微论》之义,以候经络脏腑表里之气也。菽,豆之总名。诊脉之轻重,何以独取乎豆,且不言三菽四菽五菽,而必以三累加之?盖豆在荚,累累相连,与脉动指下者相类。以此意推之,言三菽之重者,非三菽加于一部之上,乃一指下如有一菽之重也,通称三部则三菽也。肺位最高而主皮毛,故轻六菽之重者,三部各有二菽之重也。心在肺下主血脉,故稍重。九菽之重者,三部各有三菽之重也。脾在心下主肌肉,故又稍重。十二菽之重者,三部各有四菽之重也。肝在脾下主筋,故较脾又加一菽之重也。肾又在肝下而主骨,故其脉按之至骨,沉之至也。而举之来疾者,何也?夫脉

①陈修园:陈念祖,字修园,清代医家,著作甚丰,如《医学实在易》《医学三字经》等。

之体血也,其动者气也。肾统水火。火入水中而化气,按之至骨,则脉气不能过于指下。微举其指,其来顿疾于前。此见肾气蒸动,勃不可遏,故曰肾部也。举之两字,最宜索玩,不可忽也。若去此两字,是按之至骨而来转疾,乃牢伏类矣。

卢子由曰:此轻重五诊之法,为五脉应有之常,咸以按为则。惟肾则按中有举,举中有按。按之至骨者,骨为肾之合,此即肾部,便可诊得肾藏之气。第脉行肉中,骨上无脉,此欲得肾藏之真,故必按指至骨,而后肾真乃发。肾为水,物入则没,故按则濡。水性至刚,物起则涌,故举指来疾者即是。故欲得其详,还须随举随按,随按随举,有非一举指之劳,所能尽其性者也。此说颇发越人奥旨,迥出诸家。惟专指水言,是不知火入水中化气之理,论阴阳互根之义,尚隔一间。

脉分左右

《素问·阴阳应象大论》曰:左右者,阴阳之道路也。水火者,阴阳之征兆也。此论气血阴阳之升降。以藏气言,肝木左升,肺金右降。以脉体言,左属血,右属气。凡诊感证之脉,伤寒多盛于左部,寒伤形,伤其有形之血也。温暑多盛于右部,热伤气,伤其无形之卫气也,此水火之征兆,血气之左右,不可不察也。

按:血气阴阳,错综互用,其理渊微,言之不尽。自东垣《辨惑论》,强分左为人迎,右为气口,以人迎脉大于气口属外感,气口脉大于人迎属内伤。然此所云外感者,指外感风寒而言;云内伤者,指内伤饮食而言。盖寒伤形血,故脉盛左部;食伤胃腑,故脉盛右关。后世医家误会其意,竟谓凡病外感,皆当左盛;凡病内伤,皆当右盛。血气不分,阴阳莫辨。虽有王安道论之于前,吴又可论之于后,奈积习难反,寒热倒施,能不遗人夭扎鲜矣!若夫伤寒传入阳明,右关脉实大者,燥矢填于胃,腑宜议下;温暑陷入阴经,左关尺数大者,肝肾之伏热与外热相搏,多不治。活法在人,不可拘执左大风寒,右大温暑也。然而初病风寒,浮紧必盛于左部;初病温暑,洪数必盛于右部。此又不能移易者也。

脉有阴阳

《四难》曰:脉有阴阳之法,何谓也? 然呼出心与肺,吸入肾与肝,呼吸之间,脾受谷味也,其脉在中。

按:脉之阴阳,虽在尺寸,其阴阳之气,又在浮沉。如心肺居膈上,阳也,呼出必由之;肾肝居膈下,阴也,吸入必归之。脾受谷味,为生脉之原而在中,则呼出吸入无不因之。故诊脉之法,浮取乎心肺,沉取乎肾肝,而中应乎脾胃也。夫呼出者,非气自心肺而出也,为肾肝在膈下,其气因呼而上,至心至肺,故呼出心与肺也;心肺在膈上,其气随吸而入,至肾至肝,故吸入肾与肝也。呼者因阴出,吸者随阳入,其呼吸阴阳相随上下,经历五脏之间,皆脾胃受谷气以涵养之也,故言其脉在中。读此节不得刻舟求剑,谓呼出之气为阳,吸入之气为阴也。

或问:注《难经》者,多以呼出为阳,吸入为阴,而子独非之,何也?曰:督脉统一身之阳,任脉统一身之阴。吸入天之阳气,由鼻入肺过心,引心火从肾系直达三焦,蒸膀胱之水气,上腾化津化液化汗,历任脉贯膈至肺,从口呼出。盖吸入天之阳,督脉主之;呼出地之阴,任脉主之。壮年气化多,故溲溺少;老人气化少,故溲溺多。不得因呼出心肺吸入肾肝,便阴阳倒置也。

又曰:浮者,阳也;沉者,阴也。故曰阴阳也。心肺俱浮,何以别之?然:浮而大散者心也,浮而短涩者肺也。肾肝俱沉,何以别之?然:牢而长者肝也,按之濡,举指来实者肾也。脾者中州,故其脉在中。是阴阳之法也。

按:呼吸与浮沉不同。呼吸以至数言,浮沉以部分言。理虽不殊,言各有指。浮为阳者,象火而炎上也;沉为阴者,象水而润下也。心肺俱浮,何以别之?盖心属火,故其象浮而大散;肺属金,故其象浮而短涩。肝肾俱沉,何以别之?盖肝属木,故其象牢而长;肾属水,故其象濡,稍举之则来实,水体外柔而内刚也。脾属土居中,旺于四季,主养四藏,其脉来从容和缓,不沉不浮,故曰其脉在中也。

脉有上下内外前后

《素问·脉要精微论》曰:尺内两旁,则季胁也,尺外以候肾,尺里以候腹中。中附上,左外以候肝,内以候鬲;右外以候胃,内以候脾。上附上,右外以候肺,内以候胸中;左外以候心,内以候膻中。前以候前,后以候后。上竟上者,胸喉中事也。下竟下者,少腹腰股膝胫足中事也。

按:寸、关、尺之名,始于秦越人之《难经》。以高骨取关,则始于叔和之《脉诀》。周秦以前未有斯说也。气由下升上,故卦爻从下始。古人诊脉,下指先定尺部,再取关、寸也。尺内两旁季胁者,谓两尺下之两旁,以候胁下两旁之气也。尺外以候肾者,候肾之经气外行于身者也。尺里以候腹者,候其气化内行于腹中也。中附上者,谓尺之上关部也。左外以候肝者,谓候肝之经气外行于身者也。内以候鬲者,候其气化内行于鬲膜之间也。右外以候胃者,谓右关外候其经气之行于身者也。内候脾者,候其气化功用之行于里者也。上附上谓关上之寸部也,右外以候肺者,是候肺之经气外行于身者也。内以候胸中者,候其气化内行于胸中也。左外以候心者,是候心之经气外行于身者也。内以候膻中者,候其气化内行于包络也。前以候前,谓关前以候身前胸腹也。后以候后,谓关后以候身后项背也。上竟上者,谓候胸喉以上。下竟下者,谓候腹腰以下。此又推广极上极下事也。韩飞霞[①]《医通》云:左寸下指法如菽之重,在指顶为阴为心,在指节为阳为小肠,此言侧指内外之诊也。叔和《脉经》云:脉来细而附骨者积也,寸口积在胸中,微出寸口积在喉中。按:言喉则喉以上可知矣。又曰:尺脉牢而长,少腹引腰痛。按:长则必出于尺下可

---

① 韩飞霞:韩懋,号飞霞道人,明代医家。撰有《韩氏医通》两卷。

知矣。此言上下之诊也。斯《内经》诊法之大义，不可深泥。总须合参六部，察色聆音，并问其兼证，庶不致误。

诊　法

诊法常以平旦阴气未动，阳气未散，饮食未进，经脉未盛，络脉调匀，气血未乱，故乃可诊有过之脉。此《脉要精微论》诊法也。若诊猝病，未能拘执平旦，惟当平心静气，男左女右，先以中指取定高骨关部，却下前后二指，初轻次中次重，逐部单指寻究，然后三指总按，消息其太过不及，各以其部断之。然须候满五十至，以察五脏之气。

按：诊法常以平旦者，盖平旦寅时也。人身脉中之营气，一日一夜五十度周于身。而脉外之卫气，每一日一夜一周于身。平旦寅时，大会于寸口，脏腑之盛衰，可易察也。若有所动作，则阴气动，阳气散，脉失其常度。饮食既入，则脏腑经脉有偏盛，故必以平旦诊有过之脉也，有过者即异于常候之病脉也。若遇猝病，又不能待至平旦，须平心静气，以医者右手诊病者之左腕，候毕再以医者之左手，候病者之右腕。医者之食指、中指、无名指爪甲不可留，必用指端棱起如线者，名曰指目，以按脉之脊，不啻睛之视物，妍媸毕判，故古法称诊脉为看脉也。但食指肉薄而灵，中指稍厚，无名指既厚且木。先以一指单按，须用食指寻究，后以三指总按。设单按与总按不同，必得细心研求所以不同之理。脉不单生，当以总按为准。但一部独异，必有一藏或一腑之故，最不可忽。再人之指顶亦有动脉，设与病者之脉相击，必疑病人之脉大而有力，须心有分别。此亦不可忽也。

凡人长臂长则脉亦长，布指宜疏。人矮臂短则脉亦短，布指宜密。取脉之要有三，曰举曰按曰寻。更察上下来去至止六字，以别阴阳虚实。

按：轻下手于皮肤之上曰举，以诊心肺之气也；略重按于肌肉之间曰按，以诊脾胃之气也；重手推于筋骨之下曰寻，以诊肝肾之气也。滑氏曰：上者为阳，下者为阴；来者为阳，去者为阴；至者为阳，止者为阴。夫上者自尺部上于寸口，阳生于阴，即左尺水生左关木，左关木生左寸火；右尺火生右关土，右关土生右寸金是者。下者自寸口下于尺部，阴生于阳，即右寸肺金生左尺肾水，左寸君火分权于右尺相火是也。来者自骨肉之分而出于皮肤之际，气之升主乎阳也；去者自皮肤之际而还于骨肉之分，气之降主乎阴也。至者脉来应手，故曰至阳也；止者歇至不前，故曰止阴也。至若关前为阳，关后为阴，此以尺寸言也。浮滑长为阳，沉涩短为阴，此以形体言也。寸脉浮大而疾为阳中之阳，沉细为阳中之阴；尺脉沉细为阴中之阴，滑而浮大为阴中之阳。尺脉牢长，关上无有，此为阴干阳；寸脉壮大，尺中无有，此为阳干阴。无有者无有此牢长壮大之脉象也，此合尺寸形体以辨阴阳也。越人云脉居阴部而反阳脉见者，为阳乘阴也。脉虽时沉涩而短，此为阳中伏阴也。脉居阳部而反阴脉见者，为阴乘阳也。脉虽时浮滑而长，此为阴中伏阳也。凡阴病见阳脉者生，阳病见阴脉者死。然阴阳之义,言无尽藏,要在学者潜心默会,以意消息耳。

六部脉象

左寸心应乎夏,夏脉当洪。左关肝应乎春,春脉当弦。右寸肺应乎秋,秋脉当浮。右关脾应乎四季土,土脉当缓。两尺肾应乎冬,冬脉当沉。

按:汪氏曰:不问何部,凡弦皆肝,凡洪皆心,凡缓皆脾,凡浮皆肺,凡沉皆肾也。若见于一二部,或见于一手,当随其部位之生克以断顺逆。若六脉皆同,是纯藏之气,邪气混一不分也。至于本位本证而无本脉,又不合时,是谓脉不应病,俱为凶兆。若易他藏之脉,是本藏气衰,而他藏之气乘之也。

又如火克金,必肺脉与心脉枹鼓相应,两相互勘,自有影响可凭。且参以证,凡先见心火之证,而后有肺火之证,即为相克。若无心火之脉与心火之证,或由脾胃积热,或由肝肾相火,或是本经郁热,即与心无涉。但凡此藏传来,必有此藏之脉与此藏之证可考,细察之自了然矣。

脉贵神气 附时脉

脉及谷液所化,为血气之先声。气血平和,自有舒徐不迫从容和缓之态。叔和《脉诀》所谓阿阿软似春杨柳,此是脾家脉四季者,正形容舒徐和缓中,有一种酣恬饱满之意溢于指下,故名之曰脉神也可,名之曰胃气也可。夫四时六气诸脉中,皆要有此神气,神气充足,则为无病平人;神气不足,则为病脉。若无此神气,则为真藏死脉矣。神气二字,可不慎诸!

按:四时之脉,春三月六部中俱带微弦。经云濡弱招招,如揭长竿末梢者,言其微弦中含柔和神气,故曰平脉。若如循长竿,则弦多而神气少,故曰肝病。劲急如新张弓弦,是但弦无神气,乃真藏死脉矣。夏三月六部俱带微洪。经云累累如连珠,如循琅玕者,言其微洪中含柔和神气,故曰平脉。若喘喘连属,其中微曲,则洪多而神气少,故曰心病。前曲后居,如操带钩,是但洪无神气,乃真藏死脉矣。秋三月六部中俱带微浮,经云厌厌聂聂,如落榆荚者,言其微浮中含柔和神气,故曰平脉。若上下如循鸡羽,则浮多而神气少,故曰肺病。如物之浮,如风吹毛,是但浮无神气,乃真藏之死脉矣。冬三月六部中俱带微沉。经云喘喘累累如钩,按之而坚者,言其微沉中含柔和神气,故曰平脉。若如引葛,按之益坚,则沉多而神气少,故曰肾病。发如夺索,辟辟如弹石,是但沉无神气,乃真藏之死脉矣。脾主四季,其脉和柔而缓。经云如鸡足践地者,言其缓中有柔和之神气也。若盈实如数,如鸡举足,则神气少,故曰脾病。坚锐如鸟之喙,如鸟之距,如屋之漏,如水之溜,是全无神气矣,乃真藏之死脉也。凡人脏腑胃脉既平,而又应时脉,乃无病者也。反此则为病脉为真藏脉也。

人身五脏之气,四时周流和同者也。如冬来木气已动,脉当见微弦。春初水气犹在,脉仍兼微沉,余仿此。若入春即弦而不沉,入夏即洪而不弦,是前藏气弱,后藏气强,母为子夺矣。故经云:春不沉,夏不弦,秋不数,冬不涩,是为四塞。沉甚弦甚数甚涩甚曰病。参见曰病,复见曰病,未去而去曰病,去而不去曰病,反此者死。又曰气之不袭是谓非常,非常则变矣,皆此义也,亦不可不知。

经云:厥阴之至其脉弦,少阴之至其脉钩,太阴之至其脉沉,少阳之至大而浮,阳明之至短而涩,太阳之至大而长。至而和则平,至而甚则病,至而不至者病,未至而至者病。其法大寒至春分,厥阴风木主之;春分至小满,少阴君火主之;小满至大暑,少阳相火主之;大暑至秋分,太阴湿土主之;秋分至小雪,阳明燥金主之;小雪至大寒,太阳寒水主之。夫至而不至,来气不及也;未至而至,来气有余也。人在气交之中,而脉象为之转移,实与四时五行之序相合。言六气者必本于此。然脉以神气为主,故曰:得神者昌,失神者亡。

昔人以有力为脉神,柔和为胃气。不知神也,气也,皆水谷之精汁所化。若搏坚之极,便是真藏邪气盛也,岂可谓之脉神乎。微渺之极,亦是真藏正气脱也,岂可谓之胃气乎。凡诊脉须辨清邪正,不得妄分神气也。

脉贵有根

脉无根有两说,以浮沉言沉为根,以三部言尺为根。脉至无根,必死之候也。

按:张石顽曰:于沉脉之中辨别阴阳,为第一关捩。此沉为根之义也。《难经》曰:上部有脉,下部无脉,其人当吐不吐者死。上部无脉,下部有脉,虽困无能为害。所以然者,譬如人之有尺,树之有根,枝叶虽枯槁,根本将自生。人有原气,故知不死。此尺为根之义也。《脉经》曰:诸浮脉无根者皆死。又曰:寸口脉潎潎如羹上肥,阳气微;萦萦如蜘蛛丝,阴气衰。又曰:肺死状浮之虚,按之弱如葱叶,下无根者死。此浮无根之说也。又曰:神门决断,两在关后。人无二脉,病死不愈。又曰:寸脉下不至关为阳绝,尺脉上不至关为阴绝,死不治。《灵枢·小针解》曰:所谓五脏之气已绝于内者,脉口气内绝不至。五脏之气已绝于外者,脉口气外绝不至。内绝不至与下不至关,皆尺无根之说也。

凡劳病吐血,脉浮重诊无脉者,乃无根将脱。若浮诊牢强,沉诊无脉,亦欲脱之候也。惟浮沉皆得,脉力平缓,乃病愈之象。

脉有真假

大实有羸状,至虚有盛候。热极者未必数,寒极者未必迟。察脉之真假,必以沉候为准,假于外不能假于内也。

按:张景岳[①]曰:经云:脉从而病反。其诊何如?曰:脉至而从。按之不鼓,诸

---

①张景岳:张介宾,号景岳,明代医家。撰有《景岳全书》六十四卷等。

阳皆然。脉至而从者,阳证见阳脉也。然使按之无力,不能鼓指,则脉虽浮大,便非阳证,不可作热治。凡诸脉之似阳非阳者,皆然也。曰:诸阴之反,其脉何如?曰:脉至而从。按之鼓甚而盛也,阴证阴脉从矣。然鼓指有力,亦非阴证。凡脉从阴阳病易已,谓阳证得阳脉,阴证得阴脉也。若逆阴阳,病难已。

又曰:浮为在表,沉为在里,数为多热,迟为多寒,弦强为实,细微为虚,是固然矣。然疑似之中,尤当真辨。此其关系非轻,不可不察。如浮虽属表,而凡阴虚血少,中气亏损者,必浮而无力,是浮不可以概言表也。沉虽属里,而凡外邪初感之深者,寒束经络,脉不能达,必见沉紧,是沉不可以概言里也。数为热,而真热者未必数。凡虚损之证,阴阳俱困,气血张皇,虚甚者数愈甚,是数不可以概言热也。迟为寒,而凡伤寒初退,余热未清,脉多迟滑,是迟不可以概言寒也。弦强类实,而真阴胃气大亏,及阴阳关格等证,脉必豁大而弦健,是强不皆实也。微细类虚,而凡痛极气闭,荣卫壅滞不通者,脉必伏匿,是伏未必虚也。由此推之,凡诸脉中皆有疑似,皆须真辨。诊能及此,其庶几乎。

治法有舍证从脉者,有舍脉从证者,何也?盖有阴证阳脉,阳证阴脉;有证虚脉实,证实脉虚。彼此差互,最宜详辨。大都证实脉虚,必假实证也;脉实证虚,必假实脉也。外虽烦热而脉微弱,必火虚也;腹虽胀满而脉芤涩,必胃虚也。此宜从脉者也。无烦热而脉洪数,非火邪也;无胀满而脉弦强,非内实也。此宜从证者也。然无烦热脉洪数,无胀满脉弦强,亦有邪郁于内而未发者。大抵急证如霍乱、癫厥等,有宜从证者,久病多宜从脉。不可不察。

脉有禀赋不同

人之禀质,各有不同,而脉应之。如血气盛则脉盛,血气衰则脉衰,血气热则脉数,血气寒则脉迟,血气微则脉弱,血气平则脉和,性急人脉急,性缓人脉缓,肥人脉沉,瘦人脉浮,寡妇室女脉濡弱,婴儿稚子脉滑数,老人脉弱,壮人脉强,男子寸强尺弱,女子尺强寸弱。又有六脉细小同等,谓之六阴。洪大同等,谓之六阳。至于酒后脉数大,饭后脉洪缓,久饥脉空,远行脉疾,临诊者皆须详察。

按:浮沉有得之禀赋者,趾高气扬脉多浮,镇静沉潜脉多沉,又肥人脉沉,瘦人脉浮也。有变于时令者,春夏气升则脉浮,秋冬气降则脉沉也。有因病而致者,病在上在表在腑则脉浮,在下在里在藏则脉沉也。推之迟、数、滑、涩、大、小、长、短、虚、实、紧、缓,莫不皆然。性急躁者脉多数,性宽缓者脉多迟,此得之禀赋也。晴燠则脉躁,阴寒则脉静,此变于时令也。至于应病亦如是矣。富贵则脉流畅,贫贱则脉涩滞,此禀赋也。肝脉属春则微弦,肺脉属秋则微涩,此时令也。至于应病,则主乎血气之通塞也。筋现者脉长,筋隐者脉短,此禀赋也。春长秋短,此时令也。长则气治,短则气病,此病变也。六阴六阳大小,得之禀赋也。时当生长则脉大,时当收敛则脉小,此时令也。邪有余则脉大,正不足脉必小,此应病也。肉坚实者脉多实,虚浮者脉多虚,此禀赋也。春夏发泄虽大而有虚象,秋冬收敛虽小而有实形,此时令也。若因病而异,则大而实小而虚者,可验正邪之主病;大而虚小而实者,可验阴阳之偏枯。至于紧缓得于禀赋者,皮肤绷急者脉多紧,宽松者脉多缓也。变于时令者,天气寒凝则筋脉收引,天气暄热则筋脉纵弛也。因病而见者,或外感风寒,或内伤生冷,寒胜故收引而紧急有力。若热或温,筋脉纵弛,故软弱无力也。

此何西池[1]说,多有可采。然不可执泥。又有反关脉者,有一手反者,有两手反者。寸口正取无脉,必令病人覆手,医者以左手诊病人左脉,右手诊病人右脉,始能食指候寸,中指候关,无名指候尺。更有斜飞脉,有内斜有外斜之别,是皆禀赋若此,不足异者。若并未诊其平日之脉,而病人又不自知其本脉,须问其平日体气之寒热强弱如何。但禀赋各有不同,至有病时则异于常人者,亦不过浮沉大小之间耳。至于迟数虚实,不能有异。何则?盖所感之邪气同也。

内因外因不内外因脉

脉来虚散,喜伤心也;结滞,思伤脾也;沉涩,忧伤气也;紧促,悲伤肺也;弦急,怒伤肝也;沉弱,恐伤肾也;摇动,惊伤胆也。此内淫所夺,脉见其情,但当平补者也。

按:此内因之脉。《素问·举痛论》曰:怒则气上,喜则脉缓,悲则气消,恐则气下,寒则气收,炅则气泄,惊则气乱,劳则气耗,思则气结。《至真要论》曰:暴怒伤阴,暴喜伤阳。皆其义也。

脉来浮缓则伤风,浮紧则伤寒,虚弱则伤暑,沉濡则伤湿,涩则伤燥,数则伤热。病在皮毛,此外邪所干,脉见其情,但当解散者也。

按:此外因之脉。又寒则紧应肾,暑则虚应心,燥则涩应肺,湿则细缓应脾,风则浮应肝,热则弱应心包络。亦此义也。

其伤热言数,何以又言热则弱;暑亦热也,何以又言虚。盖热伤血则脉数,热伤气则脉虚弱,然气分中热盛,亦脉来纵缓者。《灵枢》所谓诸脉缓大,皆属于热是也,不可不知。

脉来细数弦滑则伤食,短涩实疾亦伤食,沉数顶指则冷积,弦数弱大则劳倦极也,微弱伏数则色欲过也,沉伏滞涩则抑郁甚也。此正气所夺,脉见其情。但当调治者也。

按:此不内外因之脉。凡金疮、跌仆、痈疽、祟注、尸厥、蚘动皆其例也。又思虑劳神,过度伤心,脉虚涩。举重行远,用力过度伤肾肝,房室亦同,脉紧。房室过度,伤心包络,亦伤肾肝,脉微涩。疲剧筋痛伤肝,脉弦弱。饮食饥饱伤脾,饥者弦缓,饱者滑实。叫呼动气伤肺,脉躁弱。大抵虚则脉虚小,脓血伤耗者宜之。实则脉实

①何西池:何梦瑶,号西池,清代医家。撰有《医碥》《四诊韵语》《诊脉谱》等。

大,瘀结积痛者宜之。热则脉数滑,寒则脉紧涩。虫动紧滑,尸厥弦大,痛则代,注则沉紧而长过寸口。祟则乍大乍小,乍长乍短,两手脉如出两人也。痰脉亦如祟脉。有所堕坠,恶血留内,与大怒气逆上而不下,俱胁痛而脉弦紧,则与内因同脉也。详具《内经》《脉经》,此其大概而已。

新病久病脉

《素问·平人气象论》曰:脉小弱以涩,谓之久病。滑浮而疾,谓之新病。凡暴病脉浮洪数实者顺,久病脉微缓软弱者顺,反此者逆。久病忌数脉。暴病忽见形脱脉脱者死。外感之脉多有余,忌见阴脉;内伤之脉多不足,忌见阳脉。若久病脉忽见有神,法在不治,如残灯之焰,乍明即灭矣;久病脉滑疾如电掣不直手,略按即空而无根者,此元气将脱之兆也。新病见此,亦不宜表散。《中藏经》以滑为虚,即此意也。斯皆新病久病脉法之大略也。

按:张石顽曰:盛启东①以新病之死生系乎右手之关脉,宿病之死生主乎左手之关尺。盖新病谷气犹存,胃脉自应和缓。即或因邪鼓大,因虚减小,必须至数分明,按之有力,不至浊乱。再参以语言清爽,饮食知味,胃气无伤,虽剧可治。如脉势浊乱,至数不明,神昏语错,病气不安,此为神识无主,苟非大邪瞑眩,岂宜见此。经谓浮而滑为新病,小以涩为久病。故新病而一时形脱者死,不语者亦死。口开、眼合、手撒、喘汗、遗尿者俱不可治。新病虽各部脉脱,中部独存者,是为胃气,治之可愈。久病而左手关尺软弱,按之有神,可卜精血之未艾,他部虽危,治之可生。若尺中弦紧急数,按之搏指,或细小空绝者,法在不治。盖缘病久,胃气向衰,又当求其尺脉为先天之根本也。启东又云:诊得浮脉,要尺内有力,为先天肾水可恃,发表无虞。诊得沉脉,要右关有力,为后天脾胃可凭,攻下无虞。此与前说相互者也。

脉　机

寸、关、尺候身之上中下者也,浮、中、沉候经络脏腑表里者也,此诊候纵横之部位。然不可过泥,而又不可不知。如诊脉自尺上涌于寸者,多主头目晕眩,胸膈痞满,咳嗽呕逆之证。如诊脉自沉鼓盛于浮者,多主温病内热汗出,内实便秘,沙疹外达之类。若寸弱尺强,下实上虚,沉强浮弱,表虚里实,此上下表里之机也。

如诊脉沉而来势盛去势衰,可知其明日恐变浮也,浮者病机外出也;诊脉浮而来势衰去势盛,可知其明日恐变沉也,沉者病机内向也。迟而有力知欲变数,数而少力知欲变迟。服泻药而脉势不减,知来日之必进;服补药而脉力不增,知来日之必减。如昨见火脉,今见土脉,来日必是生脉;昨见木脉,今见金脉,来日必是克脉。此来去生克之机也。

---

①盛启东:盛寅,字启东,明代医家。撰有《医经秘旨》两卷。

按：审脉之机，亦不外阴阳升降五行生克之理。明乎此，诊今日之脉，可知明日之变证，而可预施防维，预知趋避矣。

又有初诊久按不同之机，不可不察。客邪暴病，应指浮象可证；虚羸久病，当以根气为本。如下指浮大，按久索然者，正气大虚之象，无问暴病久病，虽证显灼热烦扰，皆正衰不能自主，随虚阳发露于外也。下指濡软，按久搏指者，非里病表和之象，即藏气受伤，或坚积内伏，不可以脉沉误认虚寒也。下指微弦，按久和缓者，固是久病向安之象，气血虽殆，而藏气未败也。然多有变证多端，而脉渐小弱，指下微和，似有可愈之机者，此元气与病气俱脱，反无病象发见，乃脉不应病之候，非小则病退之比。大抵病人之脉，初下指虽乏力或弦细不和，按至十余至渐和者，必能收功。若下指似和，按久微涩不能应指，或渐弦鞭者，必难取效。设病虽牵缠而饮食渐进，便溺自调，又为胃气渐复之兆。经云浆粥入胃，则虚者活，此其候也。若久病忽然进食甚多，又属除中之证，胃气将绝，死候也。更有久按而医者指力倦，指渐浮起，或渐压下，便觉其脉应指无力者。凡遇此象，即须振作精神，操纵其指以审度之。如真不若初诊之有神，即为阳衰气竭之候，尤须久候以参考之，恐是《伤寒论》所谓渐渐小更来渐渐大之厥脉也。此乃误下而阳邪将欲内陷，内不受邪而交争也。

重大之病，其脉一日诊数次而数次不同。盖脾主信，脾败故脉来多变也。韩飞霞曰：重大之病，一日三脉，多变难治者是也。虽然久病服药已效，而脉则不移，亦难治，缘证与脉不相应也。

按：脾主信，重病脉来多变，固为脾败不治之征，然未可泥也。董西园[①]曰：脉因动静而变，故安卧远行，脉形有别，无足怪也。若顷刻之动静，不必远行，即转身起坐，五七步间，其脉即见数疾。坐诊之顷，随即平静。即换诊举手，平疾必形。一动一静，无不变更。此种脉候，非五尸祟气之相干，多真元内虚之明验。惟其内气无主，藏气不治，而后经脉之气，瞬息变更，将见厥晕僵仆之候。故此种脉情，恒有伏风内舍，经络痹留，或火动于中，或饮发于内者，动则气役于邪，而脉随气变也。此皆因邪之善行数变，以致鼓水扬燃，又为虚中挟实之候。当求其因而调之，庶可转危为安，又不可拘执其脾败必死也。

妇人脉法

越人云：男子尺脉恒弱，女子尺脉恒盛，是其常也。孙思邈云：凡妇人脉常欲濡弱于丈夫也。

按：先哲以男子右脉常盛，女子左脉常盛。盖言左主血，右主气，女子血盛故左大，男子气盛故右大。此说要非定论，左右大小，各有禀赋不同，不可执此以分男女也。即女子尺脉恒盛，亦不过尺寸平等，不似男子尺脉多弱耳。但女子体静气阴，

---

①董西园：清代医家，字魏如。撰有《医级》十卷。

脉宜略沉而静,其形脉软为佳。凡女子平日脉弦长多悍,洪滑多淫。右尺洪数与左寸相应。或左关长出寸口,气来上击者,恒主多欲未遂。若有一部独乖,本于禀赋者,即非美质矣。

女子肾脉微涩为不月,此虚闭也;尺脉滑血气实,经脉不利,此实闭也。左手关后尺中阳绝者,无膀胱脉也,苦逆冷,妇人月事不调,旺月则闭。右手关后中阳绝者,无子户脉也,苦足逆寒,绝产,带下无子。左手关上脉阴虚者,妇人月经不利。从寸口斜入上者,名曰解脉,来至状如琴弦,苦少腹痛,女子月经不利,孔窍生疮。妇人脉寸关调如故,而尺脉绝不至者,月经不利,当患少腹引腰绞痛,气积聚上叉胸胁也。妇人左关尺忽洪大于右手者,口不苦,身不热,腹不胀,此经将至之时也。妇人经一月再来者,经来其脉欲自如常,而反微不利不汗出者,其经二月必来。

按:女子月事不来,有虚实之不同,固宜详审。然形证未有不胸胁支满,腰腹胀疼,目眩头痛者,大概虚者多胀,实者多痛,此其扼要也。肾脉微涩,血虚少也。尺脉滑者,土厚而水壅也。此或由脾湿热盛所致。旺月则闭者,仲冬月也,因膀胱寒水之脉不至,故知之也,若左关尺忽然洪大,别无所苦,此血盛欲下之候也。月事如常,而脉微不利不汗出,此并月也。故云二月必来。夫妇人月事不调,病在肝肾,其根源在于心脾。而旋转之枢纽,则全乎肺。缪希雍[①]谓白薇为调经圣药,盖白薇清降肺气者也。气逆降而降之,气陷宣而降之,血实决而降之,血虚补而降之,血寒温而降之,血热清而降之。未有肺气调而月事不调者也,未有肺气不调而月事调者也。昔人或注意于肾,或注意于脾,虽属吃紧,而不理肺气,仍多不效。但肺气不调之因,半由肝热,半由脾湿也。

《内经》曰:何以知怀子之且生也?身有病而无邪脉也。又曰:阴搏阳别,谓之有子。又曰:诊其手少阴脉动甚者,妊子也。《脉经》云:左大顺男,右大顺女。凡诊孕脉,必以平旦,再察脉来滑数冲和,食svg平昔而多嗜好酸咸,方是怀妊真候。

按:经停患病疑孕,诊其脉三部浮沉大小正等,无浮弦芤涩之形,亦无搏击流利之象。三指齐按,指下俱似有形,即所谓按之不绝。此身有病而无邪脉者是也。手少阴脉动甚者,乃经事初停,约在三四十日之间,诊之左寸脉滑动,乃血欲聚以养胎,心主血而通百脉也。阴搏阳别者,言两尺脉滑数搏指,与寸部之阳脉有异也。而尤重于左尺数而左关微,乃有孕之征。此脉当见于八九十日间。盖人身之血聚于下焦以养胎,故尺盛也。此后必候左关尺滑数流利者男孕,右关尺滑数流利者女孕,反此不寿。然《金匮》云:阴脉小弱,其人渴不能食,无寒热者为妊娠。似与《内经》相反,其理则不悖。缘下焦之气血骤为胎蚀,暂似有亏,故脉小弱。此当在五六十日间验之,过此则不然矣,是以下文有于法六十日当有此证句。由是观之,二书似反而实同也。更以《千金》所云初时尺脉微小,呼吸五至,三月数之语合而参之,

---

①缪希雍:明代医家,字仲醇(或作仲淳)。撰有《先醒斋医学广笔记》《神农本草经疏》。

斯得圆通之妙矣。然经曰平旦者，阴气未动，阳气未散，饮食未进，经脉未盛，络脉调匀，血气未乱，孕脉当于此时诊之，始得真象。若午睡初起，脉必滑疾有力，不可据为胎孕也。

凡诊孕脉，宜凝神静虑候过五十至，必迭用举按以审其势。先以指重按至骨，令脉气断绝，不能过指，旋忽微举其指。若是有孕，尺部之下必有气如线，漉漉争趋过于指下，如矢之上射也。大举其指，反有不见此滑疾之象者。故孕者无论其脉如何软弱，如何迟缓，而按断微举之时，必有气随指上浮，争趋如线。既举复按，既按复举，屡审不爽，孕无疑矣。若非孕也，无论其脉如何洪滑，如何数疾，而当按断微举之时，必无气线过指，即或有之，亦必不能滑疾有神，且不能随指。即上指既举而气乃至，不似孕脉之气随指直上，有不待指举之意也。盖胎孕者肾之事也，诊者自当以审察肾气为主。肾脉指法之秘，载诸《难经》，学者当细心玩之。但孕脉惟少见弦芤牢革，若迟涩细弱微散，亦属有之。独至按断微举之时，气线过指之际，必见滑疾之真象。然此象在初孕二十日即见，一两月时最显。三四月时间，有转软散者，此象亦或不见，其两尺部中总有一部微见也。有因患病误治，致伤气血而不见者，但服调养气血药一两剂必见矣。更有临诊时，孕者手入冷水中，脉气为冷气逼退而不见者，待少顷温即见矣。故临诊必问顷间有无劳怒、饮食、卧起、冷水等事，最为要紧。

妇人经停似孕，诊其脉两尺乍大乍小，乍有乍无，或浮或沉，早暮不同者，鬼胎也，须连视二三日乃可见。宜补气活血，温养脾胃，则经可通。若脉来疾如风雨乱点，忽然而去，久之复来如初者，是夜叉胎也。亦有左关之脉两歧而产怪物者。总之与平常之脉不同。

按：妇人病似伤寒，恶寒发热，初得病便谵语，六部无脉，大指之下寸口之上有脉动者，鬼胎也。妇人如孕，尺脉亦绝，与孕无殊。但六脉动而不匀，胃脉轻滞伏，此因经候行次，或产后起早，并吃生冷，伤损气血俱病，因生积聚，久而失治，变成恶物。其状腹中成块，如蛇如鼠如鹿如鳖之类，以手按之，冲手跳起。但此病到年深，其恶物带命吃人血尽，或绝无经候通行，或经候行时只如淡水，如此即倾危人命。虽然，亦鬼祟凭附之流亚也。

《月令》曰：仲春之月，雷乃发声，起居不慎，生子不备，必有凶灾。此非其时也。星露之下，庙宇山林溪涧之间，必招厉气，此非其地也。经事未尽，产后脉虚，交接不依常理，不独受孕形体不备，横生逆产，而劳瘵亦由此生。此等祸患，皆由自取，可不慎诸。

妇人经停似孕，其脉反弦，恐其后大下血，不成孕也。经停七月，时时衄血而转筋者，此妊也。衄时嚏而动者，非妊也。经停肝脉涩，心脉滑，肺脉衰，一如孕脉然。尺泽急而长，为败血，为积血，非孕也。肺脉急而弦长，尺脉浮而短小，腹坚鞭；肺脉急而沉，肾脉濡沉，少腹有形，皆属积聚，非孕也。

按：史载之①曰：六脉大而沉，重手取之，隐隐乃得，轻手如无，重取却有，骨力非如寻常沉伏之脉。此因胎藏本热，或因产后未经百日，恣吃冷物，寒热相伏，经二三年，月候不通，全如怀孕，恶血所聚，如有身露下有块，但坚硬不动，往往胸胁气痛。只以辛温药散之，自然行下，不必疏通。

张景岳曰：胎孕之脉数，劳损之脉亦数，大有相似。然损脉之数多兼弦涩，胎孕之数必兼和滑。此当于几微中辨其邪气胃气之异，而再审以证，自有显然可见者。

大抵积聚之脉，多弦紧沉结，或沉伏。而孕脉必滑。《内经》曰：阴阳相过曰溜。溜即滑也。相过者，浮而能沉，沉而能浮，阴阳两气相入，来去高下停匀者是也。然湿热渍于血分，郁为痰涎，与夫血燥气沸，脉象俱能累累指下鼓搏有力，与替替流利之滑相似，殊难分辨。室女媚尼多见此脉，不可误为有娠，乃血燥气郁所致。但清燥宣郁，即渐缓弱矣。值此尤当细心审察也。

《脉经》曰：寸口脉洪而涩，洪则为气，涩则为血。气动丹田，其形即温。涩在于下，胎冷若冰。阳气胎活，阴气必终。欲别阴阳，其下必强。假令阳终，畜然若杯。

按：寸口脉浮洪而沉涩，洪者气有余，涩者血不足。凡妊娠必阳气动于丹田，脉见沉洪，始能温养胎形。今涩在沉候，是阳气上越，胎冷若冰矣。盖胎得阳气则活，得阴气则绝。欲别阴阳，必其脉之沉候洪强，始为阳气而胎活也。假令沉候阳气衰绝，则畜然若杯，顽块而已，谓胎必死也。或本非胎，是痞块耳。

史载之云：胎死腹中，其脉洪大而沉。尺泽当溢透下部，不涩不绝，即无畏也，谓胎未下。当气满实，所以洪大而沉。又溢寸过，若涩而短，即死。

《脉经》又以若胎病不长，欲知生死，令人摸之，如覆杯者男，如肘头参差起者女也。盖男面向里，故如覆杯。女面向外，故头肘膝参差起而不平也。冷在何面，冷者为死，温者为生。孕妇少腹不动而冷，则必死矣。候孕妇之面，面赤舌青者，儿死母活；面青舌赤口中沫出者，母死子活；唇舌青，口青黑，两边沫出者，母子俱死。斯说亦多有验。

《脉经》曰：妇人欲生，其脉离经，半夜觉，则日中生也。《千金》云：尺中细而滑，妇人欲产也。诊其尺脉，转急如切绳转珠者，即产也。

按：《脉经》又曰：妊娠七月，脉实大牢强者生，沉细者死。妊娠八月，脉实大弦紧者生，沉细者死。将产，脉洪长滑数者易产，虚细迟涩者逆。丹溪云：凡妊妇脉细匀易产，大浮、缓散、气散难产。大抵总以匀滑有根有力为吉也。

史载之云：妇人欲产，浆破血下，浑身疼。诊其脉，当洪大而有骨力，尺泽透而长，方是正产。谓孕则尺脉不来，欲产而浆下，则尺泽透。若浑身疼甚，而浆未破，血不肯下，即难产。凡浑身痛甚，须是腰痛连谷道胀痛，方是正候，以少阴挟胞之络脉连腰过脊及肛门。若只是腹痛，不可便作正产候。

---

① 史载之：史堪，字载之，宋代医家。撰有《史载之方》两卷。

《脉经》云：妇人无病时，诊其脉，右手关后尺中阳绝者，无子脉也。苦足逆寒，带下阴中寒，绝产无子。脉微弱而涩，年少得此为无子，中年得此为绝产。

按：史载之云：妇人之脉，阴阳与男子相反。当要尺泽隐隐来去如一，和缓不涩不弦，寸口平，方能孕育。若尺泽弦急，肝脉动，心脉疾，或六脉涩而不匀，无子。关尺微细而沉，肾气亏乏，不能生肝，经候多少迟速不定，亦不能生子。又妇人肺脉盛，肝脉软而虚，或微而动，心脉芤，肺气有余相刑克，肝木受伤，不能生血，月候多少迟速不定，多下不节，以致无子。偶然怀之，又无故坠下。当减其肺，益其肝。

幼儿诊法

《全幼心鉴》[①]云：小儿半岁以下者，于额前以名、中、食三指轻手满按之；儿额在左，举右手候之；儿额在右，举左手候之。食指近发为上，名指近眉为下，中指为中。三指俱热，外感于风，鼻塞咳嗽。三指俱冷，外感于寒，内伤饮食，发热吐泻。食中二指热，主上热下冷。名中二指热，主夹惊。食指独热，主胸膈气满。名指独热，主乳食不消。小儿三岁以下，若有疾病，须诊视虎口脉纹，男左女右。食指第一节寅位，曰风关，脉见，其病浅，易治。第二节卯位，曰气关，脉见，其病重，治稍难。第三节辰位，曰命关，脉见，其病危，为难治。

按：凡看指纹，以我之大拇指侧面，推儿食指三关，切不可覆指而推。盖螺纹有火，克制肺金，纹必变色。又只可从命关推上风关，切不可从风关推出命关。此纹愈推愈出，其在先原未透关，今误推而出之，大损肺气，慎之戒之。

诊指纹之要，辨表里寒热虚实以察病机。然小儿禀赋各有不同，皮厚则纹隐，皮薄则纹显，血盛则色浓，血寒则色滞，此因于强弱者也。至于病变，其纹忽然浮现指上者，表证也，宜疏解。忽尔指纹渐渐沉没，此病邪入里，不可以风药轻试，当从阳明里证推寻。

按：此纹与太渊脉相通。凡有外邪，太渊脉浮，此纹亦浮。盖邪在皮毛腠理之间，故指纹亦显露于外，故谓之表证。辨其寒温，分其轻重，速宜疏散，启其皮毛，开其腠理，使邪随微汗而解。若指纹见沉，知邪入里，但有浅深之别。若往来寒热，指纹半沉，尚在阳明胃腑，宜分别虚实寒热以解之。若外证壮热不已，指纹极沉，已入于阳明胃腑，速宜审证虚实以下之。若以风药治之，不特病邪不退，适足以燥其阴血，愈增其困耳。

指纹以紫红辨寒热。黄润微红，乃属无病之色。若淡红隐隐，是属虚寒。红绝属寒，深红化热矣。色紫热盛。青色为风，又属伤食痰气上逆之候。青而兼黑，则痰食与热固结。若其纹透关射甲，便属难治。

按：神气泰然，营卫静谧，定见太平景象。盖黄为中和之气，红乃文明之色，红

---

①《全幼心鉴》：明寇平编集，四卷。

黄隐隐，景物熙熙，岂有不安之理？寒邪初入皮毛，经络乍滞，所以纹见红鲜，由血滞也。无论外寒内寒，初病久病，一见此纹，总皆寒证。凡人中气怯，则纹必淡莹，淡而兼红，虚寒之应。至谓深红化热，其理安在？红本寒因，岂能化热？由其寒闭皮毛，腠理不通。盖人身内脏之气，时与皮毛之气相通，无一息之暂停。夫皮毛之气，乃阳明悍热之气，今因寒闭汗孔，使内出之气不得外泄，郁于内，渐积渐厚，而化为热矣。此内出阳明之悍气为热，非外受之寒能变热也。营行脉中，卫行脉外，热壅经络，阻其阴营之道，所以纹紫。紫为热炽，千古定评也。少阳甲木，其色本青。肝胆受邪，纹见青色，此伤风候也。且青者木之色，《内经》有在天为风，在地为木之言，所以风木同气。肝受风邪，纹必现紫色而兼青也，何以又云食伤之候？盖食饮有形之物，阻抑中焦，壅遏脾气，不能宣布，故风木乘其困而侮之，所以痰气上逆也。疏通壅滞，令其流利可也。倘抑郁既久，脾气愈不运，营卫愈见涩，则风痰食热，固结中焦，便见青而兼黑之纹。此抑郁之至也，急宜攻下，庶有生机。误认惊风，恐难救矣。

色淡白者，血少而气寒也。此禀赋脾胃不足，中虚气弱。其为病，盗汗、泄利、水肿诸证。指纹涩滞，乃邪遏营卫，或见腹痛、不食等证，为食郁中焦，风热不行之征，治宜推荡。若久病见黄色中滞而兼青黑，乃脾肺两败之象。

按：小儿禀受阳虚，肌肤晃白，唇舌淡莹者，指纹四时皆淡，虽有病亦只淡红淡青淡紫而已。盖淡红虚寒，淡青虚风，淡紫虚热。此等之儿，根本不坚，中气怯弱，无论新病久病，总归于一毫攻伐不可轻投。倘误用克削，覆水难收，悔之晚矣。病邪阻郁，营卫运行迟滞，升降羁留，所以指纹推之转涩，全无活泼流利之象。由饮食风热相搏，是为实证，急宜推荡，其愈亦易。若三关纯黑，推之不动，死证也，不治。设见黄滞而隐青黑，脾肺两败之候，补尚难救，岂可攻乎？

纹入掌中为腹痛，纹向内弯为风寒，向外弯为痰食或积热。若成水字形者，脾肺不足，因食伤脾，中气弱而失运化之机也。若上大下小者，乃上实下虚也；上小下大者，上虚下实也。

按：掌心包络所主。纹入掌中，邪侵内脏，由中气寒也，故为腹痛。纹若弯弓向外有别，其纹之两头弯向中指为内，为顺证，为外感风寒，治之犹易；其纹弯向大指为外，为逆证，为内伤饮食，治之稍难。形如水字，脾肺不足，食塞太阴，中气怯弱，脾不运化故也。或问：指纹惟止一线，安能有水字之形？曰：不观太渊之脉，亦止一线，何以阳维阴维，阳跷阴跷，皆左右弹石？岂非水字形乎？脉有左右，安知纹无左右？但能触类旁通，无往非理，岂特指纹哉。

小儿三岁以下，察虎口三关纹色，以定病之轻重。三岁以上，用大指按高骨，乃分三部定数。一息七八至为平脉，九至为发热，五至为内寒，十至则危困矣。四岁以上，用一指滚转寻三部，以关为准。七八岁移指少许。九岁至十二三岁，次第依三关部位寻取。至十四五岁，则依大方脉部位诊视。

按：小儿之脉，其部甚狭，难于分辨，惟定其浮沉迟数，强弱缓急，以别阴阳寒热虚实可矣。但六七岁以下,肾气未至,脉气止在中候,无论脉体素浮素沉,重按总不能见脉。若重按见,即与大人牢实动结同论,亦不可太浮无根耳。且小儿肝气有余,肾气不足,脉体似宜见长,止因稚阳气弱,经络柔脆,不能如大人之充畅,首尾齐动也。夫浮数为阳,沉滞为阴,强弱可以见虚实,缓急可以见邪正。阴阳虚实,四者既明,而参以《脉经》所谓紧为风痫,沉者乳不消,弦急者客忤气,沉而数者,骨间有热。若应变蒸之期,身热脉乱,汗不出,不欲食,食辄吐呪者,脉乱无苦也。钱仲阳①则云:小儿②之脉,气不和则弦急,伤食则沉缓,虚惊则促急,风则浮,冷则沉,脉乱者不治。此脉乱言不当变蒸之期,病深见脉乱,故云不治也。再小儿之病,不可恃脉,其重在察色。先当分其部位,后辨其色。青主惊风,白主虚泻,赤主痰热,黑色病甚,黄主水肿及脾疳。又山根上现青筋者肝热也,红筋者热也,黄筋露者脾胃病也,黑暗有痰饮,脾阳将败也。此言其大略耳,必参阅小儿诸书,其部位应病,方可了然。然亦不外乎五行之生克而已。

死　脉

虾游脉　脉如虾游者,如虾之在水,冉冉而起,寻复退没,沉时忽一浮,再寻又不知所在是也。

鱼翔脉　如鱼翔者,如鱼在水中,不行而但掉尾,动头身摇而久住,似有似无者是也。

偃刀脉　如偃刀者,如抚刀刃,浮之小急,按之坚大急者是也。五脏菀热,并于肺肾,肺气将绝也。

雀啄脉　如雀啄者,脉来甚数而急,连连三五至而歇,歇而再至,如雀之啄食。此脾绝也。

屋漏脉　如屋漏者,脉良久一至,时时复起而不相连属,如屋漏滴水之状。此胃绝也。

弹石脉　如弹石者,脉来劈劈急,如弹丸击石之状,息数无复次第,来盛去衰。肾绝也。

解索脉　如解索者,脉来动数而散乱,无复次绪,如索股之解。此精血竭绝也。

釜沸脉　如釜沸者,三部脉来如釜中水,火燃而汤沸,有出无入,阴阳气绝也。旦得夕死,日中得,夜半死。

转豆脉　如转豆者,脉来累累如循薏苡子之状,是心之死脉也。

散叶脉　如散叶者,脉来如散叶,浮漂无根也。乃肝气大虚,远其沉弦之常度也。

按:诸死脉,《内经》所载数十条,更有见于他书者,其实亦真藏脉而无冲和胃

---

①钱仲阳:钱乙,字仲阳。撰有《小儿药证直诀》三卷。

②儿:据钱乙《小儿药证直诀》卷上·小儿脉法补。

气,无根无神之类也。

神门脉

《脉经》云:神门决断,两在关后,人无二脉,病死不救。此言尺中为神门也。盖水为天一之元,万物赖以资生,故神门脉绝,即先天之根本绝也。《脉微》①则云在掌后兑骨之端,乃心经之神门穴。若是处无脉,则心气绝,为死不治,水胜火绝之义也。然当参之以证,未可执也。

按:张石顽曰:神门为心经之动脉。而王氏又云神门决断,两在关后者,是指尺中肾脉而言。其故何也?盖神门之脉有二,如此所言神门即是命门,命门即是三焦,属于七节之间,故于尺中求之,以尺为六脉之根也。越人云:人之有尺,譬如树之有根。水为天一之元,先天之命根也。若肾脉独败,是无根矣。此与诸脉之重按有力为有根,脉象迥异,而为肾气之所司则一也。如虚浮无根,是有表无里,孤阳岂能独存乎?若尺内重按无根,不独先天肾水之竭,亦为后天不足之征。仲景所谓营气不足,血少故也。《脉微》所云,是指心经动脉而言。按《气交变大论》中,岁水太过一节内,有神门绝者死不治,言水胜而火绝也。其穴在掌后兑骨之端,即如人迎与气口并称,皆主关前一分而言。其穴在喉之两旁,乃足阳明之动脉,能于是处求诸经之盛衰乎?可知神门二说,各有主见,各有至理,不可附会牵合,而致疑殆也。

奇经八脉

冲脉尺寸中央俱牢,而直上直下,病苦逆气里急。督脉尺寸中央俱浮,而直上直下,病苦脊强不得俯仰。任脉横寸口边,丸丸紧细而长,病苦少腹切痛,男子内结七疝,女子带下瘕聚。阳维尺外斜上,至寸而浮,病苦寒热,溶溶不能自收持。阴维尺内斜上,至寸而沉,病苦心痛,怅然失志。阳跷寸口左右弹,浮而细绵绵,病苦阴缓而阳急。阴跷尺内左右弹,沉而细绵绵,病苦阳缓而阴急。带脉关部左右弹而横滑,病苦腹痛,腰溶溶若坐水中。

按:阳维起于诸阳之会,由外踝而上行于卫分,阴维起于诸阴之交,由内踝而上行于营分,所以为一身之纲维也。阳跷起于跟中,循外踝上行于身之左右,阴跷起于跟中,循内踝上行于身之左右,所以使机关之跷捷也。脉督起于会阴,循背而行于身之后,为阳脉之总督,故曰阳脉之海。任脉起于会阴,循腹而行于身之前,为阴脉之承任,故曰阴脉之海。冲脉起于会阴,夹脐而行,直冲于上,为诸脉之冲要,故曰十二经脉之海。带脉则横围于腰,状如束带,所以总约诸脉者也。是故阳维主一身之表,阴维主一身之里,以内外言也。阳跷主一身左右之阳,阴跷主一身左右之阴,以东西言也。督脉主身后之阳,任冲主身前之阴,以南北言也。带脉横束诸脉,

---

①脉微:又名《脉要精微》,明代医家施沛撰。

以六合言也。夫十二经犹沟渠，奇经犹河泽。正经之脉隆盛，则溢于奇经。故越人比之天雨沟渠满，滂沛河泽者是也。凡遇发歇不时，外内无定之证，刚劲不伦，殊异寻常之脉，便当从奇经中求之。

脉色兼察

经言：见其色而不得其脉，反得相胜之脉者死，得相生之脉者病即自已。色之与脉，当参相应者。然五脏有五色，皆见于面，亦当于寸口尺内相应。如色青，其脉当弦而急。色赤，其脉当浮大而散。色黄，其脉当中缓而大。色白，其脉当浮涩而短。色黑，其脉当沉濡而滑。此色之与脉当参相应也。

按：色青，其脉浮涩而短，为肺金克肝木，脉胜色也。大而缓，为肝木克脾土，色胜脉也。浮而大散，为肝木生心火，色生脉也。濡而滑，为肾水生肝木，脉生色也。

色赤，其脉沉小而滑，为肾水克心火，脉胜色也。浮涩而短，为心火克肺金，色胜脉也。中缓而大，为心火生脾土，色生脉也。弦而急，为肝木生心火，脉生色也。

色黄，其脉弦而急，为肝木克脾土，脉胜色也。沉濡而滑，为脾土克肾水，色胜脉也。浮涩而短，为脾土生肺金，色生脉也。浮大而散，为心火生脾土，脉生色也。

色白，其脉浮大而散，为心火克肺金，脉胜色也。弦而急，为肺金克肝木，色胜脉也。沉小而滑，为肺金生肾水，色生脉也。中缓而大，为脾土生肺金，脉生色也。

色黑，其脉中大而缓，为脾土克肾水，脉胜色也。浮大而散，为肾水克心火，色胜脉也。弦而急，为肾水生肝木，色生脉也。浮涩而短，为肺金生肾水，脉生色也。

此色脉之相生相胜，可以验生死者也。然犹有要焉。色克脉者其死速，脉克色者其死迟，色生脉者其愈速，脉生色者其愈迟。故曰能合色脉，可以万全。此色脉生克之大义也。

其所谓色与寸口尺内当相应，假令色青其脉当弦云云者，色指五色之见于面者而言，脉指诊言，谓荣血之所循行也，尺指皮肤言，谓脉外之气血。从手阳明之络而变见于尺肤，脉内之血气，从手太阴经而变见于尺寸，此皆胃腑五脏所生之气血本末根叶之出候也。故《下经》曰：脉数，尺之皮肤亦数。脉急，尺之皮肤亦急。脉缓，尺之皮肤亦缓。脉涩，尺之皮肤亦涩。脉滑，尺之皮肤亦滑。观此亦见寸口言脉，尺内言脉之色明矣。

假令得肝脉，其外证善洁，面青善怒，其内证脐左有动气，按之牢若痛，其病四肢满闭，淋溲便难转筋。有是者肝也，无是者非也。

假令得心脉，其外证面赤口干喜笑，其内证脐上有动气，按之牢若痛，其病烦心心痛，掌中热而啘。有是者心也，无是者非也。

假令得脾脉，其外证面黄善噫，善思善味，其内证当脐有动气，按之牢苦痛，其病腹胀满，食不消，体重节痛，怠惰嗜卧，四肢不收。有是者脾也，无是者非也。

假令得肺脉，其外证面白善嚏，悲愁不乐欲哭，其内证脐右有动气，按之牢若痛,其病喘咳,洒淅寒热。有是者肺也,无是者非也。

假令得肾脉,其外证面黑善恐欠,其内证脐下有动气,按之牢若痛,其病逆气,少腹急痛,泄而下重,足胫寒而逆。有是者肾也,无是者非也。

假令心病,何以知中风得之?然其色当赤,何以言之?肝主色,自入为青,入心为赤,入脾为黄,入肺为白,入肾为黑。肝为心邪,故知当赤色也。其病身热,胁下满痛,其脉浮而弦。

何以知伤暑得之?然当恶臭,何以言之?心主臭,自入为焦臭,入脾为香臭,入肝为臊臭,入肾为腐臭,入肺为腥臭。故知心病伤暑,得之当恶臭。其病身热而烦,心痛,其脉浮大而散。

何以知饮食劳倦得之?然当喜味苦也,虚为不欲食,实为欲食。何以言之?脾主味,入肝为酸,入心为苦,入肺为辛,入肾为咸,自入为甘。故知脾邪入心,为喜味苦也。其病身热而体重,嗜卧,四肢不收,其脉浮大而缓。

何以知伤寒得之,然当谵言妄语,何以言之?肺主声,入肝为呼,入心为言,入脾为歌,入肾为呻,自入为哭。故知肺邪入心,为谵言妄语也。其病身热,洒洒恶寒,甚则喘咳,其脉浮大而涩。

何以知中湿得之?然当喜,出汗不可止,何以言之?肾主湿,入肝为泣,入脾为涎,入肺为涕,入心为汗,自入为唾。故知肾邪入心,为汗出不可止也。其病身热,小腹痛,足胫寒而逆,其脉沉濡而大。

此亦越人《难经》察色之秘也。前据证而察其何藏,后据藏而察其何邪。举心为例,余可类推。回环指示,以明察脉审证之法,详密无遗,学者当细心索玩者也。

附:察色节要

《内经》以五色命诸五脏,青为肝,赤为心,白为肺,黄为脾,黑为肾,肝合筋,心合脉,肺合皮,脾合肉,肾合骨也。青如草滋者死,青如翠羽者生。黄如枳实者死,黄如蟹腹者生。黑如炲者死,黑如乌羽者生。白如枯骨者死,白如豕膏者生。赤如衃血者死,赤如鸡冠者生。凡色多青则痛,多黑则痹,黄赤则热,多白则寒。五色皆见,则寒热也。明堂者鼻也,阙者眉间也,蕃者颊侧也,蔽者耳门也。明堂骨高以起,平以直。首面上于阙庭,王宫在于下极,五脏次于中央,六腑挟其两侧。阙上咽喉也,阙中者肺也,下极者心也,直下者肝也,肝左者胆也,下者脾也,方上者胃也,中央者大肠也,挟大肠者肾也,当肾者脐也,面王以上,小肠也,面王以下,膀胱子处也。

按:人面之眉间为阙。阙之上天庭也,其位至高,以应咽喉之部。阙中印堂也,应乎肺,以肺位高而居膈上也。下极山根也,以应心。直下即鼻梁也,应肝,以肝之位在心肺之下也,肝左右者应乎胆。盖以五脏配于中央,六腑配乎两侧也。鼻架以下则为准头,应乎脾。鼻孔两旁则应胃。大肠之位,应于鼻之两颊侧。两颊侧以下应乎肾,肾之下脐也。鼻两旁稍上,小肠部位也。鼻两旁以下,膀胱子处也。古人不薙须,口下须掩气色,故《内经》不以此察色也。然而肝木左升,应乎左颊;肺金右降,应乎右颊。鼻准属中央土,以应脾。心为南方火,应乎天庭。而肾为北方之水,应乎下颏之左右,又何不可乎?若夫散见于经文者,发上指、汗出如油、大肉脱、大骨陷、唇反、舌卷、囊缩、鼻张等,皆不治之证,亦不可不知。后世望色之法甚繁,节取其要,以申《内经》之义。

望而知之,全在察资禀色泽间之神气。《灵枢》所谓粗守形,上守神者是也。既称之曰神,必以我之神,会彼之神。夫人之神气,栖于二目,而历百体,尤必统体察之。察其清浊,以辨燥湿。察其动静,以辨阴阳。察其有无,以决死生。如是而望始备。然人之神气,在有意无意之间,流露最真。医者清心凝神,一会即觉,不宜过泥。泥则私意一起,医者与病者神气相混,反觉疑似,难于捉摸。此又以神会神之妙理也。《内经》言五色内应五脏,此道其常也。而病则有变,甚有五色不应五脏者,此又变中之变。总之不论何色,均要有神气。神气云何?有光有体是也。光者外面明朗,体者里面润泽。光无形,主阳主气;体有象,主阴主血。气血无乖,阴阳不争,自然光体俱备。经言生于心,如以绵裹朱。生于肺,如以绵裹红。生于肝,如以绵裹绀。生于脾,如以绵裹栝蒌实。生于肾,如以绵裹紫。此乃察色之要,岂可不知?盖以平人五脏既和,其色禀胃气而出于皮毛之间。胃气色黄,皮毛色白,精气内含,实光外发,既不浮露,又不混蒙,故曰如绵裹也。其青如草兹者死云云者,以气血俱亡,无光无体,神气已去者也。其青如翠羽者生云云者,以气血虽病,神气未伤,有光有体,不能内含,而亦不外露者也。观《内经》论色,分平、病、死三等。虽未明言神气,而神气已寓其中矣。或曰病有万变,色于何别?曰天地不外燥湿,病亦不外燥湿,色亦不外燥湿。燥属天气,色多有光而浮。湿属地气,色多有体而晦。风燥寒燥,由外搏束,主收敛。收敛则急,面色多绷急而光洁。燥搏津液,痰饮外溢于面,色多红润而浮,夹湿多红润而晦。燥邪化热,色多干红,苗窍干涩,多烦渴,甚则变枯而青黑。枯而青黑,则真阴亏极,而色无光体矣。寒湿内生,色必滞暗,变黄变黑,皆沉晦不明。湿兼风,色润而浮,多自汗。湿与暑合与热合,或湿土郁蒸之温邪,三者多由口鼻吸入。三焦主蒸散,蒸散则缓,面色多松缓而垢晦。甚者浊邪由内蒸而外溢,如油腻烟薰者然。若由湿化燥,则又晦而且干。晦而干则邪阴未去,真阴又亏,色又无光而无体矣。

论部位,经谓心热病,额先赤,若青黑色,主有暴疾。肺热病,鼻先赤,凡鼻色青者主腹痛,微黑者有水气,鼻准黄者小便难,白者为气虚,鲜红者有留饮。又曰肺热病,右颊先赤。肝热病,左颊先赤。肾热病,颏先赤。又主膀胱热结,小便不通。肝病目眦青赤主热,睛黄主黄瘅,目眦黄为病欲愈。又曰心病者颧赤,肾病者颧与颜黑黄,赤色出两颧,大如拇指,主卒死。是经言部位之应脏腑,以及五色辨病之说,不可枚举,学者不可不知。然表里阴阳,传变甚速,故又不可尽拘。当权其大,以湿燥二字为提纲，以兼风兼寒兼暑化火未化火为权变，以色中之光体为神气，大道原不外乎一阴一阳也。

望色之后，即须审形窍。头为诸阳之会，因于湿首如裹，目如蒙。痰饮上干于头，则眩晕呕吐痰水。血燥风动，亦眩晕头痒头偏疼。又有肾水虚燥，阴不潜阳，气逆上行，经所谓头痛颠疾，下虚上实是也。又有肝胆燥热，木旺生风，耳目无血以养，经所谓徇蒙招尤，目眩耳聋，下实上虚是也。又有头重视深，名天柱骨倒，元气已败，此头无神气者也。

肝开窍于目，燥病则目光炯炯，湿病则目多昏蒙。燥甚，则目无泪而干涩。湿甚，则目珠黄而眦烂，或眼胞肿如卧蚕。阳明腑实，则语谵妄有所见。热入血室，血耗阴伤，昼日明了，夜则低声自语，如见鬼状。开目见人，病属阳。闭目见鬼，不欲见人，病属阴。脱阳者见鬼，脱阴者目盲，脱阴脱阳者病危。目有眵有泪，精采内含者为有神气。无眵无泪，白珠蓝色，乌珠色滞，精采内夺，及浮光外露者，皆为无神气。凡病目能识人者轻，睛昏不识人。及目直视斜视，目小目瞪，目睛正圆，戴眼反折，眼胞陷下，为神气已去，多不治。其直视斜视上视，目睛微定，移时稍动者，有因痰闭使然，又不可尽作不治论也。

肺开窍于鼻，燥病鼻多干涩，湿病鼻多润泽，鼻流清涕多风寒，鼻流浊涕多热。鼻孔燥如烟煤，为阳毒热极。鼻孔冷滑而黑，为阴毒寒极。痰饮壅遏肺气，则呼吸有声。肺肾虚脱，则出入气微，或喘急抬肩，鼻孔掀张。气微与掀张，则神气由此散矣。

肾开窍于耳，心寄窍于耳，胆上络于耳。暴病耳聋、耳肿、耳痛、耳旁红，属少阳气热，燥邪，或肝胆热挟湿上壅。久病耳聋，属气虚，属精脱。若耳焦枯受尘垢，属肾水亏极。此亦内无精液，而外无神气者也。

脾开窍于口，口苦属燥热，口甜名脾瘅，属湿重。唇口赤肿而干者热极，青黑而润者寒极。焦而红者可治，焦而黑者则难治。淡白为气虚，淡白不泽为液少。唇青而反，环口黧黑，唇舌颤振不止，口如鱼口，气出不返者死，为其神气已去故也。

心开窍于舌，脾之大络系于舌本，肝肾脉亦通舌本。凡木舌、重舌、舌衄属心经燥热，舌菌、舌垫、舌肿大塞口，属脾经湿热，挟心火上壅，舌本强鞭，兼热为痰。若舌卷短，痿软枯小，则肝肾阴涸，而舌因无神气矣。

舌之有苔，犹地之有苔。地之苔，湿气上泛而生；舌之苔，脾胃津液上潮而生。故平人舌中常有浮白苔一层，或浮黄苔一层。夏月湿土司令，苔每较厚而微黄，但不满不板滞。其脾胃湿热素重者，往往终年有白厚苔，或舌中灰黄。至有病时，脾胃津液为邪所郁，或因泻利，脾胃陷，舌反无苔，或比平昔较薄。其胃肾津液不足者，舌多赤而无苔，或舌中有红路一条，或舌尖舌边多红点。此平人舌苔之大较也。若夫外感之邪，则舌必见苔，病藏于中，苔显于外，专心体认，确凿可凭，医家把握，首赖乎此，是不可以不辨也。风寒为寒燥之邪，风温为温燥之邪。风寒初起，邪在肤表,舌多无苔,而多白沫,次则白涎白滑,再次则白屑白块。有舌中、舌尖、舌根之不同,是寒邪入经之微甚也。夫肺主气,候卫分。气分之表邪,风寒先入皮毛,内应乎肺。太阳主一身之表,故肺家之邪,即可以候太阳之表。仲景麻黄汤,亦泻肺分之邪也。温邪初感,发热而微恶寒,舌苔白润而薄者,邪在卫分;不恶寒而发热,舌苔白而厚或兼干,则邪已到气分;若寒邪遏热过卫入营。或温邪吸受,竟入营分,必有脉数舌绛而燥之形证。其寒温之邪,渐次传入胃腑,与糟粕搏结,则舌苔由薄而厚,由白而黄而黑而燥,其象皆板滞不宣。迫下后苔始化腐,腐者宣松而不板实之象也。由腐而退,渐生浮薄新苔一层,乃为病邪解尽。其有初起白苔,即燥如白沙者,名白沙苔。此温燥之邪过重,宜急下存阴,佐甘凉救液。舌苔白而欠津者,燥热伤肺经也;舌苔白而绛底者,湿遏热伏也;舌苔白燥而薄者,乃胃肾阴亏也。舌苔白厚而燥,亦宜酌下,佐以清滑养阴之品。至若火盛伤金,舌苔亦白,如暑瘵咯血沙疹伏气是也。舌白而黏腻者,湿邪在气分也。然湿为浊邪,兼证最多。伤表者苔多滑白不厚,伤里者苔多腻白而厚,皆黏腻不渴。或口淡若甜。脉濡为湿家之验。白腻不燥,自觉闷极者,属脾湿重也;舌胀大不能出口,属脾湿胃热郁极,毒延于口也;白厚黏腻,口甜吐浊涎沫者为脾瘅,乃脾胃湿热气聚与谷气相搏,满则上溢也;舌苔如黄色,或白苔夹一二条黄色者,乃湿浊之夹宿滞也;白苔厚如积粉,四边尖肉紫绛者,乃湿土郁蒸之温邪,发为温疫也。但舌苔白而不燥,或黄白相兼,或灰白不渴,皆湿郁不达,或素多痰饮。若中脘痞闷或微痛,宜仿小陷胸半夏泻心之类,急急开泄,不可攻下也。

　　伤寒由表入里,故舌苔先白后黄。若纯黄无白,邪已离表入里,即仲景所云"胃家实也"。然舌苔虽黄,而未至老,焦裂纹起刺,大便虽秘,而未至痞满疗痛,尚属肾家热而未实,宜清不宜攻。必实证全具者,方可以气承之。温热伏气,自内达外,每初起即在阳明,故见纯黄少白,或黄而燥刺,是热病发于阳明,由里达表,蒸然内盛也。然黄要有地质之黄,方可用苦辛重剂。若浮黄光滑,乃无形湿热,已见虚象,宜轻轻开化,大忌重剂。若舌苔老黄刺裂,已传腑,与宿滞相结,脘腹满痛,亦当下之。如未见此样舌苔,恐湿聚太阴为满,寒热湿错杂为痛,或湿阻气机为胀,不可攻下也。苔若黄薄而干,仍宜轻清泄热可矣。

　　热邪传营,舌色必绛而无苔。其舌绛中兼黄白苔,及似苔非苔者,乃气分郁遏之热烁津,非血分也。舌绛鲜泽神昏者,邪传包络也。舌绛望之若干,扪之有津者,此平昔阴亏,湿热薰蒸,浊痰蒙闭心包也。舌色紫暗,扪之湿,乃其人胸膈中素有宿瘀,与热邪相搏也。舌紫而肿,大乃酒毒冲心也。舌欲伸而抵齿龈伸者,此痰阻舌窍,肝风内动也。舌绛而燥,邪火伤营也。舌绛有黄白碎点者,欲生疳也。舌如满口生白衣,如腐苔或生糜点者,因其人胃肾阴虚,中无砥柱,湿热用事,混合蒸腾故也,证属难治。舌绛中生大红点者,热毒乘心也;舌心绛干者,乃胃热上烁心营也;舌尖绛干,乃心火上炎也;绛而光亮,绛而不鲜,甚至干晦枯痿者,或淡而无色,如猪腰子样者，此胃肝肾阴涸极，而舌无神气者也。

舌苔青滑属肝经，辨厥阴阴毒之危候也。外证若见面青、唇紫、囊缩、厥逆、筋急、直视等，为厥阴败证也。若焦紫如杨梅状者，阳邪热毒已干肝脏，险证也。凡舌苔肝胆部位有紫红点者，阳毒伏于肝脏，大凶之证也。此阴毒阳毒，乃寒极热极之毒，非《金匮》所谓之阴阳毒也。若杂证中见舌之两边现青黑路两条者，此郁怒伤肝，不易治也。

黑为肾色，苔黑燥而厚者，乃肠胃邪结伤及肾阴，急宜大承气下之。若黑燥而不甚厚，调胃承气微和之。若舌黑如淡墨色，而津不满者，此肾虚，无根之火上炎也。然黑虽肾水之色，亦候太阴湿土之寒热，不可不知。盖水就湿，故脾家见证，每每舌现黑苔也。舌苔灰黑而滑者，此寒水侮土，太阴中寒证也。如杂证而现黑滑苔者，必是湿饮伤脾之候也。苔白而带灰黑色，更兼黏腻滑浮者，此太阴在经之湿邪，是从雨雾得之也。如白苔带黑点，或苔黑裂纹而黏腻者，亦属太阴气分之湿也。如舌黄中带黑，而浮滑黏腻者，是太阴湿气内结也。若苔黑而坚敛焦刺，如荔枝形者，乃阳亢阴竭，胃汁肾液俱涸，多不治。若舌娇嫩而苔薄或微红，或微白，皆正气虚也。

看舌之后，又须验齿。齿为骨之余，龈为胃之络。燥热最烁胃津，并烁胃液。齿光如石者，胃热盛而烁肾阴也。若无汗恶寒，乃寒燥之气搏束阴分也。齿垢如灰色样者，胃气无权，湿浊用事，多难治。齿流清血而痛者，胃火冲上也。不痛者为龙火内炎，血结瓣于齿上。色紫如干漆者，阳血也，宜滋胃为主。色黄如酱豆瓣者，阴血也，宜救肾为要。盖二经之血，皆走其地，病深动血故也。齿焦而垢者，胃热甚也，无垢者死。齿燥有光者，胃津虽干，肾气未竭也。如枯骨而无光者不治。斯皆肾液涸而色不荣，齿无神气矣。

肾开窍于二阴，前阴利水，后阴利谷。燥病溺多清黄，湿病溺多浑浊。湿热温邪，溺多浑黄浑赤。其有病湿而溺不浑浊者，在外感为邪郁气分，气不行水，以致湿热留而不行；在内伤为气虚不能传化。若论大便，燥邪多鞭，湿邪多溏。燥搏气机不能化水，又多窘迫下利。伤寒化燥伤阴，下之宜猛。湿邪胶黏重浊，粪如败酱，下之宜轻。若春温温疫温热，内有燥粪者，又当急下阳明以存津液。伤寒大便溏，为邪已尽。若协热下利，及下利稀水，色纯青者，又当速下，不可误为邪已尽也。湿邪大便溏为邪未尽，必粪燥乃为无湿。若大便尘腐败薄，完谷不化，而无气味，或如屋漏水者，此属败象，不可误认为邪未尽。总之经权常变，不可执一，互证旁参，乃有心得。

望形窍后，当察胸腹。其有胸痞者，湿阻气机也。胸痛者，水结气分，或肺气壅遏也。心下及胁肋鞭痛者，乃湿热痰饮蓄水，与气搏结使然，不可认为渣滓也。肚大而现青筋者，非筋血络也，青者血燥而结。此由肝郁则热，热则燥，燥则血不流通而结，血结则不独血滞于中，即水饮亦无由吸摄，不能循其常道，下输膀胱，故蛊胀多水者，乃肝血燥结所致也。《易》曰：山风蛊，艮为山，巽为风，艮上巽下则为蛊。古人取名为蛊,其为燥木克土明矣。若水肿一证,又多湿聚于脾,而气结水蓄所成也。

　　察胸腹后,当明五脏之外应。经曰:五脏者,身之强也;头者,精明之腑。头倾视深,精神将夺矣。背者,胸中之腑。背曲肩随,腑将坏矣。腰者肾之腑,转摇不能,肾将惫矣。膝者筋之腑,屈伸不能,行则偻俯,筋将惫矣。骨者髓之腑,不能久立,行则振掉,骨将惫矣。得强者生,失强者死。又云:手太阴气绝则皮毛焦,丙笃丁死,火胜金也。手少阴气绝则脉不通,面黑如漆柴者,壬笃癸死,水胜火也。足太阴气绝则脉不荣肌肉,舌痿唇反,人中满者,甲笃乙死,木胜土也。足少阴气绝,则骨枯齿长而垢,发无泽者,戊笃己死,土胜水也。足厥阴气绝,则筋绝唇青,舌卷卵缩者,庚笃辛死,金胜木也。五阴气俱绝,则目系转,转则目运,一日半死,六阳气绝。则腠理发泄,绝汗乃出,故旦占夕死,夕占旦死。又太阳之脉,其终也戴眼反折瘛疭,其色白,绝汗乃出,出则死矣。少阳终者,耳聋,百节皆纵,目环转绝系,绝系一日半死,色先青白乃死矣。阳明终者,口目动作,善惊妄言,色黄,其上下经盛不仁,肉绝则终矣。少阴终者,面黑齿长而垢,腹胀闭,上下不通而终矣。太阴终者腹胀闭,不得息,善呕,呕则逆,逆则面赤,不逆则上下不通,不通则面黑皮毛焦而终矣。厥阴终者,中热嗌干,善溺心烦,甚则舌卷卵缩而终矣。又曰:大骨枯槁,大肉陷下,胸中气满,喘息不便,其气动形,期六月死。真藏脉见,乃与之期日。凡若此者,皆阴液绝于内,而神气夺于外者也。其论少阴太阴上下不通两条,乃邪实正虚,正不胜邪,阴液涸绝之故。故经又有五实死、五虚死之说。曰脉盛、脾热、腹胀、前后不通、闷瞀,此谓五实;脉细、皮寒、气少、泄利前后、饮食不入,此谓五虚。浆粥入胃,泄注止,则虚者活;身汗得后利,则实者活。是虚者以脾肾为主,实者以表里得解,邪有出路为主,此诊外感内伤之大法也。别有急虚身中,卒至五脏绝闭,脉道不通,气不往来,譬于堕溺,不可为期,此不得责之于望,外此皆可望而知之者也。石蒂南望病须察神气论,选用甚博,此篇多采其说,芜杂者删之,挂漏者补之,抉其精华,去其糟粕,备录之为望色之一助。虽然,学者苟不心专神会,安得病无遁情?卢不远[①]曰:尝读《吕氏春秋》,至桓公合诸侯,卫人后至,公朝而与管仲谋伐卫。退朝而入,卫姬望见公,下堂再拜,请卫君之罪。公曰:吾于卫无故,子盍为请?曰:妾望君之入也,足高气强,有伐国之志也。见妾而有动色,伐卫也。明日君朝,揖管仲而进之。管仲曰:君舍卫乎?公曰:仲父安识之?仲曰:君之揖朝也恭,而言也徐,见臣有惭色,臣是以知之。又公与管仲谋伐莒,谋未发而闻于国。桓公怪之。仲曰:国必有圣人。公曰:嘻。日之役者,有执柘杵而上视者,意者其是耶,乃令复役。少顷东郭牙至。管子曰:子邪言伐莒者。对曰:然。仲曰:我不言伐莒,子何故言伐莒?对曰:臣闻君子善谋,小人善意,臣其意之也。仲曰:子何以意之?对曰:臣闻君子有三色,显然善乐者,钟鼓之色也;愀然清静者,衰绖之色也;艴然充盈,手足矜

————————

①卢不远:卢复,字不远,明代医家。撰有《医种子》四种(一名《芷园医种》)。

者,兵革之色也。日者臣望君之在台上也,觚然充盈,手足矜者,此兵革之色也。君咈而不吟所言者,莒也;君举臂而指所当者,莒也。臣窃以虑诸侯之不服者,其惟莒乎? 此例于医,为望法之第一义也,何必五色精明象见哉? 此三人者,专心事桓公,故见其动静容貌,而知其用舍。若医者能专心事病人,则一望所楚,深达其自己欲言而未能者矣。死生吉凶,其末事乎?

下　卷

纲　目

《内经》设脉,止浮、沉、缓、急、大、小、滑、涩八脉。特于对待微甚悬绝,著其相去三等,而脉之情变已精。及仲景又兼以阴阳著脉为十,以浮、大、滑、动、数为阳,沉、弱、涩、弦、微为阴,而察阴阳之法更备。叔和《脉经》,增至二十四脉。近则繁为三十余脉,论者非之,谓其愈求精而脉愈晦,要不出表里虚实寒热顺逆而已,《内经》已尽其义,何必纷纷妄立名象哉? 斯言也,可与上智道,不可与中人以下者言。呜呼,今世上智者几人? 而况视医为小道,多有不屑言者矣。故叔和以降,而不惮费词者,亦出诸不得已也。卢子由先生分纲领条目,既不病其繁眩,又可免夫挂漏,一举而两善备焉。其法以举按言,则浮沉为纲,曰芤,曰盛,曰毛,曰泛,曰如落榆荚,曰肉上行,曰时一浮,曰如水中漂木,曰瞥瞥如羹上肥,皆浮目矣;曰伏,曰牢,曰潜,曰坚,曰过,曰减,曰陷,曰独沉,曰时一沉,曰如绵裹砂,曰如石投水,皆沉目矣。以至数言,则迟数为纲,曰缓,曰虚,曰代,曰结,曰脱,曰少气,曰不前,曰止,曰歇,曰停,曰如泻漆之绝者,皆迟目矣;曰疾,曰紧,曰促,曰动,曰急,曰搏①,曰躁,曰喘,曰奔越无伦,皆数目矣。以形体言,则大小为纲,曰洪,曰散,曰弦,曰革,曰实,曰肥,曰横,皆大目矣;曰弱,曰细,曰微,曰濡,曰瘦,曰萦萦如蛛丝,皆小目矣。以往来言,则滑涩为纲,曰利,曰营,曰啄,曰翕,曰章,曰连珠,曰替替然,皆滑目矣;曰滞,曰行迟,曰为不应指,曰参伍不齐,曰往来难且散,曰如雨沾沙,曰轻刀刮竹,皆涩目矣。以部位言,则长短为纲,曰悍,曰高,曰涌,曰端直,曰条达,曰上鱼为溢,皆长目矣;曰抑,曰卑,曰不及指,曰入尺为覆,皆短目矣。兹则删其繁复,节其精义,得三十脉列于下。

浮

浮为阳,在时为秋,在人为肺。浮脉浮于指下,按之不足,举之有余,轻按乃见于皮肤之间者是也。瘦人得浮脉,三部相得曰肌薄;肥人得之,未有不病者。浮为

---

①搏:原作"博"。元·戴启宗《脉诀刊误集解》卷二:《内经》曰鼓,曰搏,曰喘,曰横……。据改。

表邪,有力表实,无力表虚。浮而缓曰风,浮而紧曰寒,浮而虚曰暑,浮而涩曰雾露,浮而滑曰风痰,浮数曰表热。有疮疡,浮迟曰表寒,喜近衣;浮促曰表有痈疽。然以有力为实,无力为虚。亦必察有力为风,必兼洪数;无力为虚,则带濡滞。再参外候,庶无遁情。至若内虚之证,无不兼浮。如浮芤失血,浮革亡血。浮大兼疾,劳瘵阴虚,浮缓不鼓;火衰阳虚,浮大无力;按之微细欲绝者,真阴竭于下,孤阳浮于上也;浑浑革至,浮大有力者,久病将倾也。浮而散乱者死,浮而无根者死,是浮脉不专主乎表邪也。

按:浮脉主表,而又主里。《伤寒》以尺寸俱浮为太阳经病,但须指下有力,方属表邪。然此云有力,亦如木浮水中,来盛去衰者是也。若浮而怠缓无力,乃血气两虚之候,或气虚人患风湿,亦多见之。若来盛去盛,则为洪脉;若浮而柔细,乃为濡脉也。其风寒温热,亦可于此辨之。伤寒之脉必浮紧,风寒之脉必浮缓而兼紧,皆当盛于左部。风温之脉,多浮缓而兼数。风热之脉多浮数,皆盛于右部。盖风寒伤血,风热伤气;左主血,右主气也。

尝验表证之浮脉,浮在两寸;里证之浮脉,浮在关尺。此即《金匮》所云病人脉浮者在前,其病在表;浮者在后,其病在里者是也。然而亦有风眩头痛,痰聚胸膈而欲呕吐者,其寸脉亦浮而兼弦滑;土衰木旺,而关浮亦多兼弦;溲便不通,而尺亦浮。皆当参之以证。不仅此也,伤寒有六脉浮迟而表热里寒,下利清谷,虽始病有热,可验太阳,其治与少阴之虚阳发露不异。又有下后仍浮,或兼促兼弦兼紧兼数之类,总由表邪未尽,乃有结胸、咽痛、胁急、头疼之变端,详结胸、脏结及痞证,皆因下早,表邪内陷所致。究其脉变异,必有一部见浮。生死虚实之机,在关上沉细紧小之甚与不甚耳。其有寸关浮而尺迟弱者,谓之阳浮阴弱,营气不足,血少之故也。总之脉既曰浮,气多上升而不下降,形体亦多近薄,按之不似芤脉之全空。而其主病,莫非上实下虚,阳强阴弱也。《金匮》曰:腰痛背强不能行,必短气而极也。夫短气而极者,气逼于上而不纳也。阳嘘而阴不能吸,非陷下也。《难经》曰:前大后小,即头痛目眩;前小后大,即胸满短气。此前后指脉来之首尾言,乃气郁于中而不畅也。虽同一浮脉,其义有别,足征诊法不得拘泥指下,要当活泼胸中也。

脉之由沉而浮也,阴气上升,从阴交阳也。阴之所以能上升,有阳气以鼓动之也。脉之由浮而沉也,阳气下降,从阳和阴也。阳之所以能下降,有阴气以吸引之也。浮为阳脉,有阴实而拒阳于外者,有阴虚而阳越于上者。阴实者寒盛于内,治宜重用温散,或导其水,或攻其食,或行其瘀血凝痰,力开结塞,略加清肃,以助浮阳之内合者是也。阴虚者阴力薄不能吸阳,宜温润,填补精血,略佐辛热,从阴中透出和光,接纳阳气归根者是也。夫浮为在表者,谓于浮分察其脉之变象,即可决其病之属于何邪。非浮脉即为表病,仅见浮脉也。又昔人有谓浮候经,沉候脏,斯说亦不可泥。盖脉浮而按之无根者,是脏阴尽竭,元根脱离,浮越于外,不能内济,但游溢于经络之中而未散也。此非脉力之能浮,而脉气之仅在于浮也。诊得此脉,即大剂温元固下镇逆,犹虞其不返,而敢用表散乎?故外感虑其脉沉,沉者邪气去经,而内攻于脏也。内伤恶其脉浮,浮者真气去脏而外越于经也。

芤

芤脉为阳之阴。芤是草名,状类葱叶,故似洪,浮大无力而中空,以指重按之如无,而但动于每指之两边,所谓两头有而中央空者,此芤脉之象也。芤为阴去阳存之脉,故主脱血。凡诸失血过多,及产后,每见此脉。《脉法微旨》曰:男子见芤,寿必不永;女子见芤,胎必坠落。足征芤为血不统气,有外坚内虚之义也。

按:芤脉浮大而软,举指三部俱有,按之则指下无,但动于每指之两边;若重按之,则三指指下全无,但动于食指无名指之两头矣。叔和《脉诀》所谓两头有,中间无者是也。凡禀赋薄弱者,多有此脉,即重按让指之脉也。大病新瘥,亦尝见之,不足怪也。设稍按之不及中候而断者,为芤之甚也,为阴虚失精,亡血盗汗,孤阳脱阴之候。新病得之,尚可扶持;久病得之,实难为治。左寸呈芤,心血妄行;右寸是芤,肺家失血。芤在左关,肝血不藏;芤现右关,脾血不摄。左尺芤,便血溺血;右尺芤,火炎精漏。若一部脉芤而弦,或带结促涩滞者,又为阳气不到,中挟阴邪,是即瘀血所结处也。然蓄血脉必见结涩,若单芤血脱阴伤,虚象也。

凡芤脉上下匀净如一,往来不大者,可峻补精血。若虽芤中有一部有一细线,或寸关尺有一部独大而鼓指,或来去大小不匀者,此即虚中挟实,宜察其在气在血,为热为寒,量邪正虚实之浅深,设法攻补兼施以治之。再芤而见弦急,则为虚寒之革脉。若芤而兼迟,又属虚脉矣。

丹波元简[1]曰:按芤脉考古今诸说,大抵有三义。有谓浮大而软,按之成两条,中间空者,王叔和、崔嘉彦所说是也;有谓浮沉有力,中取无力者,李士材、张路玉所说是也;有谓浮而按之无力者,王士亭[2]、张三锡[3]所说是也。《内经》无芤脉,考诸仲景书曰:脉弦而大,弦则为减,大则为芤,减则为寒,芤则为虚;又曰脉浮而紧,按之反芤,此为本虚;又曰脉浮而芤,浮为阳,芤为阴;又曰趺阳脉浮而芤,浮者卫气衰,芤者营气伤。此皆浮而无根之谓,而非谓他之体状也。浮沉有而中取无者,董西园、黄韫兮尝辨无其脉,极是矣。其按之中央空为两条者,即是双弦之脉,于常患痕聚人间见之耳。《巢源[4]·积聚候》,诊得心脉沉而芤,时上下无常处,此盖以中央空而两边有为义者。周礼[5]《医圣阶梯》云:先君菊潭翁尝曰,吾老医也,从来不

---

①丹波元简:日本汉方医家,撰有《素问识》《灵枢识》等。

②王士亭:明代陕西渭南名医,然未见有著作。此处疑为王子亨,为宋代王贶,字子亨,撰有《全生指迷方》三卷,内论脉、辨脉法,为后世诊家推崇。

③张三锡:明代医家,撰有《医学六要》十九卷。包括《四诊法》《经络考》《病机部》《治法汇》《本草选》《运气略》六部分。

④源:原作"元",径改。指隋巢元方《诸病源候论》,后世简称《巢源》。

⑤周礼:明代医家,字半山。撰有《医圣阶梯》十卷。

见芤脉。此盖眩于诸家谬说，而不求诸古经故也。

沉

沉为阴，在时为冬，在人为肾。沉脉举之不足，按之有余，重按得于肌肉之下，不是实脉之举指逼逼，伏脉之沉于筋下者也。肥人脉多沉为常脉，以其肉丰故也。沉为里病，为疝，为恐惧，为腰痛。沉而实曰积，沉而虚曰少气，沉而濡缓曰水湿，沉而弦内痛，沉而牢冷痛，沉而数曰里热，伤寒即传入三阴，口干舌燥是也。若兼身肿曰阴水。沉而迟曰里寒。平人两寸沉曰无阳，必艰于寿，或为气郁。脉沉伏，或结或弦，亦多气滞。故曰下手脉沉，便知是气。其或沉滑，气兼痰饮也。右关独沉滑，宿食不消也。然沉虽阴脉主寒，不呈数象，然亦有主热者。辨之之法，若按久愈微者，此阳气微弱，不能统运营气于表，脉显阴象而沉也；若按久不衰，乃阳郁不能浮应卫气于外，脉反沉也。阴阳寒热之机，尤当细审也。沉虽里脉，而亦主表。表盖寒重者，阳气不能外达，脉必先见沉紧。是沉脉不可概言里证也。

按：沉脉重按乃见，如石沉水，必极其底。有外柔内刚之象，不是伏脉须推寻着骨，固非弱脉之沉细无力，又非牢脉之沉而弦长实大也。沉脉主里亦主表，寸脉沉，痰郁水停；关沉，中寒，心下有水气；尺沉下焦寒，肾冷腰痛，遗浊泄痢。然亦须察有力为热为实，无力为寒为虚，最为扼要。《伤寒总病论》以尺寸俱沉为少阴病，故于沉脉辨别阴阳为第一要义。如始病不发热，不头痛，而手足厥冷脉沉者，此直中阴经之寒证也；若发热头痛，烦扰不宁，至五六日，渐变手足厥冷，躁不得寐而脉沉者，此传经之热证也；亦有始虽阳邪，因汗下凉药太过，而脉见沉迟，此热去寒起之虚证也；有寸关俱浮，而尺中沉迟者，此阳证夹阴之脉也。至于沉而散，沉而绝，沉而代，沉而短，沉不鼓，久病与阳证得此，垂亡之候也。若沉而芤，沉而弱，沉而涩，沉而结，主亡血伤精，乃六极之脉。不得概以沉属寒属痛，而混投温散也。更有表邪初感之际，风寒外束，经络壅盛，脉必先见沉紧，或伏或止，当亟投以疏表之剂，则应手汗泄而解，又不得以阳证阴脉为惑也。此沉脉不独主里，而又主表之一证也。

但沉因寒束于外，热郁于内者，沉紧而数盛有力也，治宜凉散外寒；而内热不盛者，沉紧而不数，是寒欲内陷也，治宜温散。无寒但气虚下陷而沉有三：中气衰而不能鼓动，则多见沉弱；下焦气衰而不能熏蒸，则多见沉紧；营气耗竭，脉道滞而气不利。辨脉所谓其脉沉者，营气微也，则必兼见迟涩，甚或细数矣。

脉沉者，论脉位之沉也。更有来往之沉，则昔人多未有言及者。王太仆《脉要精微论》注曰：推筋按之，寻之而下，脉沉下掣，是阴气有余，故头项痛也。下掣二字，微妙可思，即经所谓来不盛，去反盛者也，亦谓之来徐去疾，来近去还。阳主嘘阴主吸，吸力大而阳不能嘘之，则脉沉，此可到指而知也。若夫今日脉浮，而可测其明日之脉必变为沉。此何以知之？则于今日之脉，其势下掣知之，此病机内向之兆也。

伏

伏为阴脉，更深于沉。轻候中候寻之，绝然不见；极重按之，以指推筋着骨乃得。其脉形潜隐于骨间者是也，属无阳有阴。阳气潜伏，不得升降，闭塞三关，四肢沉重，手足时冷，为积聚癥瘕忧思痛甚者也。伏而数曰热厥，亢极而兼水化也；伏而迟曰寒厥，阴极而气将绝也。凡气郁血结，暴痛久痛，留饮宿食，霍乱大吐大利，脉见沉伏，皆经脉阻滞，营卫不通之故也。妇人恶阻，常有伏匿之脉。温热病有一二部无脉者，有三四部无脉者，乃火邪内郁，不得发越故也。是伏脉之虚实寒热，不可不察也。

按：伏脉有两义，推筋著骨，细寻方见其脉者，《难经》《脉经》诸书所谓之伏脉，乃沉之甚者，故主积聚、老痰、宿食，此故病也；若尸厥霍乱，气逆痛剧，而两手六部脉乍不见者。真脉伏也。然而当有尺中一两部未伏，或两手虽伏，而三足脉不可伏也。十二经动脉之中，头面之脉虽伏，心腹之脉不可伏也。果否全身之脉皆伏，则亦气冈而绝矣，此论新病也。然而伏脉与脱脉相类，又不可不察。但六部之脉脱伏，十二经动脉中，必有二三部不伏者。诊其不伏之处，涌盛上争，有踊跃之势者，伏脉也；旋引旋收，辙乱旗靡，有反掣之意者，脱脉也。夫暴病之脉伏，治宜宣散；久病之脉脱，治宜峻补。势同冰炭，岂可误认哉。

夫脉已伏，诊其身有脉之处，涌盛上争者，伏也；旋引旋收者，脱也。此系指病气已定，寸口脉气已伏之后言之。若当病之乍起，寸口脉气未伏将伏之际，诊之指下总是旋引旋收，渐渐退缩之象，此时膻中大气方乱，脱闭机括，本尚未定。其后有因闭而竟脱者，有本脱而生气一线未尽，犹可挽回者。若必欲于万难分辨之中，而曲为之辨，则惟以形细而弦如丝发，梗梗有起伏者，闭之象也。形散而断如麻子，萦萦无起伏者，脱之象也。

伏脉有阴阳之辨，李濒湖云：伤寒一手伏曰单伏，两手伏曰双伏，不可谓为阳证见阴脉也，乃火邪内郁，不得发越，阳极似阴，故脉伏，必有大汗而解。正如久旱将雨，六合阴晦，雨后庶物皆苏之义。又夹阴伤寒，先有伏阴在内，外复感寒，阴盛阳衰，四肢厥逆，六脉沉伏，须服姜附，及灸关元，脉乃复出也。至若暴惊暴怒，脉亦忽然沉伏，少待经尽气复，不治当自愈。吴有性[1]《温疫论》云：温疫得里证，神色不败，言动自如，别无怪证，忽然六脉如丝，微细而软，甚至于无，或两手俱无，或一手先伏，察其人不应有此脉，今有此脉者，缘应下失下，内结壅闭，营气逆于内，不能达此四末，此脉厥也。亦多有过用黄连、石膏诸寒之剂，强遏其热，致邪愈结，脉愈不行。医见脉微欲绝，以为阳证得阴脉，为不治，委而弃之，以此误人甚众。若更用人参、生脉辈，祸不旋踵。宜承气缓缓下之，六脉自复。

---

①吴有性：明代医家，字又可。撰有《温疫论》。

牢

牢为阴中之阳,其象沉而有力,劲而不移,牢守其位,不上不下。似沉似伏,牢之位也。实大弦长,牢之体也。为癥瘕疝癖,为气结,为痈疽,为痰实气促。牢而数为积热,牢而迟为痼冷。大抵牢脉近乎无胃气,乃精血遗亡,而气独守之象,故皆指为危脉。虽似沉似伏,似实似革,然沉脉不必兼大弦,伏脉非推筋至骨不见其形。又非实脉之滑实,革脉之按之中空也。至于牢脉,既实大而弦,才重按之,便满指有力,以此为别耳。

按:牢主寒实之病,为湿痉、拘急、寒疝、暴逆、坚积内伏,乃有是脉。左寸牢为伏梁,右寸牢为息奔;左尺牢为奔豚,右尺牢为瘕疝;左关牢肝家血积,右关牢阴寒痞积。若夫失血亡精之人,则内虚而当得革脉,乃为正象;若反得牢脉,是虚病见实脉,与证相反,可卜短期矣。

牢为阴冷固结之象,多属肝肾二经,然有气分血分之辨。在血分者,为癥瘕积聚有形之痞块,饮食寒冷之停滞,与夫久受寒湿,侵入筋骨者也;在气分者,即肝肾冷气,为疝痛,少腹引腰控睾也。其轻者为胸腹气结,呼吸不畅,即叔和《脉诀》所谓脉入皮肤辨息难是也。后世斥其误牢作死亡之脉为谬者,不知《素问·示从容论》曰浮而弦者,肾不足也,即革脉亡血失精之义也。又曰沉而石者,肾气内著也。仲景肾著汤,治腰重冷病,如带五千钱者,即尺脉牢而长,少腹引腰痛之义也。寒湿内结,不得阳气以升发之耳,谓其谬者,亦不思甚矣。

迟

尺脉为阴,医者一呼一吸,病者脉来三至,去来极慢者是也。迟脉为病,皆因内伤生冷寒凉之物,外涉水冰阴寒之气,或中于脏,或入于腠理,以致气血稽迟不行,故主阳气虚,气血凝滞,为阴盛阳衰之候。观其迟之微甚,而识寒之浅深。虽然,不可泥也。迟而有力,若兼涩滞,举按皆然者,乃热邪壅结,隧道不利,失其常度,故脉反呈迟象。必验之于证,如胸中饱闷,便闭溺赤,方是主热之尺脉也。若景岳所云伤寒初解,遗热未清,经脉未充,胃气未复,脉必迟滑,或见迟缓。河间云:热盛自汗,吐利过极,则气液虚损,脉亦迟而不能数。此又营气不足,复为热伤,不能运动,热邪反为所阻,输转之机,故缓慢而行迟也。然亦须参之形证为是,迟而不流利为涩,迟而歇止为结,迟而浮大且缓为虚。似是而非,尤当辨认也。

按:迟脉主里,属脏病,与沉脉同。但沉脉之病为阴逆阳郁,迟脉之病为阴盛阳亏,其治法之攻补有间。然未可执也,当察其表里虚实寒热兼证,庶不致误。如浮迟表寒,沉迟里寒,迟涩为血病,迟滑为气病。又为寒痰,有力冷痛,无力虚寒,或主不月,或见阴疝,或血脉凝泣,或癥瘕沉痼。气寒则不行,血寒则凝滞。迟兼滑大,风痰顽痹;迟兼细小,真阳亏损也。或阴寒留于中,为泄为痛;元气不营于表,寒栗拘挛，皆主阳虚阴盛之病，是均宜温中者也。若夫热邪壅结隧道而呈迟象，又未可投以温中而助阳邪也。此寒热虚实之不容不辨。

张石顽曰：仲景有阳明病脉迟，微恶寒，而出汗多者，为表未解，脉迟头眩腹满者，不可下。有阳明病脉迟有力，汗出不恶寒，身重喘满，朝热便鞕，手足濈然汗出者，为邪欲解，可攻其里。又太阳病脉浮误下，而变迟者为结胸。若此皆热邪内陷之明验也。须知迟脉虽见表证，亦属脏气不充，所以邪气流连不解。详迟为在脏一语，可不顾虑脏气之困乎。

丹波元简曰：程应旄①云，迟脉亦有邪聚热结，腹满胃实，阻住经隧而成者，又不可不知。今验有癥瘕痃气壅遏隧道而见迟脉者，是杂病亦不可以迟概而为寒也。又按人身盖一脉也，故其见于三部，虽有形之小、大、浮、沉不同，然至数之徐疾，必无有异，验诸病者为然矣。而仲景书或云尺中迟，或云关上数；后世脉书，亦云寸迟为某病，尺迟主何证之类，比比皆然。此予所未尝亲见，窃疑理之所必无也，附记以俟明者。

《脉法微旨》，以寸口迟，上焦有寒，咽酸吐酸；关中迟，胃中有寒，不欲饮食，吞酸吐水；尺中迟，下焦有寒，小便多，并白浊。张景岳以伤寒初解，遗热未清，经脉未充，胃气未复，脉必迟滑，或见迟缓。刘守真又以热盛自汗，吐利过极，则气液虚损，脉亦迟而不能数。丹波元简以迟数不并见。皆有至理。然迟中之寒热，何以别乎？当以有力无力辨之，如六部俱迟，以何部有力，此部即可作热论。仲景书多有寸口跌阳迟数并见者，盖指脉之来势躁疾者为数，急缓者为迟，非至数有多寡不齐也。至于死脉祟脉痰脉，亦有两手迟数，大小如出两人者，又不得以迟数并见，为绝无之事也。

缓

缓脉为阴中之阳，其义有三。若从容和缓，来去舒徐，如《脉诀》所云，阿阿软若春杨柳，此是脾家脉四季见，雍和软顺相续，轻清之象。兼四时之脉，兼五脏之脉，皆胃气和平，为脾家之本脉也。故平人脉缓者寿，以根深蒂固也。若脉形长大而软，宽缓不前，浮、中、沉三按皆然，此为纵缓病脉，主热在气分，即《灵枢·病形篇》所谓缓者多热是也。然纵缓之脉，颇类于虚，盖虚大之脉浮，按之浮大而空，重按之则微细欲绝，非纵缓之脉三候平等也。若至数迟慢不前，是为迟缓，虽亦病脉，则主虚寒矣。

按：缓脉者，昔人谓如丝在经，不卷其轴，如微风轻飐柳梢，意思忻忻，难以名状者，胃气脉也。然必于四时脉中五脏脉中见此，方是真胃气。若三候平等，滑而有力者，此纵缓脉，属气分中有畜热也，为烦热，为口臭，为腹满，为痈疡，为二便不利。

---

①程应旄：清代医家，字郊倩。撰有《伤寒论后条辨》《医径句测》。

或伤寒温疟初愈，而邪热未清者，多有此脉。若缓而迟细者多虚寒，为阳虚，为胃寒，为气怯，为疼痛，为晕眩，为脾弱，为痿厥，为饮食不化，为鹜溏飧泄，为精寒肾冷，为小便频数。

《脉法》云：右寸浮缓，风邪所居；左寸涩缓，少阴血虚。左关浮缓，肝风内鼓；右关沉缓，土弱湿侵。左尺缓涩，精宫不及；右尺缓细，真阳衰极。然而缓脉为病，气虚必兼弱，血虚必兼涩；热湿多兼洪，寒湿多兼细。至若阴虚必浮大无力而缓，阳虚必沉细无力而缓，此言缓之体也。若弦居土位，木克土也；缓临水官，土克水也。皆非所宜，此论缓之神也。

夫虚寒迟缓，风热纵缓，前已释明。而寒热虚实之剧，近乎缓者，又不可以不辨。虚寒之败脉，即张景岳所谓紧而无力者也，形体弦长，来去怠缓，颇似从容不迫者，但无起伏动荡之致耳。此肝脾并至，色见目青颧黄，去死近矣。风热时病而脉缓者，即经所谓滑而缓曰热中是也。风温湿温愈热愈缓，以风热为阳邪也。愈缓则津液愈耗，若不知清热养液，或误认湿重而燥之利之，旋变涩疾虚散，不可为矣。《三指禅》[1]谓噎膈反胃，脉多见缓，可见缓为湿热化燥之象。昔人谓六月见缓脉，为土克水者死。盖其形宽长怠缓，无流畅之象，此津液内虚，浮阳外鼓也，颇有气出不反之意，慎柔[2]谓脾家湿热下克肾水是也。缓为阳脉，无阴以和之，病在气分，不在血分，故脉中不得遽指血家败象。

虚

虚脉迟大而软，按之无力，隐指豁豁然空，脉来有表无里者也。虚为劳瘵，为惊悸恍惚，为怔忡、失血、少气，故主气血两虚，真元亏损之候。虚脉多属气分，故伤暑脉虚，以热邪伤气也。若血虚于虚大脉中，必显涩弱或弦细芤迟之象为验。虚脉似芤、涩、散脉，然虚脉指下浮大而软，如循鸡羽之状，中空，重按皆弱而少力，久按仍不乏根；不似芤脉之浮大中空，重按如无，但动于两边；涩脉之软弱无力，涩滞不前；散脉之散漫无根，重按久按绝不可得也。

按：虚脉者正气虚也，无力也，无神也。有阴有阳，数而无力为阴虚，迟而无力为阳虚。虽曰微、濡、迟、涩之属，皆为虚类，然无论二十八脉，但见指下无神，便是虚脉。《内经》曰：按之不鼓，诸阳皆然，即此谓也。

叔和以迟大而软为虚。每见气虚喘乏，有虚大而数者，且血虚脉虚。仲景脉虚身热，得之伤暑。东垣气口虚大，内伤于气；虚大而时显一涩，内伤于血。凡血虚非见涩弱，即弦细芤迟。盖伤暑脉虚为气虚，弦细芤为血虚。故脉芤及尺中微细者，为虚劳亡血失精。平人脉虚微细者，善盗汗出也。慎斋[3]有云：洪大而虚者，防作

---

①《三指禅》：书名，脉学著作，清·周学霆撰。

②慎柔：胡慎柔，清代医家，僧医，法名释住想。撰有《慎柔五书》。

③慎斋：周之干，号慎斋，明代医家。撰有《周慎斋三书》《脉法解》，以及门人整理之《慎斋遗书》等。

泻。此脾家气分之病,大则气虚不敛之故耳。

张石顽曰:经云脉气上虚尺虚,是谓重虚,病在中。脉虚难治,脉阴阳俱虚热不止者死。可见病实脉虚,皆不易治。盖虚即是毛,毛为肺之平脉,若极虚而微如风吹之状,极虚而数濈濈如羹上肥者,皆为肺绝之兆也。惟癫疾之脉,虚为可治者。以其神出舍空,可佐峻补。若实大为顽痰固结,搜涤不应,所为难耳。

古无虚实二脉专论,皆贯于诸脉之中,至叔和始有二脉专象。所谓实言脉体之厚也,虚言脉体之薄也。无论何脉,凡轻诊如此,重按而体势不减者,即谓之实;轻诊如此,略按而体势顿减者,虽不全空,亦谓之虚。虽经云邪气盛则实,精气夺则虚,究竟仍视所见何脉。如和缓而实,岂得曰邪?弦紧而实,乃真邪胜矣。大抵实脉多主血实,主病多在血分;虚脉亦主血虚,主病多在气分。其形体坚厚,而势之来去起伏不大者,血实气虚,气为血累者也,痰凝血结是也。形薄而又来去不大者,气血两虚,气不生血者也。夫濡、弱、芤、微、散、涩,皆虚也;洪、促、动、滑、弦、牢、长,皆实也。是诸脉中皆寓有虚实二脉之象也。

代

代为阴脉,脉动而中止,不能自还,因而复动也。但代之止歇有常数,不比促、结止而无定数也。代为气血衰败之候,故死不治。然久病或无病脉代歇止有定数者,方为死脉。若暴病脉代,歇止又无定数,是气血乍损,不能接续之故,非死脉也。病后见脉代,乃将愈之兆。妊娠三月多有代脉,亦不足怪。又常见禀赋脉有歇止而寿至耄耋者,然皆止无定数可辨。若经言黄脉代者,乃四时更代之代,不在此例。

按:代脉者,禅代之义也。盖人身之气左升而右降,脏腑之气肝肾升而心肺降,是皆脾气居中为之转旋,上下更代之枢纽也。升之气于是终,降之气于是始。运动之机势,至此而有脱卸,即至此而有停顿,故脉迟缓而软弱也。脾气一绝,升降不续,则止歇见。故止代者,脾之真脏也。虽然,脾绝之代,动而中止,不能自还,因而复动,且止有定数。固非促、结之歇止无定数,而复来有力;非忽强忽弱,形体之代;而又非《宣明五气》等篇所论脾主四季,随时气候更易之代也;乃脏气衰微,脾气脱绝之候也。

更有似代非代之脉,散见经文及诸家之说者,不可不知。《内经·脉要精微论》曰:数动一代者,病在阳之脉也,泄及便脓血。《脉经》《扁鹊脉法》曰:细而沉,不痉疭,即泄,泄即肠澼,澼即脉代,乍至乍不至,是皆出于久病,荣血伤败之象也。《三部九候论》曰:其代而钩者,病在络脉。《禁服篇》曰:代则乍痛乍止,是皆气血凝滞之象也。周慎斋曰:杂病伤寒脉见歇止者,俱将愈之兆也。惟吐而见歇止者多难治,盖原气竭于下,不能上供其泛逆也。但将愈脉见歇止,乃和平脉中见歇止也,是代不专主乎死。但脉见歇止,虽有未定数,又当视其证形败与未败,以定吉凶。故《脉经》曰:热病七八日脉微细,小便不利加暴,口燥舌焦干黑,脉代者死;又病疮寒热瘕疝，其脉代绝者死；又老人脉阴弱阳强，脉至而代，奇月死；又疟疾代散则死。又右手尺中神门以后脉阴虚者肾虚也，脉代绝时不至肾虚者，命门火败也，此皆死脉。而以别见败证败象为论，不必止有定数者也。至若妊娠脉代，从未诊过。惟诊见滑疾流利中偶有一两至，应指少力，此亦似代非代之流亚也。

结

结脉往来缓，时一止，复来无定数，盖有结滞之义也。此脉皆大怒不出，郁闷日久，气滞不能疏通；或痰结脉络血不流行，气因稽滞，以致歇至不匀也。结为阴极阴盛，而阳不能入，故有此脉。结阳肢肿，结阴便血；三阳结谓之膈，三阴结谓之水；一阳结谓之嗽泄，一阴结谓之不月。又为癥结，为外生痈疽，内生疝瘕。浮结为寒邪滞经，沉结为积气在内，盖先以气寒则脉缓。若气、血、食、饮、痰五者，有一留滞于其间，则脉因之而为结，渐加即死，渐退即生。然结而有力者，方为积聚；结而无力者，是真气衰弱，违其运行之常耳。若二三十至内，有一至接续不上，而指下虚微者，此元气骤脱之候也。

按：越人曰：结者脉缓，来时一止无常数，名曰结也。又曰：结甚则积甚，结微则气微。以此形容结之虚实极明。大都实者有形之癥癖气块属郁滞，其脉结而有力；虚者无形之气血渐衰，其精力不继，断而复续，属劳损，其脉结而无神。而仲景有伤寒汗下不解，脉结代动悸者，有太阳病身黄脉沉结，少腹鞕满，小便不利为无血者，一属津衰邪结，一属热结膀胱，皆虚中挟邪之候，诊脉当知活法，运乎一心，不独结脉为然也。

数

数脉为阳，医者一呼一吸，病者脉来六七至也。数为病进，为阴不胜阳，故脉来太过。数脉主热，浮数表热，沉数里热；有力实火，无力虚火；数实肺痈，数虚肺痿；细而数为阴虚劳热，数而洪实有力为疮疡，数而滑实为痰火。平人脉沉数，为气郁有火；瘦人见疾数，是阴虚火盛也。然数脉亦有主寒者，若脉来浮数，大而无力，按之豁然而空，微细欲绝，此阴盛于下，逼阳于上，虚阳浮露于外，而作身热面赤戴阳，故脉数软大无神也。丹溪云：脉数盛大，按之涩而外有热证，名中寒，乃寒流血脉，外证热而脉即数，亦此义也。

按：数脉者，呼吸定息，六至以上，而应指急数，不似滑脉之往来流利，动脉之厥厥动摇，疾脉之过于急疾也。数为阳盛阴亏，热邪流薄于经络之象，所以脉道数盛，火性善动而躁急也。以部位测病情，则寸数喘咳口疮肺痈，关数胃热邪火上攻，尺为相火遗浊淋癃，斯皆数之属于热者，按之必数而有力。

夫《脉经》首重数脉，以阴阳疑似，虚实表里之间，最易混淆也。但数则为热，人皆知之，而如数之脉，人多不察，此生死关头，不可不细心体认也。夫数按不鼓，则为寒虚相搏之脉;数而大虚,则为精血销竭之脉。细疾若数,阴燥似阳之候也;沉弦细数,虚劳垂死之期也。又有驶脉,即如数脉,非真数也。若假热之病,误服凉剂,亦见数也。然如数之脉,按之必数而无力,但世医诊得脉息急疾,竟不知新病久病,有力无力,鼓与不鼓之异,一概混投苦寒,遽绝胃气,安得不速人于死乎!考之经义,《玉机真藏论》言冬脉曰:其气来如弹石者,为太过,病在外;其去如数者,为不及,病在中。释云:来如弹石者,其至坚强,营之太过也;去如数者,动止疾促,营之不及也。盖数本属热,而此真阴亏损之脉亦必急数,然愈数则愈虚,愈虚则愈数,而非阳强实热之数,故不曰数而曰如数,则轩岐辨析之意深矣,奈世医不读《内经》何?

何西池曰:虚热者,脉必虚数无力固矣。然有过服凉剂,寒热搏击;或肝邪克土,脉反弦大有力者,投以温补之剂,则数者静,弦者缓,大者敛矣,此最当知。又有虚寒而逼火浮越者,真阳欲脱者,脉皆数甚,亦强大而不虚,皆当以证参之勿误也。张石顽曰:伤寒以烦躁脉数者为传脉,静者为不传,有火无火之分也。经尽欲解而脉浮数,按之不芤,其人不虚不战汗出而解,则知数而按之芤者,皆为虚矣。又阳明例云:病人脉数,数则为热,当消谷引食而反吐者,以发汗令阳气微,膈内虚,脉乃数也。数为客热不能消谷,胃中虚冷故吐也;又胃反而寸口脉微数者,为胸中冷;又脉阳紧阴数为欲吐,阳浮阴数亦吐,胃反脉数,中气大虚,而见假数之象也。凡乍病脉数,而按之缓者,为邪退;久病脉数,阴虚之象。瘦人脉数,多火阴虚;形充肥泽之人脉数,为痰湿郁滞,经络不畅而蕴热,未可责之于阴也。至于数则心烦,又曰滑数心下结热,皆包络火旺而乘君主之位耳。若乍疏乍数,不问何病,皆不治也。

林慎庵[①]曰:数脉属阳,阳宜平而不宜亢,过亢则为害矣。六部之内,有宜见不宜见之别,宜见治之易,不宜见治之难。如始病见数,或浮数有力,是热在表,浮之则已;沉数有力,是热在里,降之则愈。此治之易也。病久脉数,或浮数空软,阳浮于上,治当温补;沉数细涩,阴竭于下,法必滋阴。此治之难也。心病左寸见数,独甚于他部,为心火独亢,泻之易已;肺病右寸见数,而过于别部,为火盛克金,治之难瘳。左关数实,弦急有力,肝火蕴结,泻之为易;左关数虚,弦细而无力,肝阴亏竭,补阴非易。右关数实,脾胃火烈,清降易已;数虚兼涩,脾胃阴竭,养阴费力。细数之脉,忌见两尺。左尺细数,兼之虚涩,真阴已竭,治专壮水,迁延时日,治亦无益;右尺浮数,按之细涩,真阳衰竭,益火之源,薪传已尽,治亦难愈。明其易而知其难,又何难之有哉?

疾

疾脉数之甚者,七至八至故曰疾,为阳极阴竭之候。伤寒热极,方见此脉,非他证恒有也。若劳瘵虚惫之人,亦或见之,则阴气下竭,阳光上亢,有日无月,短期决

---

①林慎庵:林之翰,号慎庵,清代医家。撰有《四诊抉微》八卷。

矣。然躁疾皆为火象，惟疾而不躁，按之稍缓，方为热证之正脉。亦有阴寒之极，六脉沉细而疾，灸之不温者死。亦有热毒入于阴分而为阴毒者，脉必疾盛有力，不似阴寒之毒，虽疾而弦细无力也。

按：疾脉呼吸之间七八至，虽急疾而不实大，不似洪脉之既大且数，而无躁急之形也。疾脉有阴阳寒热真假之异。如疾而按之益坚，乃亢阳无制，真阴垂绝之候；若疾而按之不鼓，又为阴邪暴疟，虚阳发露之征。温病脉初时小，五六日后，脉来躁疾大，颧发赤者难治，谓其阴绝也；阴毒身如被杖，六脉沉细而疾，灸之不温者死，谓其阳绝也。虚劳喘促声嘶，脉来数疾无伦者，名曰行尸，乃真阴竭于下，孤阳亢于上也。夫疾即数之甚者，为热证之正脉。然疾多兼躁，古人以躁疾并言，其阴阳虚实之死脉，乃躁疾并呈，而无冲和胃气者也。

紧

紧为阴中之阳，紧脉似数非数，似弦非弦，如切绳状。一云：如转索之无常。丹溪谓如纫算线，譬如以二股三股纠合为绳，必旋绞而转，始得紧而成绳。可见紧之为义，不独纵有挺急，抑且横有转侧也。紧乃热为寒束，致阴阳相搏，主气盛血虚，寒热交作之候。紧而洪曰痈疽，紧而数曰中毒，紧而细曰疝瘕，紧而实曰内胀痛，紧而浮曰伤寒，或为咳嗽，紧而涩曰寒痹，紧而沉曰寒积中恶。紧为痛为寒，故风寒之邪搏激，伏于营卫之间。夫紧为诸寒收引之象，若热因寒束而烦热拘急疼痛者，如大阳伤寒是也。然必左部浮盛，乃为伤寒确候；右部盛坚，为内伤饮食也。紧与迟皆主寒，迟则迟缓而难前，紧则夭矫而搏击。须知数而流利则为滑，数而有力则为实。数而绞转，似弦非弦，则为紧脉也。

按：昔人谓紧脉如切绳索之状，似弦而无端直挺长之象。寒主收引，故脉紧束也。暴病见之，为腹痛身疼，寒客太阳，或主风痉痫证。急而紧者是遁尸，数而紧者主鬼击。在尺为阴冷腹疝，浮紧腰脚痛，沉紧脐下疼，小便难，紧涩为耳闭；在关为心腹沉痛，浮紧膨胀或筋疼，沉紧吐逆或胁痛，紧而实为痃癖。若中恶浮紧，咳嗽沉紧，皆主死者，此证与脉反也。又有死证之紧脉，乃伤寒阴证绝阳，七日九日之间，若得此脉，仲景云：脉见转索无常者，即日死。盖紧本病脉，而非死脉，但病久强急不和，而无胃气，故曰死。同一紧脉，以新久之异，便有死生之分，不可不察。

张石顽曰：紧为诸寒收引之象，亦有热因寒束，而烦热拘急疼痛者，如太阳寒伤营证是也。然必人迎浮紧，乃为表证之确候。若气口盛紧，又为内伤饮食之兆。《金匮》所谓脉紧头痛风寒，腹中有宿食也。而少阴经中，又有病人脉阴阳俱紧，反汗出者，亡阳也。此属少阴法，当咽痛而复吐利，是为紧反入里之征验。又少阴病脉紧，至七八日，下利而脉暴微，手足反温，脉紧又去，为欲解也。虽烦热下利必自愈，此即紧去人安之互辞，不可下。脉证中则有脉来阴阳俱紧，恶寒发热，则脉欲厥。厥者脉初来大，渐渐小，更来渐渐大，是其候也，此亦紧反入里之互辞。因误下而阳邪内陷,欲出不出,有此厥逆进退之象,故言欲厥,脉变而紧状依然,非营卫离散,乍大乍小之比。而脉法中复有寸口脉微尺紧,其人虚损多汗,知阴常在绝不见阳之例。可见紧之所在,皆阳气不到之处,故有是象。夫脉按之紧如弦,直上下行者痉,若伏坚者为阴疝,总皆经脉拘急,故有此象。若脉至如转索而强急不和,是但紧无胃气也,岂堪尚引日乎?

张景岳曰:寒邪未解,脉息紧而无力者,无愈期也。何也?盖紧者邪气也,力者元气也。紧而无力,则邪气有余,而元气不足也。元气不足,何以逐邪?临此证者,必能使元阳渐充,则脉渐有力,自小而大,自虚而实,渐至洪滑,则阳气渐达,表将解矣。若日渐无力而紧数日进,则危亡之兆也。紧脉左右弹者,即《脉经》所谓之左右无常也。盖紧脉左右夭矫如转索之无常,乃脉体骤束,则气来振撼,此寒盛束于外,热盛束于内者有之。若内外俱寒,则坚细而涩,不能左右弹也,是紧脉固多左右弹。而左右弹之脉,非皆紧脉也,不可不知。《脉经》云脉前部左右弹者阳跷也,后部左右弹者阴跷也,中部左右弹者带脉也,盖此经病即见此象。《内经》曰:青脉之至也,长而左右弹,有积气在心下支胠,名曰肝痹。《脉经》云:脉直前左右弹者,病在血脉中蚘血也;脉后而左右弹者,病在筋骨中也。前后者,脉来之首尾也;左右弹者,应指动摇不定,气结不畅故也。斯皆病脉之左右弹,而非紧脉也。《素问·大奇论》曰:脉至如交漆。交漆者,左右旁至也,微见四十日死。此死脉之左右弹,亦非紧脉也。虽然非紧脉,而其脉体却不必软弱,必有劲直之象,惟神理不同耳。其所以不同之形,不容不辨。寒盛之紧左右弹者,形坚而气来涌跃也。紧脉之左右弹,脉络滞涩不畅,气来曲屈而达,以致左右振撼不定也,其气似滑实非滑也;死脉之左右弹者,形直而气来,有出无入,大小不一也。然而仍当参之形证,以辨何经之为病,庶不致误。

促

促为阳,促脉来去数,时一止复来,止无定数,盖有断促之意,乃阳独盛而阴不能和之也。为气怒上逆,为胸满烦躁,为汗郁作喘,为血瘀发斑,为狂妄,为痈肿诸实热之候。又曰:血、气、痰、饮、食五者之内,或有一留滞于其间,脉因之而促。虽然,促而有力,洪实为热,为邪滞经络;促而无力,损小为虚脱,阴阳不相接续之候。虽非恶脉,然渐退者佳,渐进者死。若缓中歇止,为结脉矣。

按:促脉之说有二。《脉诀》云:促者速也,阳也,指下寻之极数。并居寸口,曰促,曰并居,曰上击,乃气争于上而不下之义。《素问·平人气象论》曰:寸口脉中手促上击者,肩背痛。斯即越人所谓上鱼为溢之甚者,此其一也。后世云数中一止,乃为阳极亡阴,主痰壅经,积留胃腑,或主三焦郁火炎盛,最不宜于病后。若势进不已,则为可危。新病得此,元气未败,不必深虑。且夫促脉若渐见于虚劳垂危之顷,死期可卜。若暴作于惊惶造次之候,气复自安。脱阴见促,终非吉兆。肿胀见促,不交之否，促脉则亦有死者矣。《脉法》云：左寸见促，心火炎炎；右寸见促，肺鸣咯咯。左关血滞；右关食滞，左尺遗精，右尺热灼。此其二也。虽然热盛，壅遏则一也。

张石顽曰：促为阳邪内陷之象。经云：寸口脉中手促上击者，肩背痛。观其上击二字，则脉来搏指，热盛于经之义，朗然心目矣。而仲景太阳例有下之后脉促胸满者，有下之利遂不止而脉促者，有下之脉促不结胸者，有脉促手足厥冷者。上四条一为表未尽，一为并入阳明，一为邪去欲解，一为转次厥阴，总以促为阳里不服邪之明验，虽证见厥逆，只宜用灸以通阳，不宜四逆以回阳，明非虚寒之理，具见言外。所以温热发斑，瘀血发狂，及痰食凝滞，暴怒气逆，皆令脉促。设中虚无凝，必无歇止之脉也。

李士材曰：促脉得之藏气乖违，稽留凝涩，阻其运行之机，因而歇止者，十之六七也。其止为轻，得于真元衰惫，阳弛阴涸，失其揆度之常者，十之二三也，其止为重。燕都王湛六以脾泄求治，神疲色瘁，诊得促脉，或十四五动一止，或十七八动一止，是真元败绝，阴阳交穷，而促脉呈形，与稽留凝泣而见促者，大不侔矣，法在不治，一月果殁。

按：石顽所引《伤寒论》诸促脉，皆主上击之义，非有止也。《素问·平人气象论》曰：寸口脉中手促上击者肩背痛，即《脉诀》并居寸口之谓。促之甚者，上鱼为溢，乃气争于上而不下也。士材所言，是数而中止，乃《脉经》所云促脉来去，数时一止复来者是也，为热壅经隧，致脉道阻滞之义，却又于此中体验出气血交亏，而呈虚数歇止之促脉，必非热壅于经，始呈促象也。要知近世所宗脉经之数而歇止之促，非古医经所谓之促，乃代脉中之一种，即后世之如代脉也。缓而中止之结脉亦然。夫诸脉中皆有寒热虚实，明乎此不以一脉定主一病，一病定主一脉，则于诊脉之道，思过半矣。

动

动脉上下无头尾，如豆大，厥厥动摇，不离其处，无往无来者是也。乃阴阳相搏，不得上下鼓击之势。陇然高起，此动脉之形也，为阴阳乖戾可知。阳虚则阳动见于寸，阳动则发汗；阴虚则阴动见于尺，阴动则发热，又为疮疽痛甚。若妇人少阴脉动甚者，妊子也。梦遗泄精，见关中有动脉如豆大圆者，此痰凝中焦也。久病人见右寸脉动摇摇如豆，是肺气将绝之候也。大惊猝恐，左寸脉多动，非气脱也。然动与短脉相类，但短脉为阴，不数不鞕不滑，动为阳，且数且鞕且滑也。

按：数而跳突名曰动，动乃跳动之意，大惊多见此脉。盖惊则由心入，脉管之血乱，故心气不宁，而脉亦应之跳突也。仲景《伤寒论》云：数脉见于关上，上下无头尾，如豆大，厥厥动摇者，名曰动。《脉诀》谓不往不来，不离其处者，即无头尾也。三关指下碍沉沉，即厥厥也。此形容动脉最真。但两上字，其一乃后人误添者，当是数脉见于关上下耳。若专以脉见关上，何以仲景又云阳动则汗出？明指左寸属心,汗为心液;右寸属肺,肺主皮毛,故主汗出也。阴动则发热,明指左尺见动,真水不足;右尺见动,相火虚炎,故发热也。且《素问》曰:妇人手少阴脉动甚者,妊子也。人之初受孕,精血下聚以养胎,心主血,血下聚,则心气乱而不宁,故脉动。而心之手少阴,非隶于左寸者乎。其动脉不仅在关上,则两上字其一乃衍文,明矣。

动脉之为病,多属之大惊猝恐。有不因惊恐而得此脉者,亦曰惊。其为惊也,即如睡梦中忽而惊掣之类也。其主痛,亦必如《灵枢》所谓厥痛痹痛,非寻常金疮跌①仆痛肿者也。《素问·生气通天论》曰:厥气化薄,传为善畏,及为惊骇。《阴阳别论》曰:二阳一阴发病主惊骇。《大奇论》曰:脉至如数,使人暴惊。此皆动为惊之义,乃阴阳不和,无所见而身自惊惕者也。又所谓如惊痫状,时瘛疭是矣。《大奇论》又曰:肾肝并小弦为欲惊。此即《手脉篇》所云,乃气怯神虚所致。《灵枢·邪气脏腑病形篇》《素问·藏气法时论》言肝胆病,皆曰虚则善恐,如人将捕之是也。至于肾为恐,肾水凌心,则人善恐,此亦动脉所主也。阴阳无形之气相搏,则脉动;气与痰食诸有形之邪相搏,则脉亦动。故动脉主证,为寒热,为瘕疭,为怔忡,为痹,为胃脘痛也。若《大奇论》所云肝脉惊暴,有所惊骇,此有所见而惊,与前大惊猝恐之惊是也。

动脉乃滑兼紧之象,多属有余,气郁不伸。有见于一部,有见于三部,指下各有如豆厥厥动摇,而无前后来去起伏之势,然有浅深微甚之殊也。凡阳气乍为阴寒所伏,阳气尚强,不受其制者;与阴寒之病,久服温补,阳气内复,欲透重阴者;又风寒湿热,杂处膻中,以及气寒血热,阴阳易位,而相激者,脉皆见动。疟寒欲作,沙疹欲出,伤寒温热欲作战汗者,脉于沉伏中亦见动。故主病为湿热成痰,为血盛有热,忧郁膈噎,关格吐逆,大小便不利,及伏气诸证。至若《脉经》所云寸口脉偏动者,从寸口至关,从关至尺,三部之位,处处动摇,各异不同。此病以仲夏得之,桃花落而死,此心火受制于寒水者也,是动脉又不必以惊恐始见也。若夫脉动,指下散断,圆坚有形无力,此真阳已熄,阴气凝结,而大气不能接续,如心脉如循薏苡子,如麻豆击手,按之益躁急者,心阳散歇而不返也。至如丸泥,乃肝挟寒水克制脾阳而不复也,此皆动脉而见真藏者也,是动脉又不得概作有余论也。且非一动脉,凡脉皆有微甚虚实,不可不察。

大

大脉形加于常脉一倍,故曰大,阳也。若得病脉始大,或久病而脉暴大,此为邪盛,经曰:大则病进是也。若平人三部皆大,往来上下自如,为禀质之厚,亦不在病例。若一部独大,一手独大,斯可以占病矣。

按:大脉者,应指满大,倍于寻常也。不似长脉之但长不大,洪脉之既阔大且数也。大脉有虚实阴阳之异。经云大则病进,是指邪实脉大而言。仲景以大则为虚

---

①跌:原作"趺",径改。

者,乃盛大少力之谓。然又有下痢脉大者为未止,是又以积滞未尽而言,非大则为虚之谓矣。有六脉俱大者,阴不足,阳有余也。有偏大于左者,邪盛于经也;偏大于右者,热盛于内也。若夫虚劳脉大,为血盛气虚。《金匮》云男子平人脉大为劳,气有余,便是火也。所以瘦人胸中多气而脉大,病久气衰而脉大,总为阴阳离绝之候,不可不知。

洪

洪为阳,在时为夏,在人为心。洪脉似浮而大兼有力,故举按之则泛泛然满三部,状如水之洪流,波之涌起,脉来大而鼓也。若不鼓,脉形虽阔,是大脉,非洪脉也。洪脉来盛去衰,其中微曲而起,如环如钩,故夏脉曰钩,即洪也。然洪之与实相似,洪浮取即得,实则沉取始有力也。洪为大热燔灼之候,洪而有力,实火;洪而无力,虚火;洪而急,胀满;洪而滑,热痰;洪而数,其人暴吐,为中毒。凡诸失血、咽痛、久嗽、遗浊、盗汗等证,脉洪曰难已;伤寒汗后,脉洪曰死;形瘦脉洪大,多气者死。若浮按则洪,重按全无,或阔大者,为阴虚,孤阳泛上,气不归原之候,切勿误用凉药,此为有表无里,内阴虚而外假热也。

按:《内经》之钩脉,即《脉经》之洪脉也。丹波元简谓是两脉,云洪以广大言,钩以来去言,虽俱属之夏脉,不能无异。斯说未为无见。但长夏时,天地之气,酣满畅遂,脉者得气之先,故应之。《内经》以木喻也,夏木繁滋,枝叶敷布,重而下垂,故曰如钩,以形容其来盛去衰之义。《脉经》以水喻也,长夏江河水涨,横流如潮之长,溜溜然,故曰洪,以形容其广大涌泛之义,名虽异而实同。夫夏脉属心,为南方之火,万物所以盛长也,其气来盛去亦盛,此谓太过,病在外;其气来不盛,去反盛,此谓不及,病在中。故曰其气来盛去衰,反此者病也。

浮洪为表热,沉洪为里热,皆阳盛阴虚之病。若逢盛夏,诊有胃气,乃应时之脉也。若洪兼弦涩,主痰红火炽之证,治宜清凉。若阴虚假热,阳虚暴证,脉虽洪大,按之应指无力,此又不得投以凉剂,致败胃气。更有浮沉俱见细弱,独中候形体宽大,应指有力,此主脾阳不足,中气不畅,胸满腹胀之证,大抵多由湿郁中焦,阴霾充塞,阳气不得宣行通畅也。然中候洪脉,必隐带一分弦意。若阴虚阳陷,内热蕴蒸,脉中候亦见洪,则不必兼弦矣。凡人临死,从阳散而绝者,脉必先见洪大滑盛,乃真气尽脱于外,不可不察。夫洪大之脉,最不宜空,以其正气当盛也;不宜过实,以其邪气内蓄也。空则根不坚,实则邪内痼也。

张石顽曰:仲景有服桂枝汤大汗出,大渴烦不解,脉洪为温病。温病乃冬时伏气所发,发于春者为温病,发于夏者为热病。其邪伏藏于内,而发出于表,脉多浮洪,而混混不清,每多盛于右手。若温热时行,脉反细小弱者,阳病阴脉也。有阳热亢极而足冷、尺弱者,为下虚之证,皆不可治。又屡下而热势不减,洪脉如初,谓之坏病,多不可救。洪为阳气满溢,阴气垂绝之象。故蔼蔼如车盖者为阳结,动浮而洪,身汗如油为肺绝,即杂病洪脉,皆火气亢甚之兆。若虚劳失血,久病虚赢,泄泻脱元,而见洪盛之脉,尤非所宜。惟昏浊下贱,脉多洪实,又不当以实热论也。《脉经》云:夏脉洪大而散,名曰平脉;反得沉濡而滑者,是肾之乘心,水之克火,为贼邪,死不治;反得大而缓者,是脾之乘心,子之扶母,为实邪,虽病自愈;反得弦细而长者,是肝之乘心,母之归子,为虚邪,虽病易治;反得浮涩而短者,是肺之乘心,金之凌火,为微邪,虽病即瘥。

散

散脉来去不明,漫无根底,似浮而散,按之散而欲去,举之大而无力,涣散不聚者是也。主阳虚不敛,气血耗散,脏腑衰绝之候,或病甚则亡血而气欲去也。若产妇得之则生子,孕妇得之则堕胎,散而滑者为妊娠。若伤寒独见则危。咳逆上气,见之则死。散为元气离散之象,故多主死也。然心脉浮大而散,肺脉短涩而散,皆平脉也。若肾脉软散,诸病脉代散,皆死脉也。盖肾本沉而见散,是先天肾气将绝也;脾主信而代脉歇止有其定数,是后天脾气将绝也。故二脉独见,均为危殆之候。

按:散脉举之浮散,按之则无,不似虚脉重按虽虚,而不致散漫也。散为将死之候,其脉形不一,或如吹毛,或如散叶,或如悬雍,或如羹上肥,或如火薪,然皆浮薄不聚,模糊之义,是皆真散脉,见之必死。经曰:代散则死。然病后大邪去而热退身安,泄利止而浆粥入胃,虽属大虚,或有可生者,又不可以概论也。丹波元简曰:常见真元不足,肝木有余者,其脉中央一线紧细,而两旁散漫,即何梦瑶所谓之秋脉。其气来毛而中央坚,两旁虚,曰虚脉者是也。夫弦而中有劲线者其病危,散而中有劲线者其死近,盖散脉乃阴虚阳无所恋,与亡阴之微脉一例,见此脉者属不治,又不可不知也。

《脉经》曰:滑而浮散,摊缓风。又曰:脉沉重而中散者,因寒食成癥;脉直前而中散绝者病消渴,一云浸淫痛。夫摊缓、消渴,为气虚血耗,见散宜也。寒食成癥,及浸淫痛,为气血凝滞,宜见弦涩,而云中散者何也? 又曰:关上脉襜襜大而寸细者,其人必心腹冷积,癥瘕结聚,欲热饮食。襜襜大,即散之义也。盖瘕痛日久,气行不畅,则旧血日耗,新血不生。血气不相荣故也,此必久病,非初病即有此象也。且既云散矣,又云沉重,云直前者何也? 此所谓散者,乃气过指下,有节节断续之形,不能条直圆敛。《脉要精微》以软而散与搏而长对言,正此义也。私尝参考互证,散脉亦分虚实,实者指下虽无定形,应指却还有力,似结涩而形体更见宽衍不聚也,即《脉经》诸条是也;虚者浮薄模糊,软弱无力,即亡阴之征是也。又有一种喘脉,轻按应指虚大,有来无去;重按指下即空,动于两旁,且瀔漫不似芤脉之有边际也,此元根不固,气散之象也。

弦

弦脉在时为春,在人为肝,其状如弦在弓,按之不移。一云软弱轻虚以滑,端直以长，如弦引指者是也，为病属肝。轻虚以滑者，寒在少阳。实滑如循长竿者病，劲急如新张弓弦者死。故弦而软，其病轻；弦而鞭，其病重。弦而有力，为肝有余；弦而无力，为血不足。弦为血气收敛，或经络间为寒所入，故为痛，为疟，为拘急，为痰饮，为蓄血，为疝，为积，为血虚盗汗，为寒凝气结，为邪在半表半里。寒热往来为劳伤罢极；极虚寒虚热，为冷痹，为风邪。又有偏弦双弦单弦之别，偏弦者，脉欹斜也；双弦也，如引二线也；单弦者，止一线也。夫弦为阴阳不和之象，虚证误用寒凉，两尺脉必变弦；胃虚冷食停滞，气口多见弦脉。凡病邪盛而见弦脉者，十常三四；正虚而见弦脉者，十常六七。是弦不可概作肝风也。

按：弦脉从肝而化，可阴可阳。弦缓，平脉也；弦临土位，克脉也；弦见于秋，反克脉也。春病无弦，失主脉也。右关见弦，胃寒腹痛。若不食者，木来克土也，多难治。弦兼洪，为火识；弦兼滑，为饮痰，为内热；弦兼迟，为痼冷；弦不鼓，为脏寒；弦兼涩，秋逢为老疟；弦兼细数，为阴火煎熬，精髓血液日竭，劳瘵垂亡之候也。若诸失血，见弦大为病进，见弦小为阴消。又有阴阳两亏，寒热似疟，脉亦见弦，宜急扶真元，误作疟治，必死。《脉法》云：弦居左寸，心中必痛；弦居右寸，胸及头痛；左关弦，痰疟癥瘕；右关弦，胃气疼痛；左尺逢弦，饮在下焦；右尺得弦，足挛疝痛。又云：浮弦支饮，沉弦悬饮，弦数多热，弦迟多寒，弦大主虚，弦细拘急，阳弦头痛，阴弦腹痛，单弦饮癖，双弦寒痼。识此，亦初学察病之一端也。

弦脉在风寒外侵诸证。病之浅者，元阳未亏，虽见弦紧之象，不宜过用温药，转动内热也。其久病亡阳，下利而见弦者，为火土两败，非重用桂附，不可拘回。又有弦脉宽大，细按中间更有一条劲线，隐隐挺于指下，此或脾肾二脏有一偏竭，或脏腑中有死血凝痰，阳气不到之处。又有细紧有力，见于左手寸关之分，此为痰藏包络。防作颠厥，见于右手寸关之分，为痰结胃脘。防作噎膈，并且防胸膈急痛如刀切，及洞泄注下。盖热则急痛，寒则注上也。见于两尺者，肝气入肾，为疝痛腰急，不能俯仰也。《脉经》曰：尺脉牢而长，少腹引腰痛是也。然亦有大便久秘，右尺沉实而弦者，又不可不知。

弦脉大要有三。有外感之弦，如风寒邪在少阳，疟证亦由少阳枢转是也；有痰血敛聚之弦，如筋脉拘急，腹痛胁痛，疹癖疝瘕是也；有胃气衰败之弦，如虚损劳瘵，饮食减少，大便秘结，肌肉削瘦是也。然而邪入少阳之外感，痰血拘敛之积聚，或在气，或在血，或在经，或在脏，或寒或热，总是阴阳不和，互相格拒所致，其治尚易。若夫非寒非热，津液耗竭，脾肺不濡，不能淫精于脉，而见浮候弦劲，按之濡弱，精不化气，气不化精之虚劳弦脉，则其治难。

张石顽曰：弦为六贼之首，最为诸经作病。故伤寒坏证，弦脉居多；虚劳内伤，弦常过半。总由中气少权，土败木贼所致。但以弦少弦多，以证胃气之强弱；弦实弦虚，以证邪气之虚实；浮弦沉弦，以证表里之阴阳；寸弦尺弦，以证病气之升沉。无论所患何证，兼见何脉，但和缓有神，不乏胃气，咸为可治。若弦而劲细，如循刀刃;弦而强直,如新张弓;弦如循长竿,如按横格,此皆弦无胃气,不可治也。又伤寒以尺寸俱弦为少阳受病,如弦而兼浮兼细,为少阳之本脉。弦而兼数兼缓,即有入腑传阴之两途。若弦而兼之以沉涩微弱,得不谓之阴乎?又伤寒脉弦细,头痛发热者,属少阳,此阳弦头痛也。阳脉涩,阴脉弦,法当腹中急痛,此阴弦腹痛,皆少阳部位也。凡表邪全盛之时,中有一部见弦,或兼迟兼涩,便是夹阴,急宜温散;汗下猛剂,咸非所宜。即非时感冒,亦须体此。至于素有动气,怔忡寒疝脚气,种种宿病,而夹外感之邪,于浮、紧、数、大中,委曲搜求,弦象必隐于内。多有表邪脉紧,于紧中按之,渐渐减少,纵之不甚鼓指,便当作弦脉例治。于浮中按之敛直,滑中按之搏指,沉中按之引引,涩中按之切切,皆阴邪内伏,阳气消沉,不能调和而显弦直之状,良非客邪盛紧之比也,不可不察。

革

革脉,浮兼实大而长,微弦,按之中空如鼓皮,虚大而坚者是也。革为阳中之阴,气血虚寒,革易常度也。主妇人半产漏下,男子遗精及诸失血之候。若中风得之,阴虚风劲也;感湿得之,土亢而风木柔也。脉书或与牢混,不知革浮牢沉,革虚牢实,形证可辨也。

按:革脉者,弦大而浮虚,如按鼓皮,内虚空而外绷急也。滑伯仁曰:革乃变革之象,虽失常度,而按之中空,未为真藏。故仲景厥阴例中,有下利肠鸣,脉浮革者,主以当归四逆汤。此风行木末,扰动根株之治也。又云:妇人则半产漏下,男子则亡血失精。故《金匮》半产漏下,主以旋覆花汤,血室伤惫,中有瘀结未尽之治也。其男子亡失精血,云岐①补以十全大补汤,此极劳伤精,填补其空之治也。是长沙直以寒虚相搏例之,惟其寒,故柔和之气失恶;惟其虚,故中空之象见焉。岂以革浮属表,不顾肾气之内备乎?

坚实者,脉体之实,血分之象,宜在沉分;空虚者,脉体之虚,气分之象,宜在浮分。革脉则实反在上,空反在下,其空固血虚也。其实非血实,亦非气实,乃阴寒凝结,自成形体,阻塞清道,非有形亦非无形,如满天阴霾,雨泽不降。治之仍在气分,设法力透重阴,使阴气下降而内守,旋即益阳以收功。

革浮坚牢,沉实在外,感寒热极盛之时得之。革即格阳,牢即关阴,盖尺寸阴阳也。浮沉亦阴阳也,溢于寸与溢于浮无异也,覆于尺与覆于沉无异也。其来势汹涌,而形体滑大者,或汗或下,犹可施治。若来势怠缓无神,徒见形体坚搏劲急,此死阴之气,非寻常虚寒可比,峻用温补,犹恐未能拘回也。大抵脉中革与散之浮,牢与微之沉,皆虚实之极致,阴阳之偏绝,虽有神丹,百难救一。

---

①云岐:张璧,号云岐子,金元间医家。撰有《云岐子脉诀》,全称《云岐子七表八里九道脉诀论并治法》。

实

实脉大而长，微强，按之隐指逼逼然，中取沉取皆有力者是也。实土也，为病在里。实而静，三部相得，曰气血有余；实而躁，三部不相得，曰里有邪，当下之。若一部独实，必辨脏腑而责之。实为热邪，为呕为痛，为痰为郁，为气塞，为癃闭，为闪朒，为积聚，为吐下，为癥瘕，为淋沥，为结核，为伏阳在内，为邪实，宜急下，故多主有余之候。然脉实为邪气盛，非正气充也。若泄泻脱血，久病虚羸，而得实大之脉者，不易治也。若妇人尺中实，曰有孕。

按：实脉者，浮沉皆得，大而且长，多主火热有余之证。然邪气盛则实，非正气充也。表邪实者，浮大有力，以风寒暑湿外感于经也；里邪实者，沉实有力，因饮食七情内伤于脏也。火邪实者，洪实有力，为诸实热等证；寒邪实者，沉弦实而有力，为诸痛滞等证。若久病脉见弦数滑实，乃孤阳外脱也。故书云：久病脉实者凶。又有阴亏之人，脉见关格洪弦，若实乃真阴大虚，燎原日炽，多属难治。盖脉有真假，真者易知，假者易误，故必问其所因，而兼察形证，庶乎不遗人夭殃，要非一实脉为然也。

实脉言脉，体之厚也。无论何脉，凡轻诊如此，重按而体势不减者，即谓之实。其脉浮沉和缓，不寒不热，此气血盛满之实脉也，不得谓之病。《内经》言邪气盛则实者，此非正气充，乃邪热鼓之也。虽然此实字所赅甚广，必察之。兼见之脉，凡实热者，脉必洪。但洪脉按之或芤，实寒者脉必牢。但牢脉专主于沉，非实脉浮、中、沉三按平等而有力也。若夫虚寒者，细而实，即紧脉也。积聚者，弦而实，或涩而实也。若孤阳外脱而实者，即《脉经》所谓三部脉如汤沸者也。皆兼他脉，此邪盛正虚之实脉也。大抵实脉主有余之病，必须来去有力有神。若但形体坚硬，而来往息缓，则是纯阴之死脉矣。

小

小脉，形减于常脉一倍曰小，小，阴也，病为不足。若无病人两手三部皆小，往来上下皆从，此禀质之清，不在病例。若一部独小，一手独小，曰病，在阳为气不足，在阴为血不足。前大后小，则头痛目眩；前小后大，则胸满短气。乍大乍小，曰邪祟。诸部小而急，瘕疝也。小脉指下显然，不似微脉之微弱依稀，细脉之微细如发，弱脉之软弱不前，短脉之首尾不及也。

按：脉之小弱，虽为元气不足，若小而按之不衰，久按有力，又为实热固结之象，乃正气不充，不能鼓搏热势于外，所以隐隐略见滑热之状于内也。设小而证见热邪亢盛，则为证脉相反之兆。亦有平人六脉皆阴，或一手偏小者。若因病而脉损小，又当随所见部分，察其偏盛而调治之。假令见于寸口，阳不足也；见于尺内，阴不足也。凡病脉见小弱，正气虽虚，邪气亦退，故为向愈。设小而兼之滑实伏匿，又为实热内蕴之征矣。经云：切其脉口，滑小紧以沉者，病益甚，在中。又云：温病大热，而脉反细小，手足逆者死。乳子病热，脉悬小，手足温则生，寒则死。此条与乳子中风热互发，言脉虽实大，不至急强；脉虽悬小，四肢不逆，可卜胃气之未艾。若脉失冲和，阳竭四末，神丹奚济。婴儿病赤白飧泄，脉小手足寒，难已；脉小手足温，易已。腹痛脉细小而迟者，易治；坚大而急者，难治。洞泄食不化，脉微小流连者生，坚急者死。谛观诸义，则病脉之逆从，可默悟矣。而前大后小，则头痛目眩；前小后大，则胸满短气。即仲景来微去大之变辞，虚中挟实之旨也。

弱

弱脉极软而沉细，快快不前，按之欲绝未绝，举之即无，由精气不足，故痿而不振也。为阳虚恐怖，为胃虚食少，为精力短少，气血亏损之候。弱为阴脉，即阳经见之，亦属阳气衰微，必无实热之理。只宜辨析真阳之虚，与胃气之虚，及夏月伤冷水，水行皮中所致耳。若阴经见之，阳气衰极，非峻温峻补不可。然弱之极软而沉细，不似微脉按之欲绝，濡脉按之若无，细脉之浮沉皆细也。

按：弱阴脉，极软而沉细，按之如欲绝指下者是也。大体与濡相类，濡细软而浮，弱脉则细软而沉也。又不似微脉之极细而薄，应指模糊，为气血两败之象。细脉之应指弦劲，为阴寒凝结之象也。弱为阳气衰微之候，夫浮以候阳，今浮取之如无，阳气衰微之明验也。经言寸口脉弱而迟，虚满不能食；寸口脉弱而缓，食卒不下。气填膈上，一属胃寒，一属脾虚，故皆主乎饮食也。《素问》以脉弱以滑，是有胃气；脉弱以涩，是谓久病。此言血痹虚劳，久嗽失血，新产及老人久虚者，见微弱之脉吉，然必弱而和滑，方可卜胃气之未艾。若少壮人暴病见弱脉，咸非所宜。即虚证脉弱，苟兼之以涩，即为气血交败之候矣。

细

细脉如线极细，三候不断不散者是也。非若微脉似有如无，隐隐如欲散也。细脉见于秋冬则可，见于春夏则不可；见于尺则可，见于寸关则不可；见于沉分则可，见于浮分则不可；细缓则可，细数则不可。盖秋令脉毛，若秋毫之末锐，故曰细。冬令脉石，若水凝如石，脉沉细也。其为病，主气血不足，冷涩泛逆，便泄腹痛，湿痹脚软，自汗失精等证。但以浮沉寸尺，分别裁决之可也。

按：细脉细小如线，三部平等，显然易明，非微脉之模糊难见也。若细而冲和，是禀赋六阴常脉，不足怪者。细为血气两衰之象，或伤精泄汗，或湿气下浸，或泄利脱阴，或丹田虚冷，或胃虚腹胀，或目眩筋痿。《脉经》云：细为血气衰，有此证则顺，否则逆。故吐衄脉沉细者生，忧劳过度者脉亦细，治须温补。亦有暴受寒冷，极痛壅塞经络，致脉沉细，不得宣达者。是细不得概言虚，而误施温补，固结邪气也。又有劳怯困殆，脉见弦细而数。盖弦主气衰，细主血少，数主虚火煎熬，奄奄将毙。医于此时,尚欲清之平之,良可慨矣。若沉细而迟主寒湿,治宜温中散寒,又忌补忌汗下矣。《脉法》云:细主诸虚劳损,细居左寸,怔忡不寐;细居右寸,呕吐气怯;细入左关,肝阴枯竭;细入右关,胃虚胀满;左尺见细,溲利遗精;右尺见细,下元冷惫。

细者阳气不充之候也,兼弦紧者,多见于浮,此元阳不足,阴寒盛于内外也。寒湿在内,风冷乘外,一身尽疼,兼以下利,必见此脉。兼滑数者,多见于沉,此热邪内郁,而正气不能升举畅达也。故伤寒时行病后,余热未清,胸膈不畅,即见此脉。若病正炽时,而见此脉,则邪在少阴也。三焦气结,而升降出入之机不利也。沉细而迟,实寒内痼;浮细而数,虚阳上越。因气寒而乍见脉细者,温之而可。复因血痹而渐见脉细者,劳损已成,血液不生,为虚热所耗而脉管缩小也。朱丹溪谓弦涩二脉,最难调治,余于细脉亦然,盖久病脉细,未有不兼弦涩者也。若更加之以数,则气血皆失其常矣。

张石顽曰:细为阳气衰弱之候。伤寒以尺寸俱沉细为太阴,为少阴。《内经》细脉诸条,如细则少气,脉来细而附骨者积也。尺寒脉细,谓之后泄头痛。脉细而缓为中湿。种种皆阴邪之证验。故胃虚少食,冷涩泛逆,便泻腹痛,自汗失精,皆有细脉。但以兼浮兼沉,在尺在寸,分别而为裁决。如平人脉来细弱,皆忧思过度,内戕真元所致。若形盛脉细,少气不足以息,及病热脉细,神昏不能自持,皆脉不应病,法在不治。

微

微脉似有似无,浮软如散,重按之欲绝,模糊难见者是也。微主久虚之病,浮微阳不足,阳微则恶寒;沉微阴不足,阴微则发热。为多汗,为少气,为食减,为脱泻,为失精诸候。所以瞥瞥如羹上肥者,仲景谓阴气竭也;萦萦如蜘蛛丝者,仲景谓阳气之衰也。

按:微脉似有若无,欲绝非绝,极细极薄,又无力也。按之稍有模糊之状,不似弱脉之小弱分明,细脉之纤细有力,乃气血两虚之候。《脉法》云:左寸惊怯,右寸气促。左关寒挛,右关胃冷。左尺得微,髓竭精枯;右尺见微,阳衰命绝。此按部位以察病也。夫微脉轻取之而如无,故曰阳气衰;重按之而如无,故曰阴气竭也。长病得之多不救,谓其正气将绝也;卒病得之或可生,谓其邪气不至深重也。

考诸经旨,亡阴亡阳,皆有微脉。《灵枢·终始篇》曰:少气者,脉口人迎俱小,而不称尺寸也。阴阳俱不足,补阳则阴竭,泻阴则阳脱。如是者可将以甘药,不可饮以至剂。《脉经》曰:脉小者,血气俱少。又曰:脉来细而微者,血气俱虚。凡浮而极薄,却非极细,应指无力而模糊者,亡阴之微,由肾阴竭,阳浮于上也,推其极则羹上肥也。沉而极薄,且又极细,似见弦劲,应指无力,不甚模糊者,亡阳之微,乃胃肠衰,阴涸于下也,推其极则蜘蛛丝也。极细极薄者,血虚也;应指无力者,气虚也。《脉经》曰:阳微则发汗,阴微则下利。又曰:阳微则不能呼,阴微则不能吸,呼吸不足,胸中短气。《伤寒论》曰:脉微而恶寒者,此阴阳俱虚,不可更发汗更吐更下,此大法也。仲景辨脉曰:其脉沉者,荣气微也,加烧针则血流不行,更发热而躁烦也。《伤寒论·太阳篇》曰:微数之脉,慎不可灸,因火为邪,则为烦逆,追虚逐实,血散脉中。《脉经》曰:阴数加微,必恶寒而烦扰不得眠也。此皆久病血虚,以致脉体浮薄,而软弱无力者也。《辨脉》曰:不战不汗出而解者,其脉自微,此以曾经发汗。若吐若下若亡血,以内无津液,此阴阳自和,必自愈。又曰:脉微而解者,必大汗出也。此卒病经汗吐下,邪去而正亦虚者也。又曰:病人脉微而涩者,此为医所病也。大发其汗,又数大下之,其人亡血。又曰:伤寒吐下后,发汗虚烦,脉甚微,八九日心下痞鞕,胁下痛,气上冲咽喉,眩冒,经脉动惕者,久而成痿。此过用汗吐下,津液大伤,以致化燥化热也,即加烧针与灸之流弊。故曰:诸脉得数动微弱者,不可发汗,发汗则大便难,腹中干,胃燥而烦。此皆亡阴之微也。

少阴病下利清谷,里寒外热,手足厥逆,脉微欲绝,身反不恶寒,其人面赤色,或腹痛,或干呕,或咽痛,或利止脉不出者,通脉四逆汤主之。即吐且利,小便复利,而大汗出,下利清谷,内寒外热,脉微欲绝者,四逆汤主之。伤寒六七日,脉微,手足厥逆,烦躁,灸厥阴,厥不还者死。霍乱恶寒,脉微而复利,利止亡血也,四逆加人参汤主之。此皆元阳大亏,寒毒太盛而脉微,虽当发汗,下利后津液必伤,而仍以回阳为急者也。故曰:寸口诸微亡阳。此微乃沉细之极,亡阳之微也。

统观诸义,凡脉见此,只宜辅正,断无攻邪。或养阴,或扶阳,总宜兼顾阴分,不可稍伤津液。故四逆本有甘草,而又有加人参之例也。少阴病脉微细,但欲寐,此微字只作沉字解。厥阴病脉微缓为欲愈,此只是微甚之微,非微脉也。既微矣,何所复见其缓耶?虽辨脉亦有寸口脉微而缓,趺阳脉微而紧之语,盖以微指来去不大,应指无力,非形体模糊之微也。仲景书中,此类甚多,后人都牵作微脉,大谬。大抵亡阴之微,病势缓而挽回甚难;亡阳之微,病势急而恢复稍易。若夫下利脉微弱为欲愈,及前所谓汗吐下后,脉微而解者,不过脉体软薄,应指无力,未至模糊欲绝也,仍是濡弱之甚者,见正微脉也。正微脉必如羹上肥,蜘蛛丝者也。

濡

濡脉极软而浮细,如帛衣在水中,软手乃得,不任寻按也。其浮软与虚脉相类,但虚脉形大,而濡脉形小也;细小与弱脉相类,但弱脉在沉分,而濡脉在浮分也;又与散脉相类,但散脉从浮大而渐至于无,濡脉从浮小而渐至于难见。从大而无者凶,从小而难见者,吉凶相半也。濡为湿病之脉,又为胃气不充之象,故内伤虚劳泄泻,食少自汗,喘乏精伤,痿弱之人,多见濡脉。若中气胀闷,腰背酸疼,肢体倦怠,舌腻口黏,皆当作湿治,不可断为无根虚损之脉也。

按:濡脉形体泡松,虚软少力,应指虚细,如絮浮水面,轻手乍来,重手乍去,乃气血不充之象也。为中湿,为自汗,为冷为痹。《脉法》云:寸濡曰阳虚,关濡曰中虚,尺濡曰湿甚。若从容和缓,老人与病后及禀赋素薄者咸宜之;不似微脉之极细而薄,应指模糊,为气血两败之象也;又不似细脉之应指弦劲,为阴寒凝结之象也。但病后经汗吐下,乍见此脉,虽曰邪退,尤属正虚,急宜扶养,若渐见势微形细,便非佳兆矣。

滑

　　滑为阳中之阴,往来流利,其动替替然,如珠走盘,应指圆滑,息至若数而不促,浮中有力,而非弦紧,此滑脉之形也。为痰壅,为宿食,为血畜,滑而收敛,脉形清者,曰血有余;滑而参伍不调,脉形浊者,曰痰饮停留。浮滑风痰,沉滑食痰,滑数痰火,滑短宿食。妇人尺脉和滑为有孕,滑而断绝为经闭。滑为血实气壅之候,多属有余之证,无虚寒之理。若滑而急强,擘擘如弹石①,谓之肾绝。滑不直,手按之不可得,为大肠气予不足,以其绝无和缓胃气,故经予之短期。

　　按:滑脉滑而匀平,乃得胃气之脉也。故经云:脉弱以滑,是有胃气。又云:滑者阳气盛,微有热,按之指下鼓击有力有神,如珠圆活,替替不绝,男得此无病,女得此有胎,乃真滑脉也。若病则多主痰饮畜血。《脉法》云:寸滑膈痰呕吐,关滑畜血宿食,尺滑癃淋遗泄。若骤诊似亦和滑,息数如常,平动不鼓,朦朦而去,稍按即无,此为元气将脱之绝脉也,死期不过旬日耳,不得妄事化痰消痞。又有累累如珠,自尺上趋于寸,而无起伏,即此脉也。有中气郁结者,亦见此脉,然按之必实而有力,便不得谓之死脉也。至于虚损多弦滑之脉,阴虚而然也;泻利多弦滑之脉,脾肾津液受伤也。斯皆不可通以火论也。

　　经以缓而滑曰热中。缓、滑皆胃气脉也,而曰热中,此必动势盛大而不和平也。夫滑者阳气之盛也,其为病本多主热而有余,故《脉经》曰:脉来疾者风也。滑者病食,滑躁者有热,涩者病寒湿。《难经》谓滑者伤热,涩者中雾露,雾露即寒湿也。滑者鬼疰。滑疾者胃热,迟而滑者胀,辟而滑者短气,短疾而滑酒病,浮而细滑伤饮,浮滑而疾,食不消,脾不磨,关上紧而滑者蚘动,尺中沉而滑者,寸白虫。观此诸说,概由湿热。其言寒者,即《内经》阴气有余之义,非真寒也。况病有表寒里热,有里寒表热,有表里俱热,故滑而多有兼脉也。滑自主热,其兼脉自主寒,非滑能正主寒也。又谓滑脉始为热,终为虚,所谓滑者血热也,所谓热者血虚也。津液为热所鼓荡,如长江大河,滚滚不尽,此热滑之大义也。虚滑即滑不直手,是津液竭尽,脉络空虚,气无所击也。《素问·大奇论》曰:脉至如丸,滑不直手,按之不可得,是大肠气予不足也,枣叶生而死。《脉经》曰:脉浮而滑,其人外热风走刺有饮难治,此虚滑之大义,正气无所归宿,涩极之幻相也。夫有饮难治者,正气为痰饮格拒,不得归根,邪风游溢经络,一身流走刺痛,正气将散者也。《脉经》又谓尺脉偏滑疾,面赤如

____

　　①擘擘如弹石:当作"辟辟如弹石"。《素问·平人气象论》曰:"死肾脉来,发如夺索,辟辟如弹石。"后世论肾之绝脉,皆源于此。

醉,外热刺痛,正此义也。《辨脉》曰:浮滑之脉数疾发热,汗出者不治。又温病之坏证,其掣如电,按之即散者也。

涩

涩脉为阴,似短似迟,若止若来,往来不利,蹇滞不前,如刀刮竹,如雨沾沙者是也。为雾露,为血枯精涸,为盗汗不仁,为心痛,为血虚腹痛。女人有孕,主胎痛胎漏,无孕主败血为病,或主艰于嗣。又为湿为寒,是涩多精血枯竭虚寒之候。然又为积痰,为痰热结伏,为瘀血,为气结,此或因恚怒,或因忧郁,或因厚味,或因过服补剂,或因表无汗,气腾血沸,清化为浊,致成老痰凝血,胶固杂揉,脉道阻塞,则脉亦呈涩象矣。岂涩脉独主虚寒而不细加详察也哉?

按:涩脉往来蹇滞,不能流利圆滑者也。如刀刮竹者,竹皮涩遇节则倒退,形容涩脉往来难之意也。如雨沾沙者,沙乃不聚之物,雨虽沾之,亦细而散,形容涩脉往来散之意也。涩脉或有一止复来者,是涩不流利之止,与结促代之止不同。叔和《脉经》云:涩脉细而迟,往来难且散,或一止复来者是也。《脉法》云:涩为血少,亦主伤精。寸涩心痛,或为怔忡;关涩阴虚,因而中热,右关土虚,左关胁胀;尺涩遗淋,血利可决,孕为胎病,无孕血竭。《金匮》云:寸口脉浮大,按之反涩,尺中亦微而涩,知有宿食。有发热头痛,而见浮涩数盛者,阳中雾露之气也。雾伤皮腠,湿流关节,总皆脉涩,但兼浮数沉细之不同也。有伤寒阳明腑实,不大便而脉涩,温病大热而脉涩,吐下微喘而脉涩,水肿腹大而脉涩,消瘅大渴而脉涩,痰证喘满而脉涩,病在外而脉涩,皆脉证相反之候。平人无故脉涩,贫窘之兆。尺中蹇涩,则艰于嗣。

涩有血燥,亦有气虚,故有虚涩,有实涩,有尺寸之涩,有浮沉之涩。自尺至寸,前进屡踬,此多由血液耗竭,经隧不利也。自沉至浮,外鼓迟难,此多由元阳衰弱,动力不畅也。又无论尺寸浮沉,来势艰滞,但见应指有力,即由于实;应指无力,即由于虚。且脉之涩也,乃于他脉中杂以数至之来难也,非每至必涩也,须察其不涩之至。滑者痰也,数者热也,迟者寒也,弦者郁也,结者血之凝也,微弱者,气之衰也,细小躁疾者,火燥而液耗也,再察其正涩之至,应指之有力无力,而虚实无不了然矣。若每至必涩,是脉乱而死矣。大抵涩脉属寒者多,倘兼见数,即防胃痈、肠痈、肺痈,及恶疮肿毒也,其元阳衰惫。应指过于无力者,与代相近,但代脉平平而来,忽然一止,无中途来往之艰滞,一专气衰,一兼经阻也。

凡见于汗吐下后,及素善盗汗者,血虚之涩也。若《脉经》所谓涩而紧痹痛,迟涩中寒,有息痕与宿食。脉紧而涩者,血壅之涩也。罪而涩者,全似结脉,但结从来去之急缓上见,每至皆急缓也;涩从来去之艰涩上见,不必每至皆艰涩也。结脉病在气分,宜温元开郁;涩脉病在血分,宜养液行瘀。有谓结主实,涩主虚,亦不可过泥也。

滑为气血有余,涩为气血不足,此滑涩正义也。湿热化痰,气郁血壅,此滑而兼于动者也;痰凝气聚,实寒相搏,此涩而兼于结者也。故于滑脉中分邪正,于涩脉中分虚实。《脉经》曰:涩而紧痹痛,迟涩中寒有癥瘕,浮紧且滑直者,外热内冷,不得大小便。沉而为下重,亦为背脊痛,气郁血滞之义显然。故吾常谓前人之言滑脉,多夹杂动脉在中。《平脉》曰:滑者紧之浮名。《脉诀》曰:滑者三开如珠动是也。言涩脉多夹杂结脉在中。杜光庭曰:涩谓秋中多结脉是也。更有动久气衰而近结,涩极气脱而似滑,其慧眼者,自能剖析毫芒,肆应不惑。

《素问·脉要精微论》曰:涩者阳气有余也,滑者阴气有余也。《灵枢·邪气脏腑病形篇》曰:滑者阳气盛,微有热;涩者多血少气,微有寒。《脉经》又以滑为多血少气,涩为少血多气,言若两歧,理实一贯。盖气之力大于血,血为其鼓动而无所留滞,故滑为气盛也;血滞而气不足以行之,则血壅而见多矣。故涩为多血少气。犹曰:形瘦脉大,胸中多气者死。岂真有多气而死?正以气壅而不通耳。此《灵枢》之义也。血主濡之,气主呴之。气为阳热,能耗血者也。滑则津液充溢,热势不能耗之,故阴有余也;涩则阴虚阳旺,卫降荣竭,血液为壮火所灼,而不能充满流动矣,故阳有余也。阴有余,故多血少气;阳有余,故少血多气也。此《素问》与《脉经》之义也。二脉相反,不能并见。《平人气象论》:尺涩脉滑,谓之多汗。此指尺之皮肤,非并见于脉也。然《中藏经·虚实论》曰:诊其左右尺中脉滑而涩者,下虚也。巢氏《肠痈候》曰:脉滑涩者,小肠痈出血者也。至于《难经》所谓热病之脉,阴阳俱浮,浮之而滑,沉之散涩者,其为并见,更属无疑。夫脉固有浮之拍拍击手似洪滑,沉之来难,不调似涩,此主气热血虚也。华氏所论,其殆此耶?亦有浮之来难不调,沉之漉漉似滑疾,此气郁于血,血分热沸也。巢氏所论,其殆此耶?凡痈疽既出血,浮、滑、沉、涩者逆,沉、滑、浮、涩者顺,但养液、清热、和荣卫自复矣。且涩脉乃于他脉中杂以数至之来难也。若每至必涩,则脉乱死矣。故涩脉必有兼脉,其气弱血燥而虚涩者,兼见之脉,多在软弱一边;其气郁血滞而实涩者,兼见之脉,多在洪滑一边。方其涩时,脉气未能畅达,一达则涌沸而上也,此二脉所以多兼见也。又二脉主病略同,而有寒热虚实之相反。如宿食、凝痰、瘀血等证,寒则涩,热则滑;久则涩,新则滑;虚则涩,实则滑。故赵晴初曰:滑脉多主痰,以其津液壅盛也。然有顽痰阻塞气机,脉道不利,反见脉涩者,开通痰气,脉涩转滑,见之屡矣。即仲景论宿食脉亦然,或言滑数,或言紧涩,寒滞冷积则涩,蕴热化痰则滑也。故《脉经》曰:脉紧而滑者吐逆,小弱而涩者胃反,胃反必吐逆也。而滑涩异脉者,实热与虚寒异本也,尺脉滑而疾为血虚,尺脉涩下血下利多汗,下血必血虚也。而滑涩异脉者,涩为本脉,其滑而疾者,阴虚阳往,卫降营竭,所谓阴虚生内热者也。《中藏经》以滑为虚,此其义也。

长

长为阳脉,指下如持竿之状,举之有余,长过本位者也。长而和缓为寿征。心脉长,神强气壮;肾脉长,蒂固根深。女人左关独长,多淫欲;男子两尺修长,多春秋。若长而洪数有力为阳旺,毒气内蕴三焦,拂郁热盛。长而洪为颠狂热深,长而搏为阳明热伏,沉细而长为积聚。若肿疡脉长宜消溃,或毒深难治。长脉在时主春,肝木之应也。

按:长脉不大不小,迢迢自若,溢出三指之外者是也。夫寸口之脉,由胸中行至大指端,非有断截,本无长短可言。然脉体有现有不现,不现者按之止见动于三指之内,现者见其长出于三指之外,则长短宜分矣。但有形体之长,有往来之长。形体之长者,有一部之长,有三部之长;往来之长者,谓来有余韵也。长主于肝,长而和缓,即合春生之气,而为健旺之征。若长而鞕满,便属有余之病,非阳毒癫痫,即阳明热作矣。若夫鳏寡思色不遂,心肝两部洪长而溢鱼际,是乃七情为患,非外邪之脉也。若癥疝而左尺偏长,为宿疾留经。若寒入经腑,六部细长,治宜辛热。若细长而鼓指,又须清解。灵变在人,不可拘执者也。

夫形体之长脉,弦缓相兼之谓也,稍劲即为弦矣,缓者胃阳畅达也。缓而长者,中气充足,水火停匀,升降流通,五脏百脉,一无凝滞亏欠,故形体圆满,上下动静,首尾如一。《内经》长则气治,即此义也。然有肝阳有余,横满胸膈,两胁虚胀,头热目昏,神识不清,其脉弦而体不甚劲者,以其无寒也,是其形体全与长无异。惟来盛去衰,浮多沉少,且轻抚于皮毛之间,必隐然挺指,互不移也,此似长非长者一也。又有形体通长,而其势怠缓,应指无力,全无精神,此为肝脾并至,虚寒之败象也。张景岳所谓紧而无力者,此似长非长者又一也。又脉体素弱者,肝邪发时,如头痛、胸痛、疝痛、宿食停滞等证,往往不甚劲急,如所谓长而缓者,病在下是也。又风湿淫溢,多见洪长,亦不动急,皆病脉也,此又是长非长者,其类可推也。故形体之长,指下易见,而主病甚多,难云全吉。惟来往之长,来高去深,动势从容宽绰者,最为吉象。即有兼脉,病亦轻浅。总之,无病之长,其浮、中、沉一律匀柔。余虽形体通长,而或浮或沉,必有一部按之挺然指下,无甚来去起伏之势也。

短

短为阴脉,按之不及本位,应指而回,不能满部。或前有后无,或前无后有,或两头俱无,故曰短。平人得之,总非寿征。病脉多主不及,盖短则气不足以前导其血也。有邪气拘缩,故血气不利而短者。有过于悲哀之人,其脉多短者;于此可以占气之病矣。为阴中伏阳,为三焦气壅,为痰食积聚,为便难,皆属气道阻碍,阳气不通,故脉短也。无力为虚,有力为实。若寸口脉短为头痛,若乍短乍长为邪祟。短脉在时主秋,肺金之意也。

按:短者气虚不能充满于脉管之中,则气来或前鼓指,而尾衰弱不能应指,故其形似断非断,经曰短则气病是也。不似小脉之三部皆小弱不振,伏脉之一部独伏匿不前,动脉之如豆厥厥动摇也。短脉多由肾气厄塞,不能条畅百脉;或因痰气食积,阻碍气道,所以脉见短涩促结之状。亦有阳气不充而脉短者,经谓寸口脉中手短者曰头痛是也。仲景曰：汗多重发汗，亡阳谵语，脉短者死，脉自和者不死。《千金方·论脚气》曰：心下急，气喘不停，或自汗数出，或乍寒乍热，其脉促短而数，呕吐不止者死。盖促短而数者，验之病者，其脉之来去如催促之短缩而数疾，此毒气冲心，脉道窘迫之所致，乃为死证。斯又短脉之最危险者也。夫长有来往之长，则短亦有来往之短。阳虚阴盛则嘘力微，脉沉而掣掣于肌肉之下；阴虚阳盛则吸力微，脉浮而跃跃于皮肤之上。只分动止而无甚来去之势也。更有萦萦于中候，而上不及浮，下不及沉者，此先天禀赋不足，或气郁而中枢升降不畅，是皆来往之短脉也。

附：清脉浊脉

　　清脉者，轻清缓滑，流利有神，似小弱而非微细之形；不似虚脉之不胜寻按，微脉之软弱依稀，缓脉之阿阿迟纵，弱脉之沉细软弱也。清为气血平调之候。经云：受气者清。平人脉清虚和缓，生无险阻之虞。如左手清虚和缓，定主清贵仁慈；若清虚流利者，有刚决权变也。清虚中有一种弦小坚实，其人必机械峻刻。右手脉清虚和缓，定然富厚安闲；若清虚流利，则富而好礼。清虚中有一种枯涩少神，其人虽丰，目下必不适意。寸口清虚，洵为名裔，又主聪慧。尺脉清虚，端获良嗣，亦为寿征。若寸关俱清，而尺中蹇涩，或偏小偏大，皆主晚景不丰，及艰子嗣。似清虚而按之滑盛者，此清中滞浊，外廉内贫之应也。若有病而脉清楚，虽剧无害。清虚少神，即宜温补，以助真元。若其人脉素清虚，虽有客邪壮热，脉亦不能鼓盛，不可以为证实脉虚，而失于攻发也。浊脉者，重浊洪盛，腾涌满指，浮沉滑实有力；不似洪脉之按之软阔，实脉之举之减小，滑脉之往来流利，紧脉之转索无常也。浊为禀赋昏浊之象。经云：受谷者浊。平人脉重浊洪盛，垂老不得安闲。如左手重浊，定属污下；右手重浊，可卜庸愚。寸口重浊，家世卑微；尺脉重浊，子姪卤莽。若重浊中有种滑利之象，家道富饶；浊而兼得蹇涩之状，或偏盛偏衰，不享安康，又主夭枉。似重浊而按之和缓，此浊中兼清，外圆内方之应也。大约力役劳勤之人，动彻劳其筋骨，短之重浊，势所必然。至于市井之徒，拱手曳裾，脉之重浊者，此非天性使然欤？若平素不甚重浊，因病鼓盛者，急宜攻发以开泄其邪。若平昔重浊，因病而得蹇涩之脉，此气血凝滞，痰涎胶固之兆，不当以平时涩浊论也。